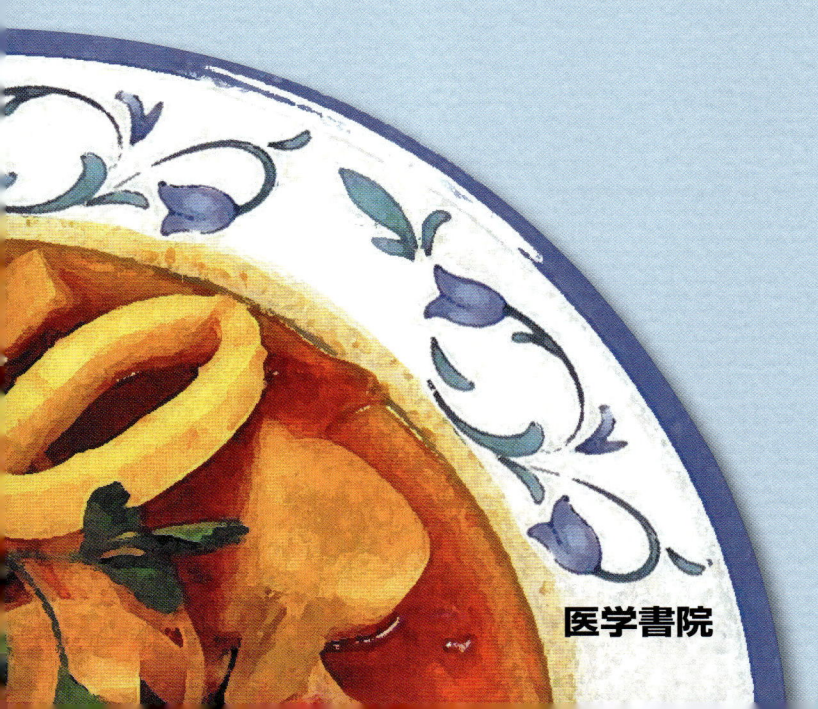

糖尿病
作って食べて学べるレシピ

療養指導にすぐに使える
糖尿病食レシピ集&資料集

監修 NPO法人西東京臨床糖尿病研究会
　　　　植木彬夫　東京医科大学　名誉教授／
　　　　　　　　　NPO法人西東京臨床糖尿病研究会　副理事長

編集 髙村　宏　高村内科クリニック　院長／NPO法人西東京臨床糖尿病研究会　理事
　　　　飯塚理恵　NPO法人西東京臨床糖尿病研究会　評議員　登録管理栄養士
　　　　髙井尚美　NPO法人西東京臨床糖尿病研究会　登録管理栄養士
　　　　土屋倫子　NPO法人西東京臨床糖尿病研究会　登録管理栄養士
　　　　中野貴世　NPO法人西東京臨床糖尿病研究会　登録管理栄養士

医学書院

糖尿病　作って食べて学べるレシピ
―療養指導にすぐに使える糖尿病食レシピ集＆資料集

発　　行	2015年3月15日　第1版第1刷Ⓒ
監　　修	NPO法人西東京臨床糖尿病研究会・植木彬夫（うえきあきお）
編　　集	髙村　宏（たかむらひろし）・飯塚理恵（いいづかりえ）・髙井尚美（たかいなおみ）・土屋倫子（つちやのりこ）・中野貴世（なかのたかよ）
発行者	株式会社　医学書院
	代表取締役　金原　優
	〒113-8719　東京都文京区本郷 1-28-23
	電話　03-3817-5600（社内案内）
印刷・製本	三美印刷

本書の複製権・翻訳権・上映権・譲渡権・公衆送信権（送信可能化権を含む）は㈱医学書院が保有します．

ISBN978-4-260-02107-4

本書を無断で複製する行為（複写，スキャン，デジタルデータ化など）は，「私的使用のための複製」など著作権法上の限られた例外を除き禁じられています．大学，病院，診療所，企業などにおいて，業務上使用する目的（診療，研究活動を含む）で上記の行為を行うことは，その使用範囲が内部的であっても，私的使用には該当せず，違法です．また私的使用に該当する場合であっても，代行業者等の第三者に依頼して上記の行為を行うことは違法となります．

JCOPY〈出版者著作権管理機構　委託出版物〉
本書の無断複製は著作権法上での例外を除き禁じられています．複製される場合は，そのつど事前に，出版者著作権管理機構（電話 03-3513-6969，FAX 03-3513-6979，info@jcopy.or.jp）の許諾を得てください．

レシピ本編集委員会・執筆者一覧

■レシピ本編集委員会

監修・編集委員長
植木彬夫　　　　　東京医科大学　名誉教授/NPO法人西東京臨床糖尿病研究会　副理事長

編集委員
髙村　宏　　　　　高村内科クリニック　院長/NPO法人西東京臨床糖尿病研究会　理事
住友秀孝　　　　　立川相互病院内分泌代謝科　部長/NPO法人西東京臨床糖尿病研究会　理事
西村一弘　　　　　緑風荘病院健康推進部・栄養室　主任/NPO法人西東京臨床糖尿病研究会　理事
飯塚理恵　　　　　NPO法人西東京臨床糖尿病研究会　評議員　登録管理栄養士
髙井尚美　　　　　NPO法人西東京臨床糖尿病研究会　登録管理栄養士
土屋倫子　　　　　NPO法人西東京臨床糖尿病研究会　登録管理栄養士
中野貴世　　　　　NPO法人西東京臨床糖尿病研究会　登録管理栄養士

■執筆者

貴田岡正史　　　　公立昭和病院内分泌・代謝内科　部長/NPO法人西東京臨床糖尿病研究会　理事長
植木彬夫　　　　　東京医科大学　名誉教授/NPO法人西東京臨床糖尿病研究会　副理事長
髙村　宏　　　　　高村内科クリニック　院長/NPO法人西東京臨床糖尿病研究会　理事
西村一弘　　　　　緑風荘病院健康推進部・栄養室　主任/NPO法人西東京臨床糖尿病研究会　理事

飯塚理恵　　　　　NPO法人西東京臨床糖尿病研究会　評議員　登録管理栄養士
飯村直子　　　　　NPO法人西東京臨床糖尿病研究会　登録管理栄養士
春日千加子　　　　NPO法人西東京臨床糖尿病研究会　登録管理栄養士
北川みどり　　　　NPO法人西東京臨床糖尿病研究会　登録管理栄養士
國貞真世　　　　　NPO法人西東京臨床糖尿病研究会　登録管理栄養士
髙井尚美　　　　　NPO法人西東京臨床糖尿病研究会　登録管理栄養士
土屋倫子　　　　　NPO法人西東京臨床糖尿病研究会　登録管理栄養士
中野貴世　　　　　NPO法人西東京臨床糖尿病研究会　登録管理栄養士
福島由香里　　　　NPO法人西東京臨床糖尿病研究会　登録管理栄養士
深浦徳子　　　　　NPO法人西東京臨床糖尿病研究会　登録管理栄養士
深田かおり　　　　NPO法人西東京臨床糖尿病研究会　登録管理栄養士
布川かおる　　　　NPO法人西東京臨床糖尿病研究会　登録管理栄養士
松村奈々　　　　　NPO法人西東京臨床糖尿病研究会　登録管理栄養士
森　瞳　　　　　　NPO法人西東京臨床糖尿病研究会　登録管理栄養士

執筆協力者（五十音順）

石塚睦子	NPO法人西東京臨床糖尿病研究会 登録管理栄養士	津金しげ子	NPO法人西東京臨床糖尿病研究会 登録管理栄養士
奥山みさ子	NPO法人西東京臨床糖尿病研究会 登録管理栄養士	土井信子	NPO法人西東京臨床糖尿病研究会 登録管理栄養士
小寺順子	NPO法人西東京臨床糖尿病研究会 登録管理栄養士	細田まり子	NPO法人西東京臨床糖尿病研究会 登録管理栄養士
鈴木明子	NPO法人西東京臨床糖尿病研究会 登録管理栄養士	間宮智子	NPO法人西東京臨床糖尿病研究会 登録管理栄養士
川戸由美	NPO法人西東京臨床糖尿病研究会 登録管理栄養士	宮本容子	NPO法人西東京臨床糖尿病研究会 登録管理栄養士
久野雅子	NPO法人西東京臨床糖尿病研究会 登録管理栄養士	本橋麻子	NPO法人西東京臨床糖尿病研究会 登録管理栄養士
香西みち子	NPO法人西東京臨床糖尿病研究会 登録管理栄養士	遊佐光子	NPO法人西東京臨床糖尿病研究会 登録管理栄養士
小山幸子	NPO法人西東京臨床糖尿病研究会 登録管理栄養士		

NPO法人西東京臨床糖尿病研究会　登録管理栄養士

飯塚理恵/内田せつ子/奥山みさ子/楠木眞紀/國貞真世/髙井尚美/土屋倫子/中野貴世/深浦德子/深田かおり/布川かおる/飯村直子/松村奈々/森　瞳/山﨑瑛子/細田まり子/香西みち子/日比野寿栄/北川みどり/川戸由美/鈴木由香里/坂井智子/本部志津佳/中野裕子/塚原美樹/土屋由紀子/本橋麻子/三浦すみ子/石塚睦子/野田章子/土屋麻理子/間宮智子/春日千加子/森川昌子/遊佐光子/久野雅子/鈴木明子/斎藤純江/福島由香里/前田万里絵/井之上和代/網谷陽子/中野絵理/小寺順子/土井信子/津金しげ子/中　文美/宮本容子/益田道子/林　康子/小山幸子/大野孝子

巻頭言

　この本は糖尿病を中心に食事の指導に携わる医療スタッフの皆さんのために編集されました。
　皆さんが常日頃感じておられるように，世の中に食事に関連する書物は「学会等による公的な出版物」から「民間療法に近い類」まで数多く存在し，特に一般の読者にとっては目移りするばかりでどう対応すれば良いのか判断に困るのが実情です。また，食事療法に関するいろいろな主義主張が色濃く反映されているものも目につきます。このように巷に溢れている書物の中から，具体的に何を選びどのように使用するべきかについては「指導を行う側」も「指導を受ける側」も戸惑うことが多いのが現状ではないでしょうか。例えば食事療法について内容が良く吟味され詳細にわたって記載されている本についてみても，指導対象者に良く理解していただき，なおかつ日常生活の中に抵抗なく取り入れてもらうためには情報が豊富で複雑すぎるきらいがあります。したがって，効率よく実効性のある栄養指導を実現するには指導する側が指導対象者の背景や理解度にあわせて，いろいろな工夫を行うことが必要不可欠な条件となります。
　本書の内容は，最初から出版を目的として意図的に集積されたものではありません。後述のようにNPO法人西東京臨床糖尿病研究会は多摩地域を中心に「登録管理栄養士紹介事業」を展開し年間9,000件を超える栄養指導を実施してきました。その活動の一環として，かかりつけ医に通院する糖尿病の患者さんとそのご家族を対象として調理実習が行われてきました。その中で蓄積されたレシピを厳選するとともに，普段の栄養指導に活用している手作りの資料をブラッシュアップして構成されたのが，本書です。言葉を変えると，継続的に四半世紀にわたり地道な努力を積み重ねてきた管理栄養士の皆さんの活動そのものの成果物といえます。
　これまで，「管理栄養士のグループ」がかかりつけ医の糖尿病患者さんを中心に食事・栄養指導を行いながら，調理実習まで実施してきた長年にわたる実績と経験を基にして集積された「料理のレシピ」とともに実際の栄養指導にあたって「工夫を重ねた資料」の両者を併せ持つ本は存在していませんでした。糖尿病患者さんにとって栄養指導は「治療としての食事の指導ではなく，季節を楽しみながら日常生活の一部として自然に身に付くこと」が理想です。本書には，この実現をめざして行われてきた実際の調理実習を含めた栄養指導のノウハウが凝縮されています。その意味で，本書は糖尿病療養指導に携わる医療スタッフすべての方に活用していただける得難い存在といっても過言ではありません。
　この本が上梓されるに至った発端は，著者であるNPO法人西東京臨床糖尿病研究会「管理栄養士グループ」が「第5回糖尿病療養指導鈴木万平賞」を受賞したことにあります。この受賞対象となった活動の端緒を切り開き発展させてきたのが，故髙村香代子先生でした。本書の存在はこのことを抜きにしては語れないことに言及させていただいて，巻頭言といたします。

2015年3月

公立昭和病院内分泌・代謝内科部長/NPO法人西東京臨床糖尿病研究会理事長

貴田岡正史

監修の言葉

　糖尿病の薬物療法はインクレチン関連製剤の登場以後大きく変化してきている。特にDPP4阻害薬の使用は血糖管理を劇的に改善し，HbA1cを明らかに低下させていることが示されている。しかし，新しい薬剤やインスリン療法が登場してもその効果のすべてが薬剤によるわけではない。どのような薬剤であろうと，患者の生活習慣の正しい取り組みがなければこれら薬剤の効果は期待できない。特に食事療法を伴わない薬物療法は有り得ず，食事療法こそが2型糖尿病の基本である。

　食事療法は摂取カロリーと栄養バランスを考慮した指導が中心であり，実臨床の場でも多くの管理栄養士が工夫をしながらカロリーとバランスを考慮したメニューを示して指導をしている。最新の日本糖尿病学会編・著『糖尿病食事療法のための食品交換表 第7版』では，カロリーとともに，栄養バランスについて，従来の炭水化物量60％（表1，表2の合計）を基本としたバランスから，より体重管理，血糖管理の効果を高めるための選択肢を増やし，炭水化物量を50％，55％，60％と比較的少ない構成にした食事メニューを記載している。糖尿病食事指導は摂取カロリーやバランスとともに，摂取時間，食べ方なども考慮していく必要がある。さらに実践の場の指導で必要なものは，糖尿病食は制限食であるという考えだけではなく，これらの食事をどのように作ればおいしく食べられるかを教えることである。カロリーや構成成分は食品交換表にも，多くのレシピ集にも載せてある。しかし，患者は知識だけでは動かない。治療への動機づけとそのモチベーションの維持が重要である。

　西東京臨床糖尿病研究会では平成元（1989）年より西東京地域の栄養士の雇い入れのない医院に管理栄養士が出向いて指導を行っている。この活動のなかで平成16（2004）年より糖尿病食事療法の行動の動機づけとして，調理実習を行うことを始めた。糖尿病食を作り，食べることを通して患者やその家族に，糖尿病食でもおいしく，豊かな食事が可能であることを体験する機会を設けてきた。本書は，糖尿病食を患者とともに調理した記録を基に，管理栄養士および医療者がこのレシピ集を患者と共に見ながら指導できるように考慮した。各メニューには栄養指導上のポイントと作り方を載せている。患者と管理栄養士および医療者が本書を挟んで，食材をどこで買うのか，調理のポイントはどこか，できあがった食事を食べる場面を想像しながらなど，じっくりと時間をかけて話を盛り上げていくことができるようにした。指導した患者には次回の指導時に，味はどうだった，うまく作れたかなど聞いてみるも大切なことである。

　本書は単なるメニュー集ではなく，栄養指導を行う医療者と患者とのコミュニケーションのツールとして利用できることを主眼として構成にした。糖尿病食事指導の座右の書として，患者と指導者の傍らにあり使用されることを期待する。

2015年3月

東京医科大学名誉教授/NPO法人西東京臨床糖尿病研究会副理事長

植木彬夫

推薦の言葉

　食事療法について，外来診察時にはちょっと一言のヒントが役立つように思います。この本に書かれていることのなかから，その患者さんに則した"ちょっと一言"が出てくるように記事や表を眺めてみます。おいしそうなレシピとともに。

奈良県立医科大学糖尿病学講座教授
石井　均

　西東京臨床糖尿病研究会から，またすばらしい本が出版された。食事の本である。長年の調理実習のレシピをまとめたものであるという。
　ぱらぱらとまず，眺める。どれもいいですね。日本の佳き時代の食卓を思い出させる。というくらい，我々にはなじみの食材ばかりを用いて，さっとできあがる，手の込みすぎていない，そして母親の味を彷彿とさせるレシピばかりだ。

東京女子医科大学糖尿病センター長
内潟安子

　本書は延べ1,000名以上の参加者を集めた東京多摩地域での調理実習教室の10年間の実践からまとめられたレシピ集である。美しい献立写真は，患者様にとっておいしく，楽しく，満足のいく食事というコンセプトを体現している。食事・料理・栄養の基本的事項がわかりやすく記載され，各所にこころ配りを感じる。資料はそのまま患者指導として使える内容であり，糖尿病患者に関わるすべての医療者に，ぜひ活用してほしい一冊である。

大石内科クリニック院長
大石まり子

糖尿病のようにエネルギーの摂取量をコントロールする必要がある場合でも，おいしくバラエティに富んだ食事をとることは，毎日の生活を楽しく送るためにとても重要なことです．このテキストは，西東京臨床糖尿病研究会に登録している管理栄養士のみなさんが，ちょっとした調理の「コツ」で，こんなにも見た目に楽しく，食欲が出るお料理ができるのですよ…と，おいしいエネルギー調節食を「見える化」したテキストです．和え物やサラダ，スープ，ミネストローネなどの副菜のアレンジには感心させられますし，ブイヤベース，ヘルシーチキンカレー，揚げないとんかつなどにも管理栄養士のみなさんの工夫がしっかりと織り込まれています．ポテトサラダに使うきゅうりは縦半切りにして種の部分を除いてから薄切りにするとパリパリ感が出るのでは…などと，つい，余計なことをも考えてしまう楽しいテキストです．一家に一冊あると役立ちそうですね．

NTT東日本札幌病院内科診療部長

吉岡成人

　糖尿病患者さんの多くは，正しい食事療法が継続できないことに悩んでいます．食事療法の重要性はよくわかっている，食品交換表での単位も何とか計算できる，しかし，実際の食事作りとなると難しく，しかも一生にわたり継続することは，ほぼ不可能に近いと感じておられる方が多いのです．実際に食べる際の食品の選択，献立や料理の仕方がわからないし，どのようにすれば，おいしく，長続きさせることができるかがわからないのです．

　この度，このような問題に答えるために，長年にわたり地域の医療機関で，実際に栄養指導を進めてきたNPO法人西東京臨床糖尿病研究会が「糖尿病レシピ本」を出版しました．本書には，簡単に，楽しく，しかもおいしく作れるコツがふんだんに盛り込まれています．このようなレシピ集が出ることは，ほんとうによろこばしいことであり，多くの糖尿病患者さんにとって座右の友となると思い，ここに推薦します．

神奈川県立保健福祉大学学長

中村丁次

食事療法を「おいしく，楽しく，満足」とした本レシピのコンセプトは，まさに患者さんの視座に立ち戻ったものです。さらに食事療法は毎日継続することによりその効果を発揮するものであり，本レシピは，すぐに作れる簡単メニューとして考案されています。

　主食，主菜，そして2品からなる副菜で，1食当たり，エネルギー量400〜600 kcal，たんぱく質18〜25 gの範囲とし，多くの患者さんが主食量の調整で指示栄養量を準拠できるように工夫されています。これに食卓をイメージした料理を掲載したことで，食文化を伝承しつつ食事療法をわかりやすく紐解き解説し，その実践へと導いた栄養指導のツールとしての役割を果たしています。

　本レシピ集を活用して，多くの患者さんが「おいしく，楽しく，満足して」食事療法を実践されることを願う次第です。

女子栄養大学栄養学部　医療栄養学研究室教授
本田佳子

　管理栄養士として糖尿病の栄養指導をしていると，食事療法の理論は理解しても実際に作ってみようとする動機づけができず，実践できないことにストレスを感じている患者が多い。糖尿病の食事療法を，食事に関連した生活の質が落ちることと同義に捉えてしまう。「血糖コントロールを良好にすることの基本は食事です」ということまでは説明できるが，そのあとは管理栄養士の能力に委ねられる。「糖尿病の食事はこのような食事です」「料理が億劫ですか？」「どのような料理がお好みですか？」「困っていることはありますか？」など，様々な疑問や不安に対して視覚的に示し，「これならできる」「やってみよう」という気持ちを引き出せる教材が欲しかった。本書は，実際に患者に調理実習を行ったレシピで構成され，ニーズに基づき，味覚を満足させた保証がある。糖尿病の食事療法に取り組むことで，これまでよりも人生が豊かになることを想像できる，レシピ集を超えた一冊といえよう。

日本女子大学　家政学部食物学科栄養教育・臨床栄養学研究室教授
丸山千寿子

はじめに

～この本の背景となった「糖尿病食を作って食べて学ぶ会」のこと～

　NPO法人西東京臨床糖尿病研究会は，開業医院（かかりつけ医）をはじめとする医療機関での栄養指導の普及を目的に，各機関へ管理栄養士を紹介する事業を行っています。この企画は前身を含め26年間継続しています。登録管理栄養士は，糖尿病療養指導士（CDEJまたはLCDE）を取得し，かかりつけ医での栄養指導を希望する管理栄養士で，当法人担当理事が面接の上，理事長が認定し登録されます。平成26（2014）年12月現在55名の管理栄養士がこのシステムに登録しており，平成25年度には東京都多摩地域を中心に，59施設の医療機関に出向いて，9,916件の栄養指導を行いました。

　この活動の一環として，平成16（2004）年に「糖尿病食を作って食べて学ぶ会」（調理実習）を開始しました。この調理実習は，かかりつけ医（当会会員）に通院する患者様およびそのご家族を対象にし，糖尿病食の調理と試食が体験できる企画です。まさに作って，食べて，学ぶがコンセプトです。毎回定員を25名とし，5名の登録管理栄養士が担当します。立川市，府中市の2か所で年に8回開催し，平成16年12月から平成26年12月の10年間に68回開催し，患者様およびそのご家族が延べ1,000名以上参加されました。かかりつけ医個々では調理実習開催は困難ですが，地域で当法人が主催することで，多くの方が参加できる企画として継続し，リピーターも多くいます。

　我々管理栄養士は，患者様が思う「糖尿病ではおいしいものが食べられない」「食事療法はつらい」を実体験を通して払拭したいと考えています。上手に工夫すれば，おいしく，楽しく，満足のいく食事を作れることを実感していただきたいと思い，準備をし開催しています。

　毎回，レシピの作成においては，自宅でもすぐに作れるような簡単メニューを提示するように心がけています。時折，おもてなしにも使える献立や，各国料理なども取り入れています。参加者アンケートでリクエストのあった食材や献立なども参考にしています。また，毎回テーマを決め，資料を用いて簡単なレクチャーも行います。

　この「糖尿病食を作って食べて学ぶ会（調理実習）」を通して多くのレシピを集積してきました。

　このレシピ集では，調理実習で作成したレシピに手を加え，資料を添付することで，実際の指導現場で開いて使えるものになるよう努力しました。そのほとんどは，登録管理栄養士たちの手によるもので現場のニーズとノウハウが盛り込まれています。

　管理栄養士の方を始め糖尿病療養指導に関わるすべてのコメディカル，医師，とくにかかりつけ医の先生に臨床の現場でお役立ていただければ幸いです。

2015年3月

NPO法人西東京臨床糖尿病研究会　評議員　登録管理栄養士
飯塚理恵

本書を有効に活用していただくために

1章 レシピ編 (献立レシピ集, 副菜レシピ集, デザートレシピ集)

🍲 本書の献立のコンセプト

* 糖尿病患者の食事療法について,「糖尿病治療ガイド 2014-2015」〔日本糖尿病学会(編・著):p.152参照〕では指示されたエネルギー量の中でバランスのとれた食品構成,すなわちエネルギー比で 50〜60％を炭水化物から摂取,食物繊維が豊富な食物の選択と,脂質は 25％以下とすることが書かれています。さらに合併症の予防のためには食物繊維の摂取が 1 日 20〜25 g 以上,高血圧合併患者の食塩摂取量は 1 日 6 g 未満が推奨されています。
* 高血圧発症予防も重要であることより,食塩摂取目標量は「日本人の食事摂取基準(2015 年版)」(厚生労働省)に準拠し,成人男性 8 g/日未満,成人女性 7 g/日未満とされています。
* 国民健康・栄養調査(平成 24 年)によると,日本人の食塩摂取量の実態は男性 11.3 g/日,女性 9.6 g/日で,さらなる減塩が必要であるのが現状です。
* 以上のことを踏まえて,本書の献立は 1 日の指示エネルギー量が 1600 kcal の人を基準にして,1 食の栄養量の目標をエネルギー 500〜550 kcal,食物繊維 7 g 以上,食塩相当量 2.5 g 以下としました。できるだけ炭水化物エネルギー比は 50〜60％になるように調整しています。
* 指示エネルギーが 1600 kcal 以外の方への対応は,栄養量を考慮しながら,主食などで調整してください。
* 献立レシピ集の各献立(1 食分)には 1 人分「エネルギー」「たんぱく質」「脂質」「糖質(炭水化物から食物繊維を引いたもの)」「食物繊維」「食塩相当量(以下塩分)」「野菜量」を表示しています。また,それぞれの料理ごとに「エネルギー」「糖質」「食物繊維」「塩分」「野菜量」を表示しています。巻末(p.157)には栄養成分表示一覧を設けました。

🍲 献立について

* バランスの良い 1 食分のレシピを季節ごとに提案しています。
* 「主食 1 品」「主菜 1 品」「副菜 2 品」「手作りデザート 1 品」の組み合わせを基本にしています。
    - 主食…ごはん,パン,めん
    - 主菜…魚,肉,卵,大豆・大豆製品を主にしたおかず
    - 副菜…野菜,きのこ,海藻を主にしたおかず
* 1 食分の栄養量の目安
    エネルギー 500〜550 kcal,食物繊維 7 g 以上,塩分 2.5 g 以下
    野菜量 150 g 以上(この分量には,いも・きのこ・海藻・こんにゃくは含まれていません)
* 主食は,食物繊維を多く含むもの(発芽玄米入りごはん,もち麦入りごはん,胚芽精米ごはん,ライ麦入りパンなど)を提案しています。
* デザートは,必ずしも入れなければならないものではありません。「糖尿病食を作って食べて学ぶ会」(調理実習)では,楽しみと手作りデザートの提案のために毎回組み込んでいます。エネルギー 80 kcal 以下を目安にして,低カロリー甘味料を使用しています。材料,作り方はデザートレシピ集としてまとめて掲載しています。(p.83 を参照)

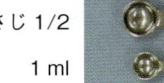

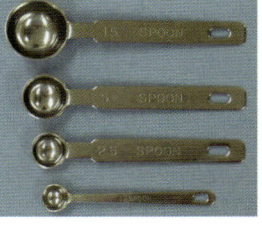

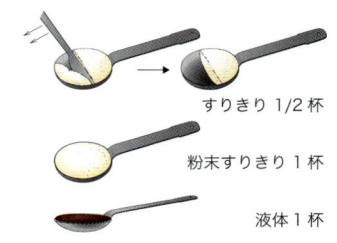

🍲 材料について

* 分量は，基本的に皮，種等を除いた正味重量です。正味重量以外のものは，「皮つき」「殻つき」等と記載しています。
* 材料に「だし汁」と記載のあるものは，以下の基本だしを使用しています。粉末だしの素（食塩無添加）で代用可能です。

> **基本だしのとり方**
> [材料／作りやすい分量] 水 1000 ml，だし昆布 10 g（1%），かつおぶし 20 g（2%）
> [作り方] ① 鍋に水と昆布を入れ，20分以上おく。
> ② ①を火にかけ，沸騰直前に昆布を引き上げる。かつおぶしを入れ，ひと煮立ちさせて火を止める。かつおぶしが鍋底に沈んだらペーパータオルをしいたざるで静かにこす。

🍲 作り方について

* 特に表記のない場合，洗う，皮をむく等の作業（下処理）をすませてからの手順を説明しています。
* 基本的に野菜をゆでる時は塩を入れません。
* 火加減は，特に表記のない場合は，中火で調理してください。
* フライパンは，フッ素樹脂加工のものを使用しています。
* 電子レンジの加熱時間は，600 W のものを使用した時の目安です。機種等により多少異なりますので，様子を見ながら加減してください。

🍲 計量について

* 計量スプーンは，大さじ，小さじ，小さじ1/2，1 ml スプーンがあると便利です（**写真**）。
* 少量の塩を量る時は，1 ml スプーンを使うか，0.1 g まで量れる秤を使用すると小さじよりも，より正確に計量することができます。

> **計量スプーンを使った調味料の量り方**
>
> * 粉状のもの（塩，砂糖，小麦粉等）
>   計量スプーンに山盛りに入れ，すり切りへらで，水平にすり切って量ります。
>   すきまができたり，押さえつけないようにします。
>   1/2量はスプーン1杯を量った後，すり切りへらを使って半分をはらい落とします。
> * 液体のもの（しょうゆ，酢，油等）
>   スプーンを水平に持って調味料を注ぎ，表面張力で盛り上がった状態を量ります。
>   1/2量は，スプーンの深さの約 2/3 のところまで入れて量ります。
>
> 大さじ
> 小さじ
> 小さじ 1/2
> 1 ml
>
> すりきり 1/2 杯
> 粉末すりきり 1 杯
> 液体 1 杯

2章 資料編 (資料解説，ケース目次，資料)

🍲 掲載資料について
* 資料は，患者さんに見せながら説明できるよう，できるだけ見やすく仕立てました。
* 資料の多くは，献立レシピ集の「栄養指導上のポイント」や「調理のポイント」と関連づけされています。

🍲 構成について
* 使いやすくするために，以下のような構成としました。
① 糖尿病の食事の基本，食習慣，食べ方，「糖尿病食事療法のための食品交換表 第7版」に関する資料
② 栄養素（糖質・たんぱく質・脂質・塩分・食物繊維）とそれらを含む食品に関する資料
③ 食品成分表示の見方，電子レンジの使い方，お菓子の楽しみ方など，実生活に必要な情報についての資料
④ 糖質を中心とした食事療法であるカーボカウントについての資料

🍲 解説について
* 作り手の意図を十分に理解して，資料をよりよく活用していただけるよう，各資料の解説を資料編の最初（p.98）にまとめて掲載しています。資料をご利用の際には，ぜひこの部分をご一読ください。

🍲 ケース目次について
* 目的の資料を手早く引いて活用していただけるよう「ケース目次」（p.109）を設けました。この目次では，掲載されている資料をケース（場面）から引くことができます。ケースの数は22例で多くはありませんが，よく尋ねられること，よくみられる誤解などを取り上げました。
　例：ケース（場面）「血糖値が上がりにくい食べ方とは？」という質問への解説
　　　→資料4「食べる順番による食後血糖値の変化」を活用するとわかりやすく解説できます。
* タイトルだけではその資料の内容を完全には表現できなかったものを，改めて提示するという役割も果たしています。

　　資料の作成・編集には細心の注意を払っておりますが，何かお気づきの点がありましたらぜひご指摘いただけますようお願い申し上げます。
　　本書全体につきましても，忌憚のないご意見をいただけますよう心からお願い申し上げます。

（飯塚理恵・髙井尚美・土屋倫子・中野貴世）

本書の使い方

1章レシピ編（献立レシピ集）

* 献立のテーマ

* 献立名
  （主食，主菜，副菜，デザート別）
  「主食1品」「主菜1品」「副菜2品」「デザート1品」が基本

* 副菜を幅広く紹介するために献立レシピ集に載っていない副菜を「副菜レシピ集」としてまとめて掲載

* 手作りデザートは「デザートレシピ集」として材料・作り方をまとめて掲載

* 1人分の栄養成分を表示

* この献立を使って栄養指導をする際のポイント，この献立を通して伝えたいあるいは患者様に学んでほしい内容がコンパクトにまとめられている

* 関連資料を参照できるように資料編の番号を付記

彩りよく，おいしく，栄養バランスも整えるには？

主食	発芽玄米入りごはん
主菜	豚肉のしょうが焼き
副菜	れんこんのサラダ
副菜	せりと筍のスープ
デザート	フルーツと寒天のみつ豆風 (作り方はp.85)

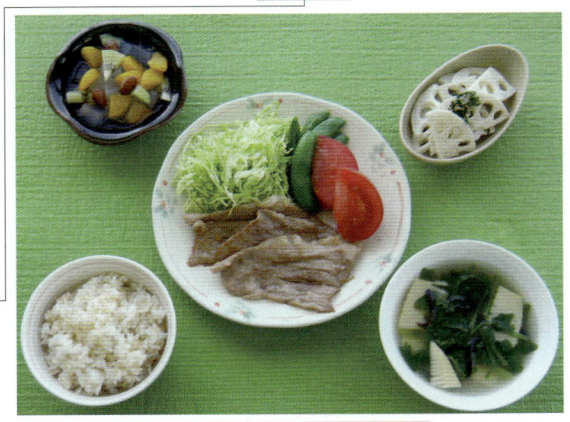

〈1人分〉
エネルギー/545 kcal　たんぱく質/21.7 g　脂質/13.8 g　糖質/78.6 g
食物繊維/7.0 g　塩分/1.9 g　野菜量/200 g

栄養指導上のポイント

▷ 主食・主菜・副菜を明確に示すことができる糖尿病食（バランス食）の基本的な献立です。【資料1-2】
▷ 主菜に野菜を添え，副菜を2品組み合わせることで野菜を十分にとることができます。
▷ 主食は発芽玄米を混ぜて炊くことで，白米だけの時よりも食物繊維を増やすことができます。【資料16】
▷ 調味料を使う時にはできるだけ量る習慣をつけることを勧めます。
▷ 1 mlスプーン1杯の塩は1.2 gになります。

4　1章　レシピ編

発芽玄米入りごはん

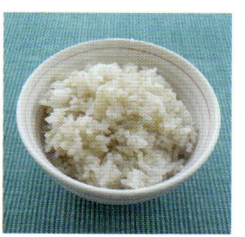

[材料/1人分]
発芽玄米入りごはん…150 g

[作り方/作りやすい分量]
米と発芽玄米®を1：1の割合で混ぜ，炊飯釜で普通に炊く。

※発芽玄米
発芽玄米とは，玄米をわずかに発芽させたもの。発芽時の酵素の働きで栄養成分や旨味が増す。炊飯器で普通に炊くことができる。一般食料品店のお米売り場などで手に入る。

〈1人分〉
エネルギー/250 kcal　糖質/53.2 g
食物繊維/1.3 g　塩分/tr

春1

* 主食は基本的に1人分の分量を表示

* ※印のついている食品は下欄に食材についての説明あり
★印のついている食材は下欄に商品名とメーカー名を記載（代替品も可能）

豚肉のしょうが焼き

[材料/2人分]
豚ロース薄切り肉(脂身を除く)…120 g
A
- しょうゆ…大さじ1/2
- 酒…小さじ2
- 片栗粉…小さじ2
- しょうが汁…小さじ1

サラダ油…大さじ1/2
こしょう…少々
キャベツ…80 g
B
- レモン果汁…小さじ2
- オリーブ油…小さじ1/2
- 塩…1 mlスプーン1/4(0.3 g)
- こしょう…少々

トマト…80 g
スナップえんどう…60 g

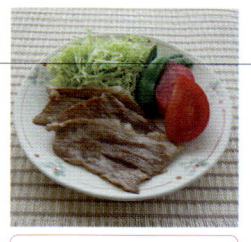

〈1人分〉
エネルギー/208 kcal　糖質/9.0 g
食物繊維/1.9 g　塩分/0.9 g　野菜量/110 g

[作り方]
1. 豚肉は食べやすい大きさに切る。バットにAを入れて混ぜ合わせ，豚肉を加えて5分以上漬ける。
2. キャベツはせん切りにし，混ぜ合わせたBで和える。
3. トマトはくし形切りにする。スナップえんどうは筋をとり，ゆでる。
4. フライパンにサラダ油を熱し，1を重ならないように入れる。焼き色がついたら裏返し，2〜3分焼いて火を通す。仕上げにこしょうをふる。
5. 器に2〜4を盛りつける。

[調理のポイント]

豚肉のしょうが焼き
▷たれに片栗粉を入れることで，豚肉がしっとりと仕上がり，硬くなることも避けられます。また，冷めてもおいしく食べることができます。

れんこんのサラダ
▷れんこんは酢を入れた湯でゆでることで，色が変わるのを防げます。
▷れんこんのしゃきしゃき感を味わうために，ゆですぎないようにします。

せりと筍のスープ
▷せりの香りと歯ざわり，緑を鮮やかに保つために，火を通し過ぎないように気をつけます。

* 主菜，副菜は基本的に材料2人分で表示
・作りやすい分量，きりのよい調味料の分量で提示
・小さじ1…5 ml，大さじ1…15 ml，1合…180 ml 塩の分量は1 mlスプーンで表示

* 簡潔でわかりやすい[作り方]の説明

* おいしく簡単に作るための調理上のポイントを解説

目次

1章 レシピ編

献立レシピ集

❀ 春

春1 彩りよく，おいしく，栄養バランスも整えるには？ ……… 4
「主食」「主菜」「副菜」の上手な組み合わせ

- 主　食　　発芽玄米入りごはん
- 主　菜　　豚肉のしょうが焼き
- 副　菜　　れんこんのサラダ
- 副　菜　　せりと筍のスープ
- デザート　フルーツと寒天のみつ豆風

春2 魚のおいしさを上手に引き出しましょう ……… 7
薄味でもおいしくできる煮魚料理の工夫

- 主　食　　もち麦入りごはん
- 主　菜　　煮魚
- 副　菜　　アスパラのからしマヨ和え
- 副　菜　　酸辣湯（スァンラータン）
- デザート　いちご入り淡雪かん

春3 野菜も麺も一緒にゆでる，野菜たっぷりの麺料理 ……… 10
麺料理をバランスよく食べる工夫

- 主食・主菜　春キャベツのスパゲッティ
- 副　菜　　もやしときくらげのサラダ
- 副　菜　　トマトと卵のスープ
- デザート　低カロリーアイス　いちごソース添え

春4 ブイヤベースがメインの手軽に作れるおもてなし料理 ……… 13
エネルギーを抑えたおもてなし料理の工夫

- 主　食　　発芽玄米入りごはん
- 主　菜　　ブイヤベース
- 副　菜　　じゃが芋のガレット
- 副　菜　　ナッツ入りサラダ
- デザート　豆乳ふるふるゼリー

春5 香味野菜をいかした　彩りよいちらし寿司 ……… 16
塩分・糖分を抑えた寿司の作り方

- 主食・主菜　ちらし寿司
- 副　菜　　にんじんのナムル風
- 副　菜　　豆腐のすまし汁
- デザート　白きくらげのシロップ煮　果物添え

xxi

夏

夏1　香辛料を上手に利用し，ヘルシーなカレーを作りましょう！ ……… 19
　　　脂質と糖質を抑えたカレーの工夫
　　　主食・主菜　ヘルシーチキンカレー
　　　副　菜　　　海藻サラダ
　　　デザート　　グレープフルーツかん

夏2　食事に芋や豆も取り入れたいのだけど… ……… 22
　　　糖質の多い食品を使う時の注意点
　　　主　食　　発芽玄米入りごはん
　　　主　菜　　鮭のピカタ　ピクルス添え
　　　副　菜　　かんたんポテトサラダ
　　　副　菜　　ミネストローネ
　　　デザート　オレンジゼリー

夏3　味付けにひと工夫，野菜もとれる冷やしうどん ……… 25
　　　麺料理に野菜を取り入れる工夫
　　　主食・主菜　冷やしうどん　夏野菜のせ
　　　副　菜　　　にんじんのせん切りサラダ
　　　副　菜　　　ひよこ豆のべっこう煮
　　　デザート　　レモンスカッシュゼリー

夏4　見た目も鮮やか！　夏野菜たっぷりのラタトゥイユ ……… 28
　　　作り置きできる野菜料理で，野菜不足を解消
　　　主　食　　パン2種
　　　主　菜　　チキンソテー　ラタトゥイユソース
　　　副　菜　　コーンサラダ
　　　デザート　ビスコッティ

夏5　桜えびで香り豊かに，油を抑えたヘルシーチャーハン ……… 31
　　　油を控えたチャーハンの工夫
　　　主食・主菜　卵と桜えびのチャーハン
　　　副　菜　　　トマトとなすのサラダ
　　　副　菜　　　オクラのスープ
　　　デザート　　レアチーズケーキ

夏6　自宅でも作れます，かんたん韓国料理 ……… 34
　　　エネルギー・塩分を控えた韓国料理
　　　主　食　　チヂミ
　　　主　菜　　参鶏湯風（サムゲタン）
　　　副　菜　　大豆もやしのナムル
　　　デザート　豆乳杏仁豆腐

🍁 秋

秋1 旬の秋刀魚に彩りを添えて ... 37
血糖が上がりにくい食事のとり方の工夫

- 主食　もち麦入りごはん
- 主菜　秋刀魚(さんま)と野菜の炒め物
- 副菜　蒸しなすの和え物
- 副菜　きのこたっぷり汁
- デザート　洋なしのコンポート

秋2 秋の味覚を取り入れた，華やかな行楽弁当 ... 40
塩分・糖分を控えた簡単行楽弁当

- 主食　きのこの炊きおこわ
- 主菜　鶏の照り焼き　山椒風味
- 主菜　芙蓉蟹(フーヨウハイ)（かに玉）
- 副菜　野菜のレモン酢漬け
- 副菜　リボンにんじんのレンジ蒸し
- 副菜　のりまきほうれん草
- デザート　スイートパンプキン

秋3 手作りのたれで作る，ヘルシーえびチリ ... 44
油を控えた中華料理の工夫

- 主食　胚芽精米ごはん
- 主菜　ヘルシーえびチリ
- 副菜　ほうれん草とえのきの海苔和え
- 副菜　さつま芋と野菜のみそ汁
- デザート　かんたんコーヒーゼリー

秋4 揚げなくてもできる！　カリッとおいしいとんかつ ... 47
肉の部位と調理方法について考えよう

- 主食　発芽玄米入りごはん
- 主菜　揚げない　とんかつ
- 副菜　ほうれん草と黄菊の和え物
- 副菜　きのこ汁
- デザート　さつま芋とプルーンの煮物

秋5 ワンプレートでバランスよい食事をとろう ... 50
電子レンジを使った簡単調理法

- 主食　十六穀入りごはん
- 主菜　鮭の紙包みレンジ蒸し
- 副菜　大根サラダ
- 副菜　具だくさんみそ汁
- デザート　芋ようかん

❄ 冬

冬1　お正月料理，薄味でもおいしく作るコツ ……………… 53
塩分・糖分を控えたおせち料理

- 主　食　　お雑煮
- 主　菜　　豚肉の香味焼き
- 副　菜　　おせち盛り合わせ（田作り，黒豆，真砂和え）
- 副　菜　　五色なます
- デザート　寒天寄せ

冬2　野菜も一緒に！フライパンで作る，魚の西京焼き ……………… 57
魚料理にうまく野菜を取り入れる工夫

- 主　食　　黒米入りごはん
- 主　菜　　鱈（たら）の西京焼き
- 副　菜　　小松菜とあおさのりの和え物
- 副　菜　　沢煮椀
- デザート　かぼちゃプリン

冬3　たまにはホワイトソースを使った料理を作りたい ……………… 60
エネルギーを抑えた洋風料理

- 主食・主菜　チキンドリア
- 副　菜　　温野菜サラダ
- 副　菜　　トマトの具だくさんスープ
- デザート　りんごのコンポート

冬4　簡単で野菜たっぷりの棒餃子 ……………… 63
脂肪分が少なくて野菜の多い餃子の提案

- 主　食　　発芽玄米入りごはん
- 主　菜　　棒餃子
- 副　菜　　大根と水菜のサラダ
- 副　菜　　けんちん汁
- デザート　煮りんご　しょうが風味

冬5　温かい麺をだしと香味野菜でおいしく食べよう ……………… 66
薄味でおいしく食べる麺料理の工夫

- 主食・主菜　おろしあんかけ　にゅうめん
- 副　菜　　ゆで鶏のサラダ
- 副　菜　　長芋の香味焼き
- デザート　ゆずゼリー

副菜レシピ集

ほうれん草の和え物 バリエーションレシピ —— 70
お浸し / 海苔和え / なめ茸和え / ナムル / ごま和え / わさび和え

キャベツの和え物 バリエーションレシピ —— 71
ゆかり和え / ごまポン酢和え / 塩昆布和え / 酢みそ和え / 香味和え / からしマヨネーズ和え

白菜1株使い切り バリエーションレシピ —— 72
白菜とほたてのクリーム煮 / 白菜のおかか和え / 白菜サラダ / 白菜のゆかり和え / 白菜の芯の甘酢漬け / 白菜のゆずこしょう和え

大根1本使い切り バリエーションレシピ —— 74
大根とあさりの煮物 / 大根のきんぴら / 大根とベーコンのスープ / 大根のしょうが醤油漬け / 大根と海苔のサラダ / なめこおろし

和え物・サラダ —— 76
えのきのポン酢和え / ズッキーニのからし漬け / 中華風たたききゅうり / 小松菜のごまからし和え / 切り干し大根のごま酢和え / ゴーヤとツナのサラダ

煮物・蒸し物 —— 78
小松菜とまいたけの煮浸し / きのこの当座煮 / キャベツとあさりのワイン蒸し / 筑前煮 / かぼちゃの煮物 / レンジ肉じゃが

汁物 —— 80
とろろ昆布汁 / もずくのみそ汁 / たぬき汁 / 吉野汁 / みぞれ汁 / 中華風コーンスープ

炒め物 —— 82
なすとピーマンのみそ炒め / 長芋とパプリカの炒め物 / わかめとしょうがの炒め物

デザートレシピ集

寒天を使ったデザート —— 84
グレープフルーツかん / オレンジゼリー / いちご入り淡雪かん / フルーツと寒天のみつ豆風 / ゆずゼリー / 豆乳杏仁豆腐 / 寒天寄せ / 芋ようかん

ゼラチンを使ったデザート —— 88
ハーブティーゼリー / レモンスカッシュゼリー / かんたんコーヒーゼリー / 豆乳ふるふるゼリー / かぼちゃプリン / レアチーズケーキ

鍋で作るデザート —— 91
洋なしのコンポート / りんごのコンポート / 白きくらげのシロップ煮 果物添え / さつま芋とプルーンの煮物 / わらびもち / あずき白玉

氷菓 —— 94
低カロリーアイス いちごソース添え / フルーツシャーベット / フルーツジェラート

電子レンジで作るデザート —— 95
スイートパンプキン / 煮りんご しょうが風味 / さつま芋シナモンスティック

焼き菓子 —— 96
ビスコッティ

2章　資料編

資料解説 ································· 98
ケース目次 ······························· 109

資料1
糖尿病の食事の基本 ················· 110

資料2
目で見るバランスのよい食事 ······ 112

資料3
栄養素が血糖に変わる速度 ········ 113

資料4
食べる順番による食後血糖値の変化 ··· 114

資料5
よくかんで食べることのメリット ··· 115

資料6
糖尿病食事療法のための食品交換表
第7版の使い方 ························ 116

資料7
目で見る糖質の多い代表的な食品 ··· 120

資料8
1食のごはんの量に相当するめん類の量 ··· 121

資料9
1回に食べる果物の目安量 ········· 122

資料10
肉料理　調理の工夫 ················· 124

資料11
肉の種類・部位とエネルギー ······ 125

資料12
魚料理　調理の工夫 ················· 126

資料13
見える油脂と見えない油脂 ········· 127

資料14
油の種類別　脂肪酸の割合 ········ 128

資料15
素材や料理に含まれる油脂の量 ··· 129

資料16
とれていますか？　食物繊維 ······ 130

資料17
食品に含まれる塩分量 ··············· 131

資料18
減塩の工夫 ····························· 132

資料19
外食・中食・惣菜のエネルギーと塩分量 ··· 133

資料20
お寿司を食べる時のポイント ······ 134

資料21
おせち料理の工夫 ···················· 135

資料22
お弁当を作る時のポイント ········· 136

資料23
食品成分表示を読む ················· 138

資料24
あると便利な食材 ···················· 140

資料25
電子レンジの使い方 ················· 141

資料26
カーボカウントについて ··········· 142

資料27
食品の炭水化物等の量 ··············· 144

資料28
おやつは上手に楽しみましょう ··· 148

資料29
食パンと菓子パンの比較 ··········· 150

資料30
アルコールのエネルギーと炭水化物量 ··· 151

参考文献 ································· 152

編集後記　155
メニュー・栄養成分表示　157
料理名索引　164

撮影協力　高村内科クリニック

1章
レシピ編

Ⅰ　献立レシピ集　3
Ⅱ　副菜レシピ集　69
Ⅲ　デザートレシピ集　83

I
献立レシピ集

- 春1〜5
- 夏1〜6
- 秋1〜5
- 冬1〜5

彩りよく，おいしく，栄養バランスも整えるには？

主食	発芽玄米入りごはん
主菜	豚肉のしょうが焼き
副菜	れんこんのサラダ
副菜	せりと筍のスープ
デザート	フルーツと寒天のみつ豆風 (作り方はp.85)

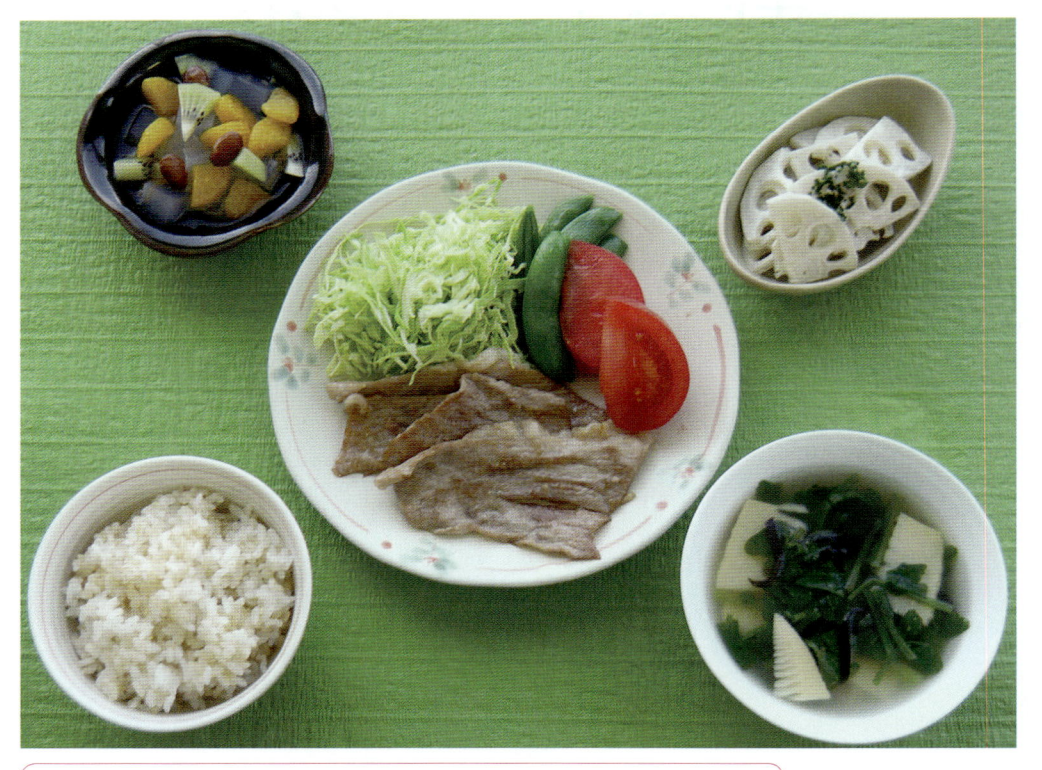

〈1人分〉
エネルギー/545 kcal　たんぱく質/21.7 g　脂質/13.8 g　糖質/78.6 g
食物繊維/7.0 g　塩分/1.9 g　野菜量/200 g

栄養指導上のポイント

▷ 主食・主菜・副菜を明確に示すことができる糖尿病食（バランス食）の基本的な献立です。【資料1-2】

▷ 主菜に野菜を添え，副菜を2品組み合わせることで野菜を十分にとることができます。

▷ 主食は発芽玄米を混ぜて炊くことで，白米だけの時よりも食物繊維を増やすことができます。【資料16】

▷ 調味料を使う時にはできるだけ量る習慣をつけることを勧めます。

▷ 1 mlスプーン1杯の塩は1.2 gになります。

発芽玄米入りごはん

[材料/1人分]

発芽玄米入りごはん…150 g

[作り方/作りやすい分量]

米と発芽玄米※を1：1の割合で混ぜ，炊飯釜で普通に炊く。

> ※発芽玄米
> 発芽玄米とは，玄米をわずかに発芽させたもの。発芽時の酵素の働きで栄養成分や旨味が増す。炊飯器で普通に炊くことができる。一般食料品店のお米売り場などで手に入る。

〈1人分〉
エネルギー/250 kcal　糖質/53.2 g
食物繊維/1.3 g　塩分/tr

豚肉のしょうが焼き

[材料/2人分]

豚ロース薄切り肉(脂身を除く)…120 g

A ┌ しょうゆ…大さじ1/2
　├ 酒…小さじ2
　├ 片栗粉…小さじ2
　└ しょうが汁…小さじ1

サラダ油…大さじ1/2
こしょう…少々
キャベツ…80 g

B ┌ レモン果汁…小さじ2
　├ オリーブ油…小さじ1/2
　├ 塩…1 mlスプーン1/4(0.3 g)
　└ こしょう…少々

トマト…80 g
スナップえんどう…60 g

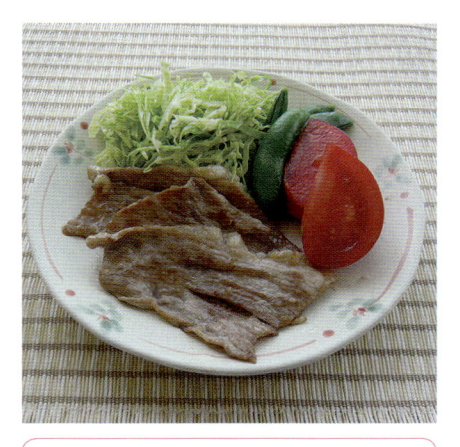

〈1人分〉
エネルギー/208 kcal　糖質/9.0 g
食物繊維/1.9 g　塩分/0.9 g　野菜量/110 g

[作り方]

1. 豚肉は食べやすい大きさに切る。バットにAを入れて混ぜ合わせ，豚肉を加えて5分以上漬ける。
2. キャベツはせん切りにし，混ぜ合わせたBで和える。
3. トマトはくし形切りにする。スナップえんどうは筋をとり，ゆでる。
4. フライパンにサラダ油を熱し，1を重ならないように入れる。焼き色がついたら裏返し，2～3分焼いて火を通す。仕上げにこしょうをふる。
5. 器に2～4を盛りつける。

I　献立レシピ集

れんこんのサラダ

[材料/2人分]

れんこん…100 g
パセリ…適量
Ⓐ [カロリーハーフマヨネーズ★…小さじ2
　　すし酢…小さじ1

[作り方]

1　れんこんは3 mm厚さのいちょう切りにし，水にさらす。
2　パセリはみじん切りにする。
3　鍋に湯をわかし，酢少々（分量外）を入れて 1 をさっとゆでる。ざるに上げて水気を切る。
4　3 をⒶで和え，2 を飾る。

★「キユーピーハーフ」（キユーピー）を使用

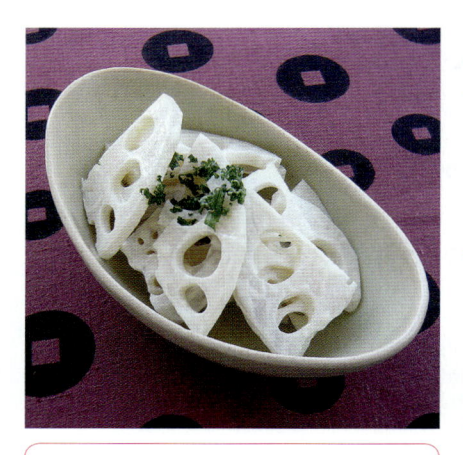

〈1人分〉
エネルギー/51 kcal　糖質/8.0 g
食物繊維/1.0 g　塩分/0.3 g　野菜量/50 g

せりと筍のスープ

[材料/2人分]

たけのこ水煮…50 g
せり…30 g
きくらげ（乾）…4個
水…300 ml
鶏ガラスープの素…小さじ1/2
塩…1 mlスプーン1/2（0.6 g）
こしょう…少々

[作り方]

1　きくらげは水につけてもどし，石づきを除いて太めのせん切りにする。たけのこは薄切り，せりは3 cmの長さに切る。
2　鍋に水と鶏ガラスープの素を入れて火にかけ，沸騰したら，たけのこ，きくらげ，せりの順に加えて火を通す。塩とこしょうで味を調える。

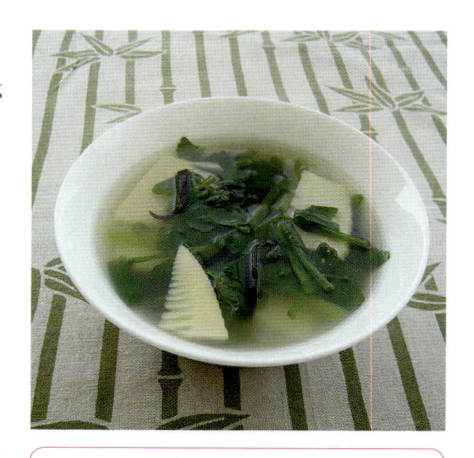

〈1人分〉
エネルギー/13 kcal　糖質/1.0 g
食物繊維/1.8 g　塩分/0.7 g　野菜量/40 g

[調理のポイント]

豚肉のしょうが焼き
▷たれに片栗粉を入れることで，豚肉がしっとりと仕上がり，硬くなることも避けられます。また，冷めてもおいしく食べることができます。

れんこんのサラダ
▷れんこんは酢を入れた湯でゆでることで，色が変わるのを防げます。
▷れんこんのしゃきしゃき感を味わうために，ゆですぎないようにします。

せりと筍のスープ
▷せりの香りと歯ざわり，緑を鮮やかに保つために，火を通し過ぎないように気をつけます。

魚のおいしさを上手に引き出しましょう

主食	もち麦入りごはん
主菜	煮魚
副菜	アスパラのからしマヨ和え
副菜	酸辣湯（スァンラータン）
デザート	いちご入り淡雪かん（作り方はp.85）

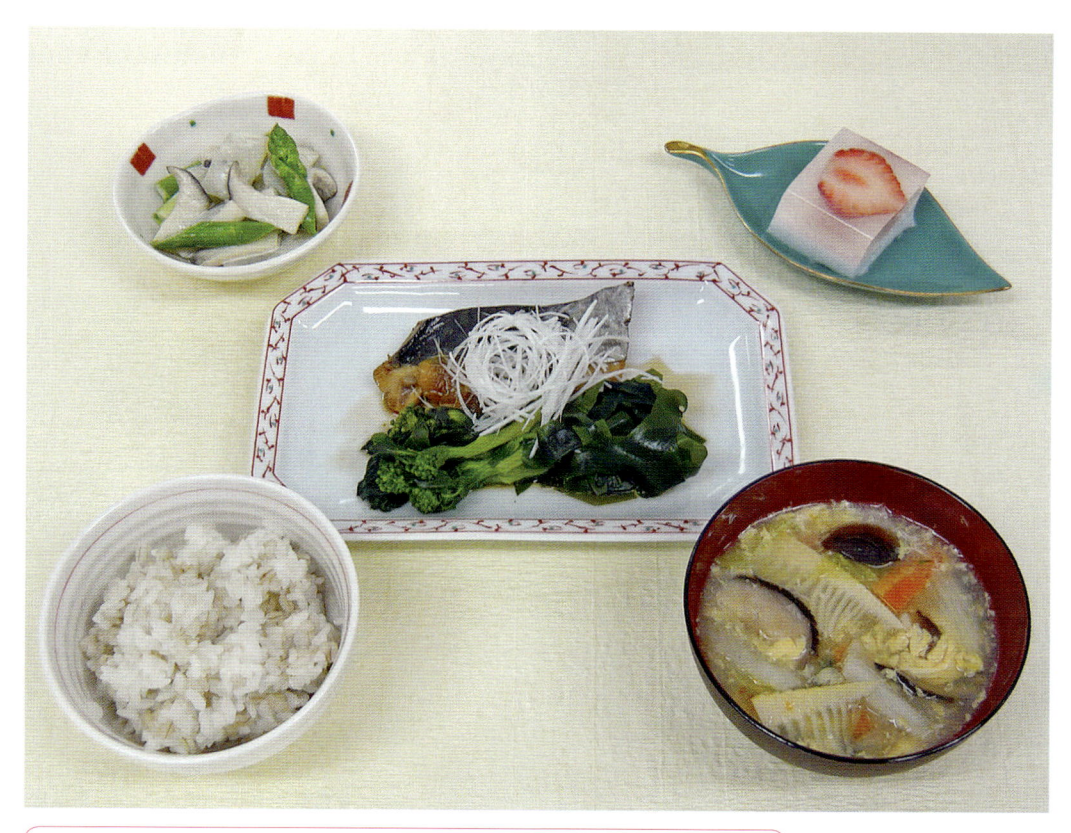

〈1人分〉
エネルギー/497 kcal　たんぱく質/25.0 g　脂質/10.7 g　糖質/68.5 g
食物繊維/9.2 g　塩分/2.5 g　野菜量/136 g

栄養指導上のポイント

▷ 煮魚は濃い味になりがちですが，ここでは塩分・糖分を控えた味つけを提案しています。

▷ 主菜に付け合わせを添え，野菜が少なくならないようにしています。【資料12】

▷ しょうゆ味の主菜に，酸味のあるスープとマヨネーズ味の副菜を組み合わせて，同じような味つけにならないように工夫しています。

もち麦入りごはん

[材料/1人分]

もち麦入りごはん…150 g

[作り方/作りやすい分量]

米1合に対してもち麦※1袋(60 g)を入れ，炊飯釜で普通に炊く。

※もち麦
穀類には「もち」と「うるち」があり，もち麦は「もち」の大麦から作られた製品。精白米と混ぜて炊くことで，「もち」特有のもちもちとした食感となる。食物繊維が豊富に含まれている。一般食料品店のお米売り場などで手に入る。

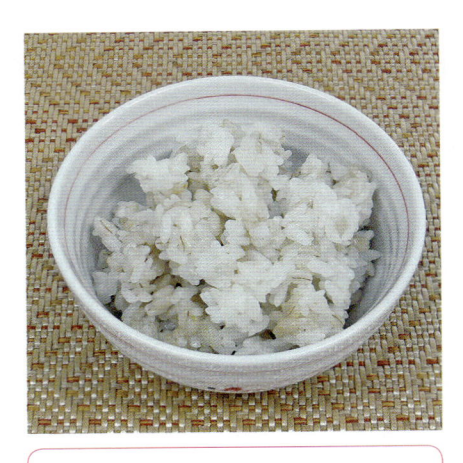

〈1人分〉
エネルギー/241 kcal　糖質/50.7 g
食物繊維/2.1 g　塩分/tr

煮魚

[材料/2人分]

鰆(さわら)…60 g×2切れ
しょうが…1かけ
A ┌ 水…100 ml
　├ 酒…大さじ1
　├ みりん…大さじ1
　├ しょうゆ…小さじ2
　└ 砂糖…小さじ1
菜の花…60 g
生わかめ…30 g
長ねぎ(白い部分)…20 g

[作り方]

1　しょうがは薄切りにする。
2　菜の花はゆでて冷水にとり，水気をしぼって食べやすい大きさに切る。わかめは3 cmの長さに切る。
3　長ねぎは5 cmの長さに切り，縦に1本切り込みを入れて中の芯を取り除く。広げて繊維にそってせん切りにし，水にさらす(白髪ねぎ)。
4　鍋にAと1を入れ，火にかける。煮立ったら魚が重ならないよう並べ入れ，落としぶたをして，煮汁が少し残る程度まで約10分煮る。
5　器に2と4を盛りつけ，煮汁をかける。白髪ねぎを飾る。

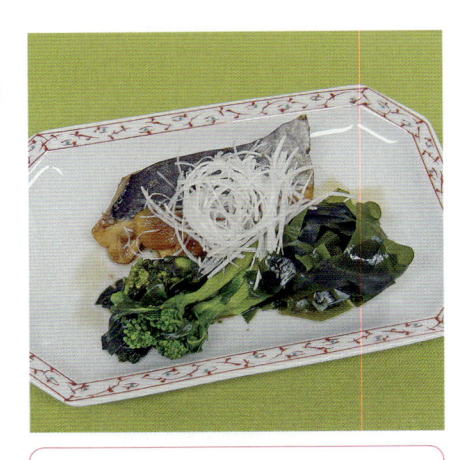

〈1人分〉
エネルギー/162 kcal　糖質/7.7 g
食物繊維/2.0 g　塩分/1.2 g　野菜量/35 g

8　1章　レシピ編

アスパラのからしマヨ和え

[材料/2人分]

グリーンアスパラガス…80 g
エリンギ…40 g
白こんにゃく（あく抜き）…40 g

A ┃ マヨネーズ…大さじ 1/2
　 ┃ 薄口しょうゆ…小さじ 1/2
　 ┃ 練りがらし…適量

[作り方]

1. グリーンアスパラガスは根元の硬い部分を切り落とし，ゆでてから斜め切りにする。
2. エリンギは石づきを除いて半分の長さに切り，縦半分に切って短冊切りにする。こんにゃくは短冊切りにする。
3. 2をフライパンでから煎りにする。
4. 1，3を混ぜ合わせた Ⓐ で和える。

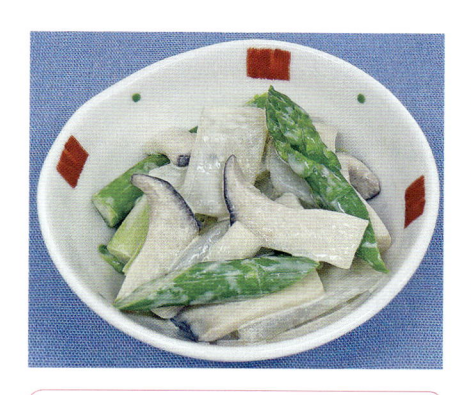

〈1人分〉
エネルギー/37 kcal　糖質/2.0 g
食物繊維/2.0 g　塩分/0.3 g　野菜量/40 g

春2

酸辣湯（スァンラータン）

[材料/2人分]

白菜…60 g
たけのこ水煮…40 g
にんじん…20 g
干ししいたけ…1枚
卵（M）…1/2個
水…300 ml

A ┃ 酢…小さじ 1
　 ┃ しょうが汁…小さじ 1/2
　 ┃ しょうゆ…小さじ 1/2
　 ┃ 鶏ガラスープの素…小さじ 1/2
　 ┃ 塩…1 ml スプーン 1/2（0.6 g）

B ┃ 片栗粉…小さじ 1/2
　 ┃ 水…小さじ 1

ラー油…少々

[作り方]

1. 白菜は 3～4 cm の長さの縦薄切りにする。
2. たけのこは薄切り，にんじんは 3 cm の長さの短冊切りにする。干ししいたけは水につけてもどし，石づきを除いて薄切りにする。
3. 卵は溶きほぐす。
4. 鍋に水を入れて火にかけ，2を加え，軟らかくなるまで煮る。1と Ⓐ を入れ，白菜に火が通ったら，混ぜ合わせた Ⓑ を加えてとろみをつける。
5. 3を回し入れ，ラー油をふる。

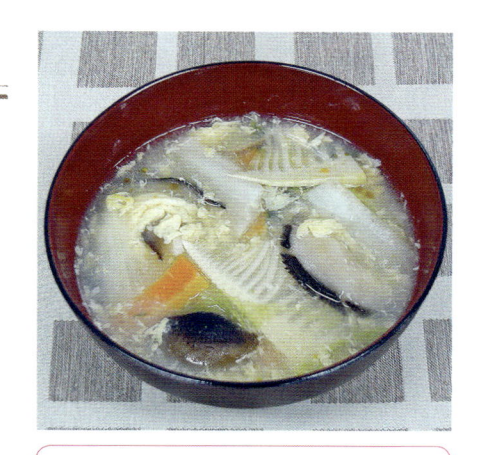

〈1人分〉
エネルギー/46 kcal　糖質/3.5 g
食物繊維/2.6 g　塩分/0.9 g　野菜量/61 g

[調理のポイント]

煮魚
▷煮魚は紙の落としぶたを使うと，少ない調味料でも味がよくしみこみます。落としぶたはオーブン用シートを鍋の大きさに切り，紙の中心に小さな穴をあけて作ります。
▷魚は煮すぎると硬くなりますので，煮すぎないように注意します。
▷鰆の他に鱈，金目鯛などの白身魚，鰤でもおいしくできます。

アスパラのからしマヨ和え
▷エリンギとこんにゃくは，から煎りして水分を飛ばすと少ない調味料でも十分に味つけできます。

酸辣湯
▷干ししいたけを利用することでうまみが増し，スープの味をより引き立てます。
▷汁が濁るのを防ぐため，卵を汁に流し入れた後，すぐにかき混ぜないようにします。

I　献立レシピ集

野菜も麺も一緒にゆでる，野菜たっぷりの麺料理

| 主食・主菜 | 春キャベツのスパゲッティ
| 副菜 | もやしときくらげのサラダ
| 副菜 | トマトと卵のスープ
| デザート | 低カロリーアイス いちごソース添え (作り方はp.94)

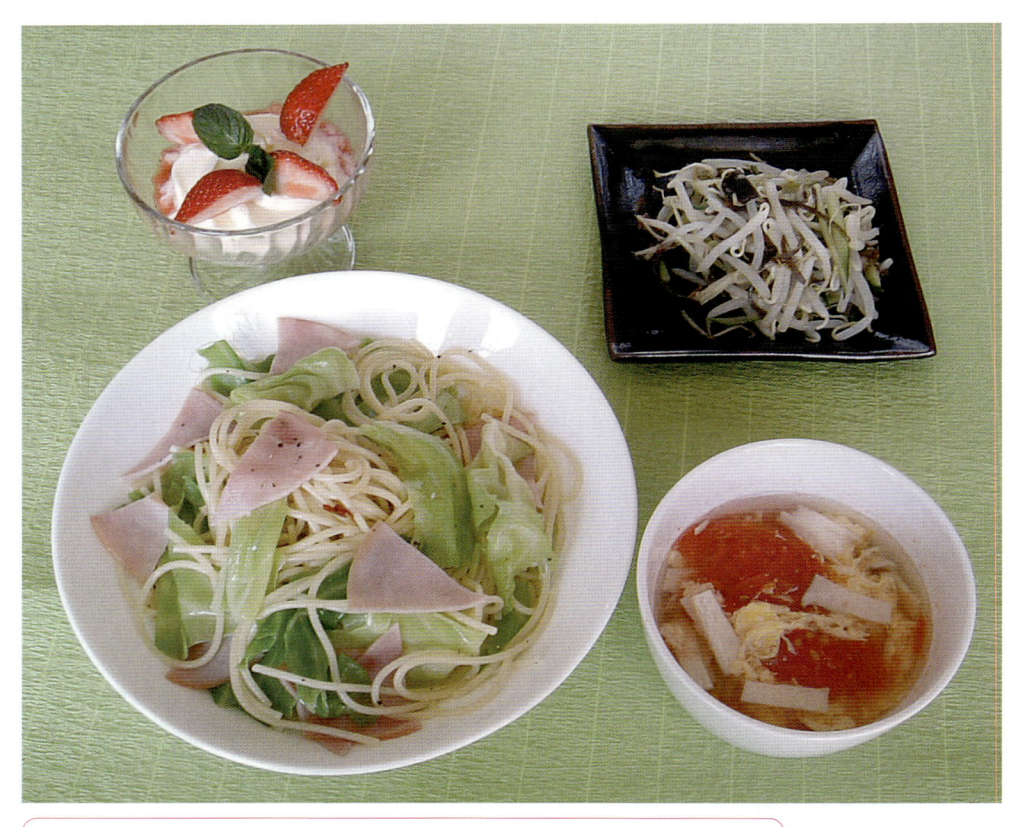

〈1人分〉
エネルギー/544 kcal　たんぱく質/21.5 g　脂質/16.8 g　糖質/71.2 g
食物繊維/10.4 g　塩分/2.4 g　野菜量/192 g

栄養指導上のポイント

▷麺が主食の献立は，麺の量が多くなりがちです。普段の自分のごはん量に相当する麺の量を提示して，それを意識することを促します。【資料8】
▷十分な副菜をつけることで，麺の量を多くしなくても，満足感が得られる献立になることを提案しています。
▷スープはトマトの酸味で塩分が少なくてもおいしく食べることができます。

春キャベツのスパゲッティ

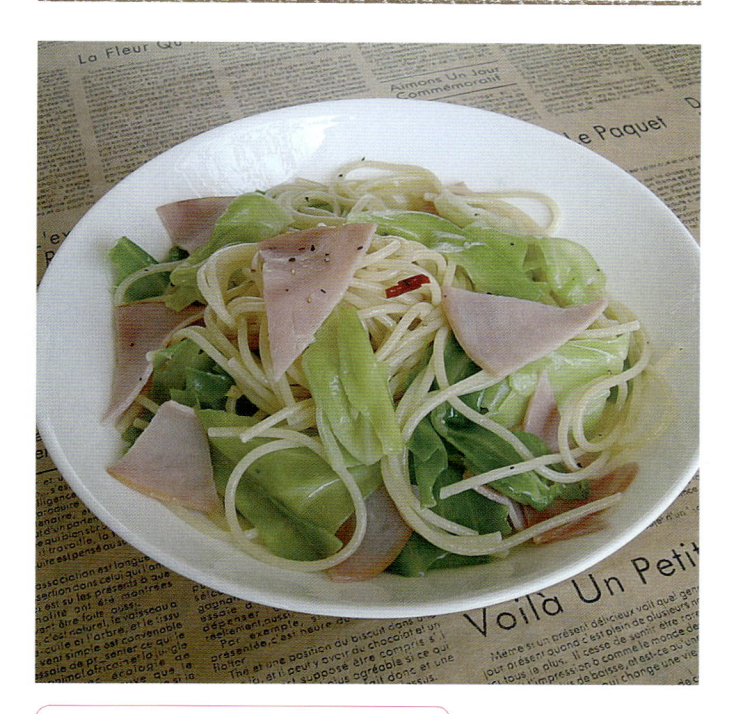

〈1人分〉
エネルギー/413 kcal　糖質/58.3 g
食物繊維/3.4 g　塩分/1.2 g　野菜量/62 g

[材料/2人分]

スパゲッティ(乾)…160 g
キャベツ…120 g
ロースハム…4枚(40 g)
Ⓐ ┌ オリーブ油…大さじ1
　 │ にんにく…1/2かけ
　 └ 赤唐辛子(種を除く)…1/2本
塩…小さじ1/4(1.5 g)
あらびき黒こしょう…少々

[作り方]

1　キャベツは大きめの短冊切り，ハムは8等分の放射状に切る。にんにくはみじん切りにする。
2　鍋にたっぷりの湯をわかし，スパゲッティを入れ，表示時間にしたがってゆで始める。
3　大きめの耐熱ボウルにⒶを入れてラップをかけ，電子レンジで2分30秒加熱する(にんにくが薄いきつね色になるまで)。
4　スパゲッティのゆであがる1分前にキャベツを入れる。ざるに上げて水気を切る。
5　3の耐熱ボウルに塩，4，ハムを入れ，手早く混ぜて全体にからめる。
6　器に盛りつけ，あらびき黒こしょうをふる。

もやしときくらげのサラダ

[材料/2人分]
もやし…100 g
きゅうり…小1/2本(40 g)
きくらげ(乾)…4個
油分70%カットドレッシング★…小さじ2

[作り方]
1 もやしは耐熱容器に入れてラップをかけ，電子レンジで1分30秒加熱する。冷めたら水気をしぼる。きゅうりは斜め薄切りにしてからせん切りにする。
2 きくらげは水につけてもどし，石づきを除いてさっとゆでる。冷めたらせん切りにする。
3 1，2をドレッシングで和える。

★「ピエトロドレッシンググリーン」(ピエトロ)を使用

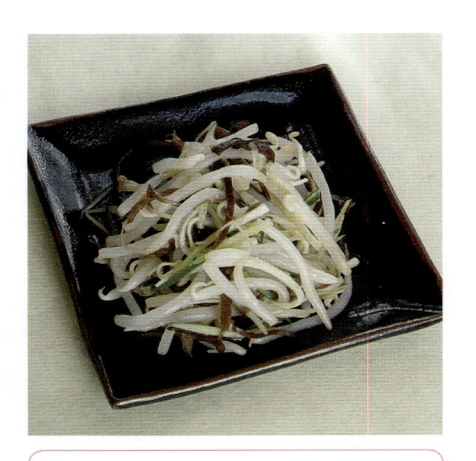

〈1人分〉
エネルギー/20 kcal　糖質/1.8 g
食物繊維/1.4 g　塩分/0.3 g　野菜量/70 g

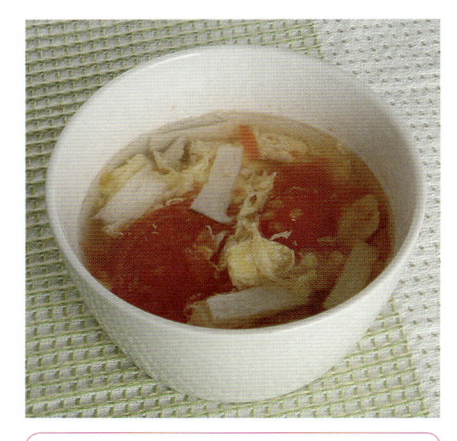

トマトと卵のスープ

[材料/2人分]
トマト…120 g
エリンギ…30 g
卵(M)…1個
水…260 ml
鶏ガラスープの素…小さじ1
こしょう…少々

[作り方]
1 トマトは湯むきにして，くし形切りにする。エリンギは石づきを除いて半分の長さに切り，縦半分に切って短冊切りにする。卵は溶きほぐす。
2 鍋に水と鶏ガラスープの素を入れて火にかけ，沸騰したらエリンギ，トマトの順に入れ，少し煮る。
3 溶き卵を回し入れ，こしょうをふる。

〈1人分〉
エネルギー/56 kcal　糖質/3.6 g
食物繊維/1.2 g　塩分/0.7 g　野菜量/60 g

[調理のポイント]

春キャベツのスパゲッティ
▷スパゲッティは塩を入れずにゆでます。
▷麺をゆでる時にキャベツを途中から加えることによって，ひと手間省くことができます。
▷麺とキャベツをざるに上げたら，水気をよく切ります。

トマトと卵のスープ
▷スープが濁るのを防ぐため，卵をスープに流し入れた後，すぐにかき混ぜないようにします。

ブイヤベースがメインの手軽に作れるおもてなし料理

主食	発芽玄米入りごはん
主菜	ブイヤベース
副菜	じゃが芋のガレット
副菜	ナッツ入りサラダ
デザート	豆乳ふるふるゼリー (作り方は p.89)

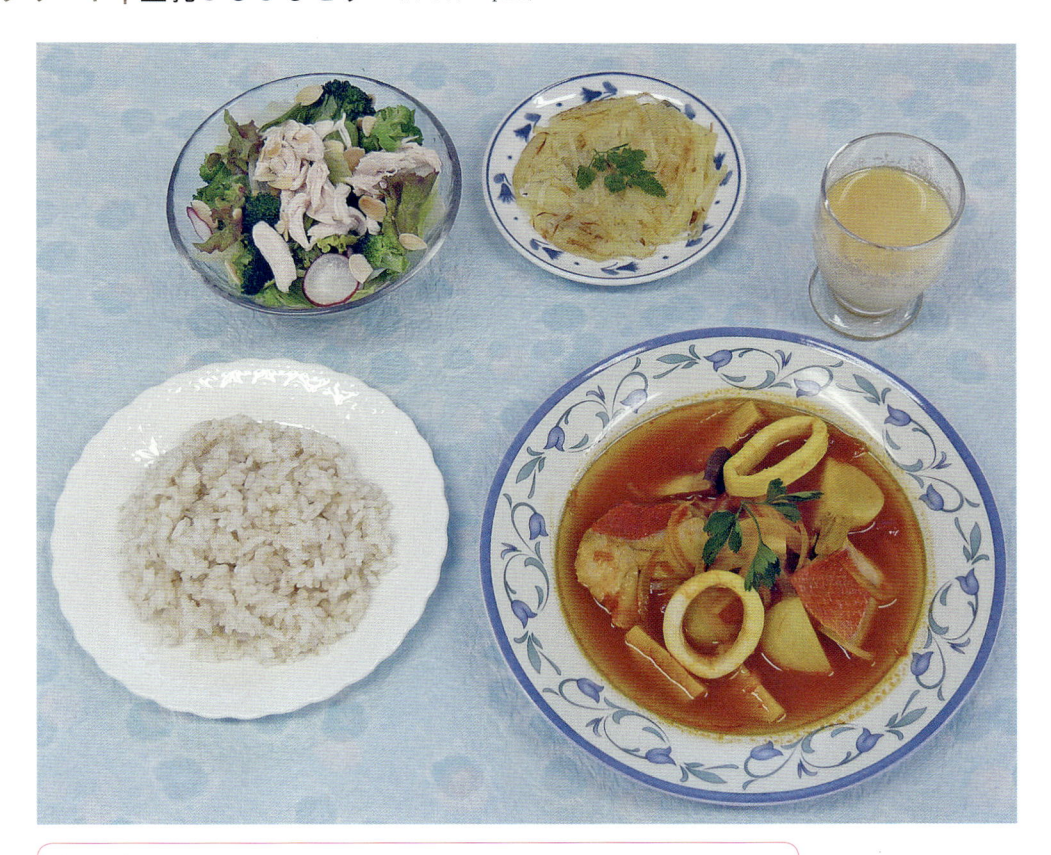

〈1人分〉
エネルギー/552 kcal　たんぱく質/28.6 g　脂質/13.6 g　糖質/70.4 g
食物繊維/7.3 g　塩分/1.9 g　野菜量/182 g

栄養指導上のポイント

▷ 2種類以上のたんぱく質の素材が入る主菜では，一切れの大きさをそろえたり，盛る数を決め，1回分の食事として適切な量になるようにします。
▷ 魚介を洋風のトマト味で調理すると，酸味を生かし塩分が抑えられます。【資料18】
▷ 主食をパンに変えた場合は，塩分が増えます。

発芽玄米入りごはん

[材料/1人分]
発芽玄米入りごはん…130 g

[作り方/作りやすい分量]
米と発芽玄米※を2：1の割合で混ぜ，炊飯釜で普通に炊く。

※発芽玄米についてはp.5参照

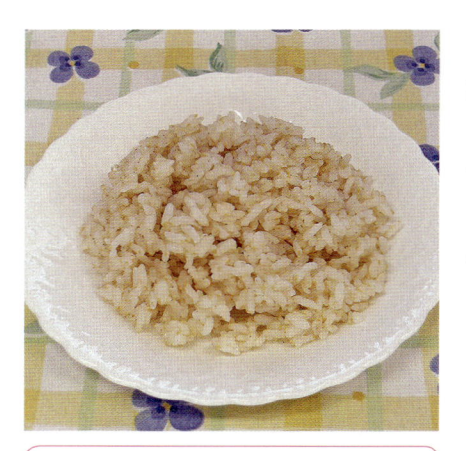

〈1人分〉
エネルギー/217 kcal　糖質/46.7 g
食物繊維/0.9 g　塩分/0.0 g

ブイヤベース

[材料/2人分]
金目鯛…30 g×4切れ
いか（胴の部分）…40 g
かぶ…小2個（120 g）
エリンギ…80 g
玉ねぎ…40 g
にんにく…1/2かけ
オリーブ油…小さじ1
┌ サフラン…少々
└ 水…大さじ1

Ⓐ
┌ トマト水煮缶（カット）…100 g
│ 白ワイン…大さじ2
│ 水…150 ml
│ ローリエ…1枚
│ 赤唐辛子（種を除く）…1/2本
│ 顆粒コンソメ…小さじ1
└ 塩…1 ml スプーン1/2（0.6 g）

こしょう…少々
イタリアンパセリ…適量

[作り方]
1　魚はざるに並べ，熱湯をかける。いかは皮をむき，1 cmの厚さの輪切りにする。
2　かぶは茎を2〜3 cm残して葉を落とす。皮をむき縦4〜6等分にする。エリンギは石づきを除いて半分の長さに切り，縦4等分に切る。玉ねぎとにんにくは薄切りにする。サフランは分量の水につけておく。
3　鍋にオリーブ油を熱し，玉ねぎとにんにくを入れ，4〜5分炒める。
4　3にⒶを加える。煮立ったら，かぶ，エリンギ，サフラン（つけておいた水も一緒に）を入れ，あくを取りながら，ふたをして弱火で10分煮込む。
5　1を加え，さらに弱火で10分煮込む。仕上げにこしょうをふる。
6　器に5を盛りつけ，イタリアンパセリを散らす。

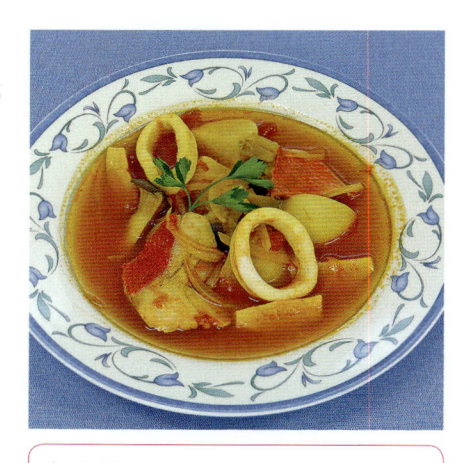

〈1人分〉
エネルギー/189 kcal　糖質/8.6 g
食物繊維/3.6 g　塩分/1.2 g　野菜量/112 g

じゃが芋のガレット

[材料/2人分]

じゃが芋…80 g　　塩…1 ml スプーン 1/4(0.3 g)
玉ねぎ…20 g　　こしょう…少々
バター…4 g　　セルフィーユ…適量

[作り方]

1. じゃが芋はせん切り，玉ねぎは薄切りにし，合わせておく（じゃが芋は水にさらさない）。
2. フライパンを熱してバターを溶かし，1 を入れる。薄くのばし，塩とこしょうをふる。フライ返しなどで押さえながら，きつね色になるまで両面を焼く。
3. 器に盛りつけ，セルフィーユを飾る。

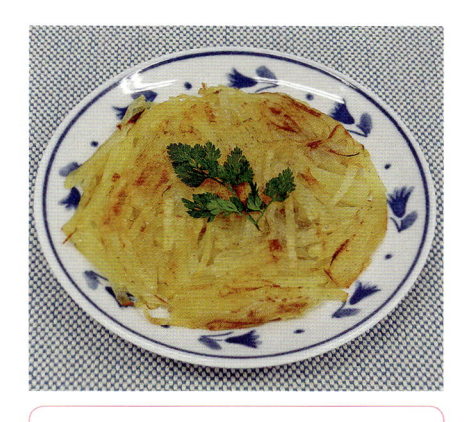

〈1人分〉
エネルギー/49 kcal　糖質/7.2 g
食物繊維/0.7 g　塩分/0.2 g　野菜量/10 g

ナッツ入りサラダ

[材料/2人分]

鶏ささみ肉…1/2 本(30 g)
ブロッコリー…60 g
レタス…40 g
ベビーリーフ…10 g
ラディッシュ…1 個
スライスアーモンド…6 g

顆粒コンソメ…小さじ 1/4
塩…1 ml スプーン 1/4(0.3 g)
湯…小さじ 1
白ワインビネガー…小さじ 2
こしょう…少々

[作り方]

1. ブロッコリーは小房に分け，ゆでる。レタスは食べやすい大きさにちぎり，ベビーリーフと合わせて水気を切る。ラディッシュは薄切りにする。
2. 鍋に水と酒少々（分量外）を入れ，ささみを入れて火にかける。沸騰したら弱火にして中まで火を通す。火を止め，取り出さずにそのまま冷ます。冷めたら食べやすい大きさに裂く。
3. フライパンを熱し，弱火でアーモンドを炒ってカリッとさせる。
4. ボウルにコンソメと塩を入れ，湯を入れて溶かす。白ワインビネガー，こしょうを加えて混ぜ合わせる（ドレッシング）。
5. 器に 1, 2 を盛りつけ，軽く砕いた 3 を散らし，4 をかける。

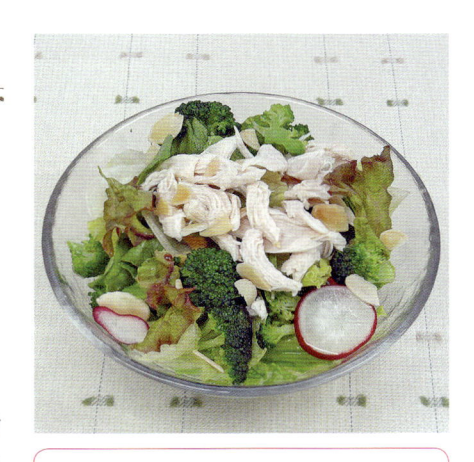

〈1人分〉
エネルギー/51 kcal　糖質/1.5 g
食物繊維/2.0 g　塩分/0.5 g　野菜量/60 g

[調理のポイント]

ブイヤベース
▷金目鯛はうろこが残っていないかどうかを確認し，皮目を上にして熱湯をかけます。
▷金目鯛の他に生鱈，ほたて貝柱，ムール貝なども合います。

じゃが芋のガレット
▷せん切りにしたじゃが芋は，水にさらすとまとまらなくなるので，そのまま使います。じゃが芋と玉ねぎを合わせたものは，丸く形を作ってからフライパンに入れると，きれいに仕上がります。

I　献立レシピ集

香味野菜をいかした 彩りよいちらし寿司

主食・主菜	ちらし寿司
副菜	にんじんのナムル風
副菜	豆腐のすまし汁
デザート	白きくらげのシロップ煮　果物添え (作り方はp.92)

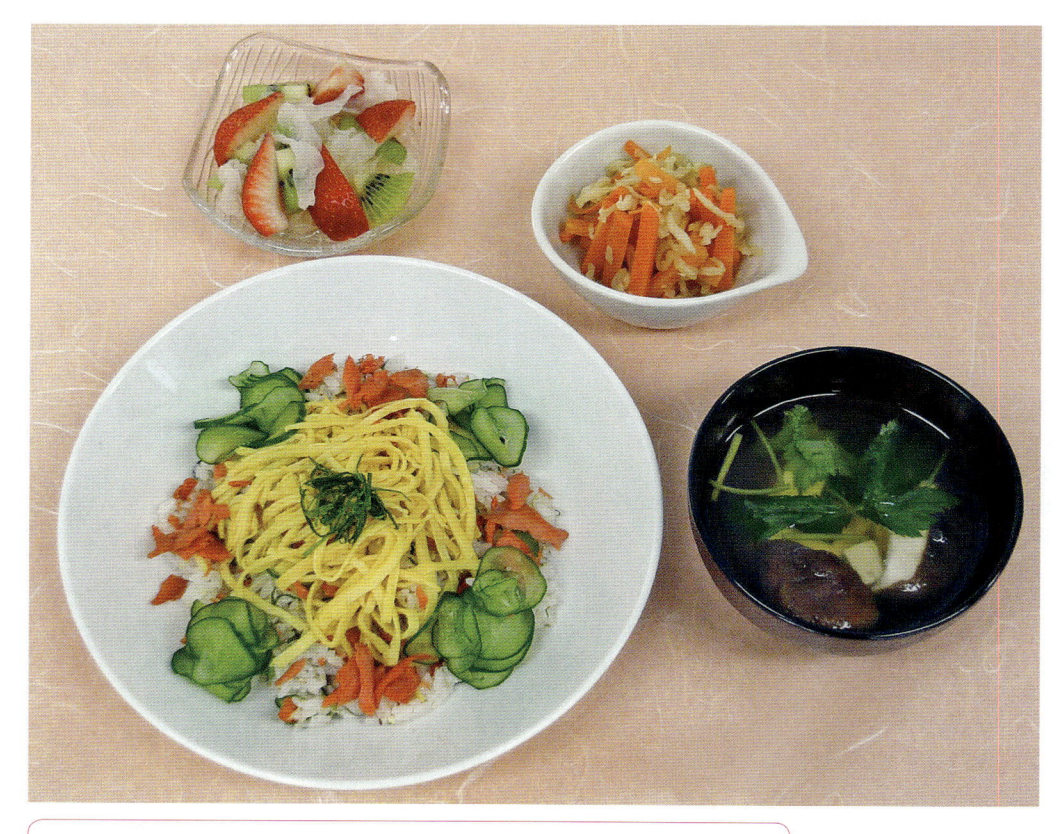

〈1人分〉
エネルギー/506 kcal　たんぱく質/20.6 g　脂質/10.8 g　糖質/75.7 g
食物繊維/6.8 g　塩分/2.4 g　野菜量/96 g

栄養指導上のポイント

▷寿司の献立は，塩分・糖分が多くなりやすいので適塩に近づける工夫を提案しています。具体的には，ちらし寿司に青じそ，しょうが，ごまなどの風味や香味の食材を用いる，汁物の汁の量を少なくするなどです。【資料18】

▷ちらし寿司はごはんの量が多くなりがちです。ごはんは普段の量にし，すし飯に野菜を混ぜ込むことでボリュームを出す工夫をしています。

▷切り干し大根を副菜に使うことで食物繊維をとることができ，ゆっくりよくかんで食べる副菜になることを伝えます。【資料5, 16】

ちらし寿司

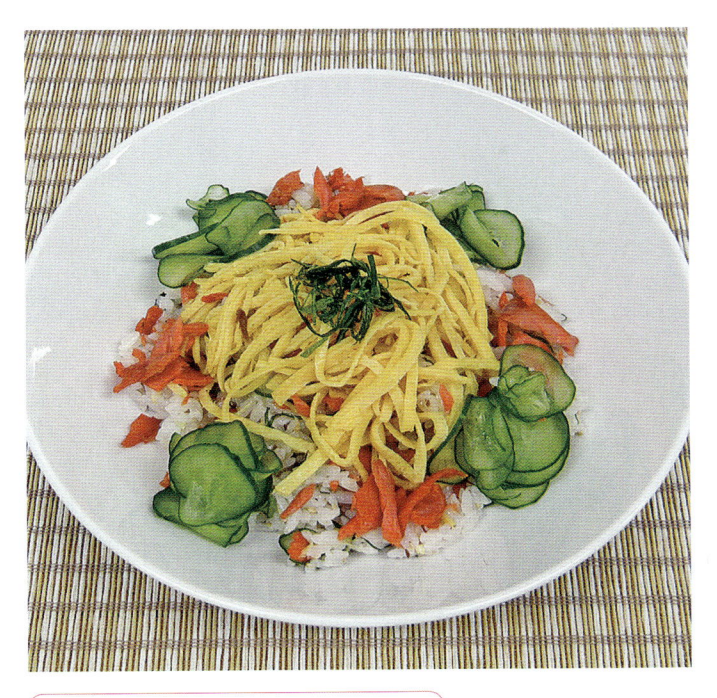

〈1人分〉
エネルギー/402 kcal　糖質/61.9 g
食物繊維/1.5 g　塩分/1.4 g　野菜量/47 g

[材料/2人分]

ごはん…300 g
A ┌ すし酢…大さじ1・1/3
　└ 米酢…小さじ2
紅鮭(甘塩)…80 g
┌ 卵(M)…1個
│ 砂糖…小さじ1/2
└ 塩…1 ml スプーン1/4(0.3 g)
サラダ油…小さじ1/2
┌ きゅうり…小1本(80 g)
└ 塩…1 ml スプーン1/4(0.3 g)
青じそ…3枚(1枚は飾り用)
しょうが…10 g
白ごま…小さじ2

[作り方]

1. 紅鮭はグリルかフライパンで焼き，骨と皮をはずし，ほぐす。卵は砂糖と塩を加えて溶き，フライパンにサラダ油を熱して薄焼き卵を作り，せん切りにする(錦糸卵)。
2. きゅうりは薄い輪切りにし，塩をふる。しんなりしたら水気をしぼる。青じそ2枚としょうがはみじん切りにする。飾り用青じそはせん切りにする。ごまは鍋で軽く煎りなおし，包丁できざむ。
3. Aを混ぜ，合わせ酢を作る。
4. 炊きあがったごはんをボウルに量り入れ，3を回しかける。うちわで扇ぎながら，切るようによく混ぜ合わせる。
5. 4に青じそ，しょうが，ごまを入れて混ぜる。紅鮭ときゅうりの半量を入れ，混ぜる(紅鮭ときゅうりの残りは，飾り用に残しておく)。
6. 器に盛り，錦糸卵を散らし，飾りの紅鮭ときゅうりをのせる。青じそを飾る。

にんじんのナムル風

[材料/2人分]
にんじん…80 g
切り干し大根(乾)…10 g
にんにく…少々

A [ごま油…小さじ1
    塩…1 ml スプーン 1/2 (0.6 g)

[作り方]
1. にんじんは太めのせん切りにし，ゆでる。
2. 切り干し大根はもみ洗いして汚れを取り，耐熱容器に入れ，水に15～20分つけてもどす。もどし汁ごと電子レンジで2分加熱する（またはゆでる）。冷めたら水気をしぼり，食べやすい長さに切る。
3. にんにくはみじん切りにする。
4. ボウルにAを合わせ，1～3を和える。

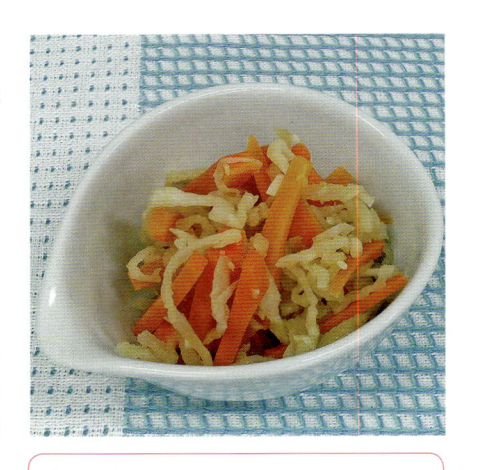

〈1人分〉
エネルギー/48 kcal　糖質/5.0 g
食物繊維/2.1 g　塩分/0.4 g　野菜量/46 g

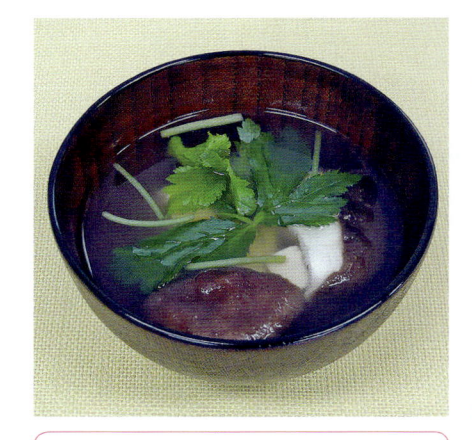

豆腐のすまし汁

[材料/2人分]
絹ごし豆腐…60 g　　水…260 ml
生しいたけ…2枚　　粉末だしの素(食塩無添加)★…1/2袋(2.5 g)
三つ葉…6 g

A [しょうゆ…小さじ 1/2
    塩…1 ml スプーン 1/2 (0.6 g)

[作り方]
1. しいたけは石づきを除き，半分のそぎ切りにする。三つ葉は2 cmの長さに切る。豆腐は1.5 cm角に切る。
2. 鍋に水とだしの素を入れて火にかける。沸騰したら，しいたけ，豆腐を入れて火を通し，Aで調味する。
3. 器に三つ葉を入れ，2を注ぐ。

★「素材力だし®本かつおだし」(理研ビタミン)を使用

〈1人分〉
エネルギー/25 kcal　糖質/1.6 g
食物繊維/0.7 g　塩分/0.6 g　野菜量/3 g

[調理のポイント]

ちらし寿司
▷ごはんは少し硬めに炊きます。
▷炊きたてのごはんにすし酢を回しかけた後，すし酢を浸透させてからごはん粒をつぶさないように気をつけて切るように混ぜます。

にんじんのナムル風
▷にんじんは切り干し大根と同じくらいの太さになるように切ります。
▷切り干し大根はひたひたの水でもどします。もどしすぎると風味が損なわれます。

香辛料を上手に利用し，ヘルシーなカレーを作りましょう！

| 主食・主菜 | ヘルシーチキンカレー
| 副菜 | 海藻サラダ
| デザート | グレープフルーツかん (作り方は p.84)

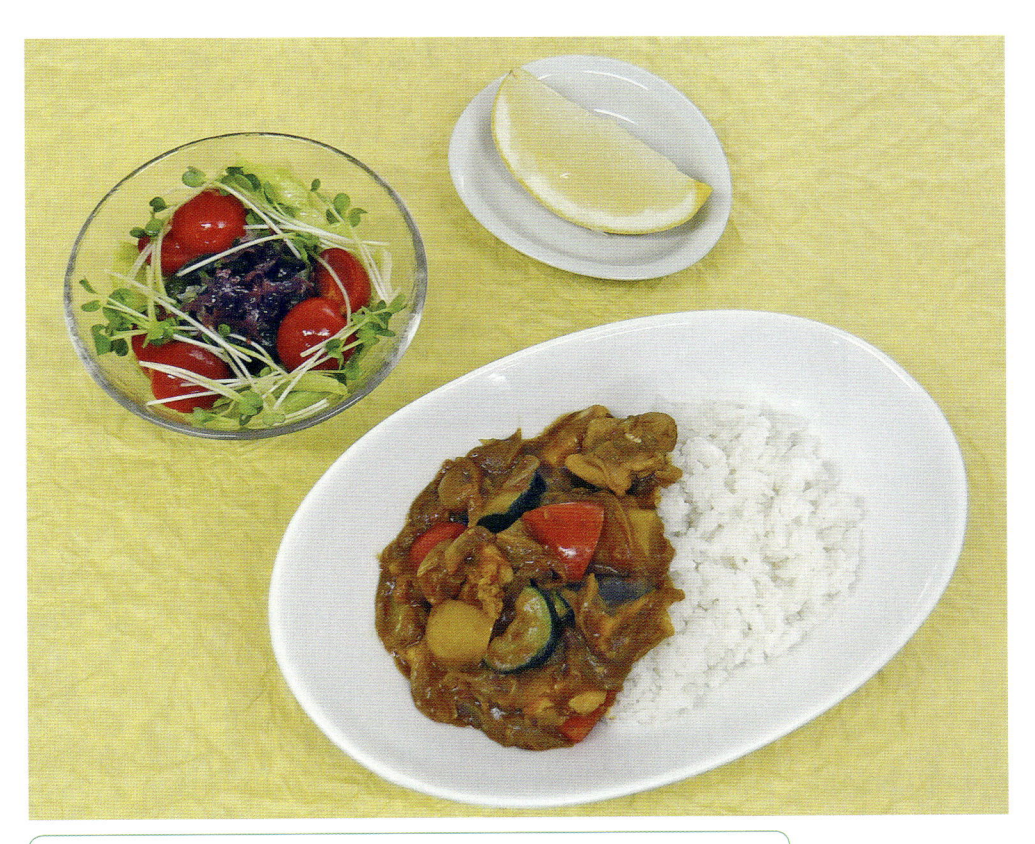

夏
1

〈1人分〉
エネルギー/522 kcal　たんぱく質/22.2 g　脂質/12.8 g　糖質/73.2 g
食物繊維/13.1 g　塩分/2.2 g　野菜量/263 g

栄養指導上のポイント

▷ カレーの献立は，ごはんが多くなりやすいので，マンナン入りごはんを使います。
▷ 血糖を上げやすい糖質量を，毎食，適正で一定な量にすることは，血糖の急激な上昇を防ぎ，血糖コントロールを良好にします。糖質の多い食材を確認するように促します。【資料7】
▷ エネルギーを抑えた市販のカレールーを使用し献立の脂質量を抑えていますが，スパイスを上手に利用することでおいしく作ることができる工夫をしています。

I　献立レシピ集　19

ヘルシーチキンカレー

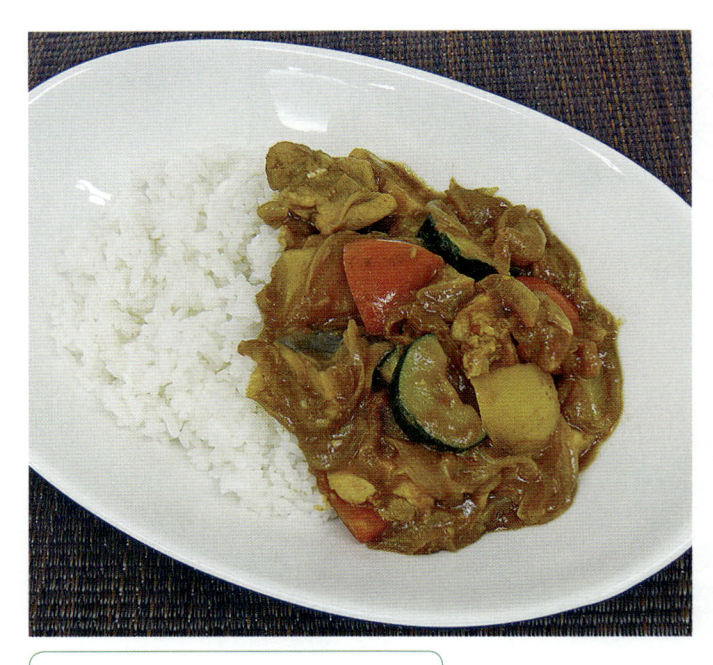

〈1人分〉
エネルギー/453 kcal　糖質/66.2 g
食物繊維/10.5 g　塩分/1.9 g　野菜量/193 g

[材料/2人分]

マンナン入りごはん…180 g×2人分
鶏もも肉(皮，脂身を除く)…140 g
玉ねぎ…200 g
ズッキーニ…60 g
エリンギ…40 g
赤パプリカ…1/2個(40 g)
黄パプリカ…1/2個(40 g)
にんにく…1/2かけ
しょうが…1/2かけ
サラダ油…大さじ1/2
クミンシード…小さじ1/2
トマト水煮缶(カット)…60 g

Ⓐ ┌ コリアンダー(粉末)…小さじ2・1/2
　 └ カレー粉…小さじ1

Ⓑ ┌ 水…100 ml
　 │ 顆粒コンソメ…小さじ1/2
　 │ 塩…1 ml スプーン1/2(0.6 g)
　 └ プライムジャワカレー®〈中辛〉★1
　　　　　　…1かけ

[作り方]

1. 米1合に対してマンナンヒカリ★² 1/2袋を入れ，1.5合分の水を入れて炊飯釜で普通に炊く。
2. 鶏肉は一口大に切る。
3. 玉ねぎは薄切りにする。
4. ズッキーニは1 cm幅の半月切りにする。エリンギは石づきを除いて3 cmの長さに切り，縦4等分に切る。パプリカはへたと種を除いて乱切りにする。
5. にんにく，しょうがはみじん切りにする。
6. 鍋にサラダ油を熱し，クミンシードを入れ，はじかせる。5を入れて炒め，香りを出す。3を入れ，焦がさないようにかき混ぜながら5分炒める。
7. 玉ねぎがしんなりしてきたらトマト水煮缶を入れ，ふたをして10分ほど煮込む。
8. Ⓐ，2，4の順に入れ，よくかき混ぜる。Ⓑを加え，10〜15分煮込む。
9. 分量のごはんを器に盛りつけ，8をかける。

★1 プライムジャワカレー®(ハウス食品)
油を従来品より減らして作られたカレールー。スーパーなどで手に入る。

★2 マンナンヒカリ(大塚食品)
こんにゃくの粉を加えて作られた，米状の製品。精白米と混ぜて炊くだけで，ごはんのエネルギーを抑えることができる。スーパーなどのお米売り場などで手に入る。

海藻サラダ

[材料/2人分]

海藻サラダ(乾)…5g
レタス…40g
貝割れ菜…10g
ミニトマト…6個
A ┌ オリーブ油…小さじ2
　├ レモン果汁…小さじ2
　├ 塩…1mlスプーン1/2(0.6g)
　└ こしょう…少々

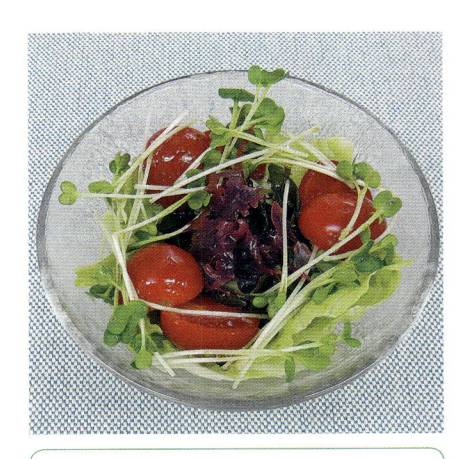

〈1人分〉
エネルギー/58kcal　糖質/3.5g
食物繊維/2.1g　塩分/0.3g　野菜量/70g

夏1

[作り方]

1　海藻サラダは水でもどし，水気をしぼる。レタスは食べやすい大きさにちぎる。貝割れ菜は根を落とし，半分の長さに切る。ミニトマトは半分に切る。
2　器に1を盛りつけ，食べる直前に，混ぜ合わせたAをかける。

[調理のポイント]

ヘルシーチキンカレー
▷クミンシードは熱した油で炒り，香りを抽出させます。焦がさないように注意します。
▷玉ねぎはしっかり炒めると甘味が出ます。コリアンダーやカレー粉を入れてからは，中火でかき混ぜながら焦がさないように気をつけます。
▷このカレーの材料には糖質の多いじゃが芋を使わず，夏野菜をたくさん入れています。
▷カロリーカットのカレールーはダマになるのを防ぐため，入れる前によくほぐしておきます。

I　献立レシピ集

食事に芋や豆も取り入れたいのだけど…

主食	発芽玄米入りごはん
主菜	鮭のピカタ ピクルス添え
副菜	かんたんポテトサラダ
副菜	ミネストローネ
デザート	オレンジゼリー(作り方はp.84)

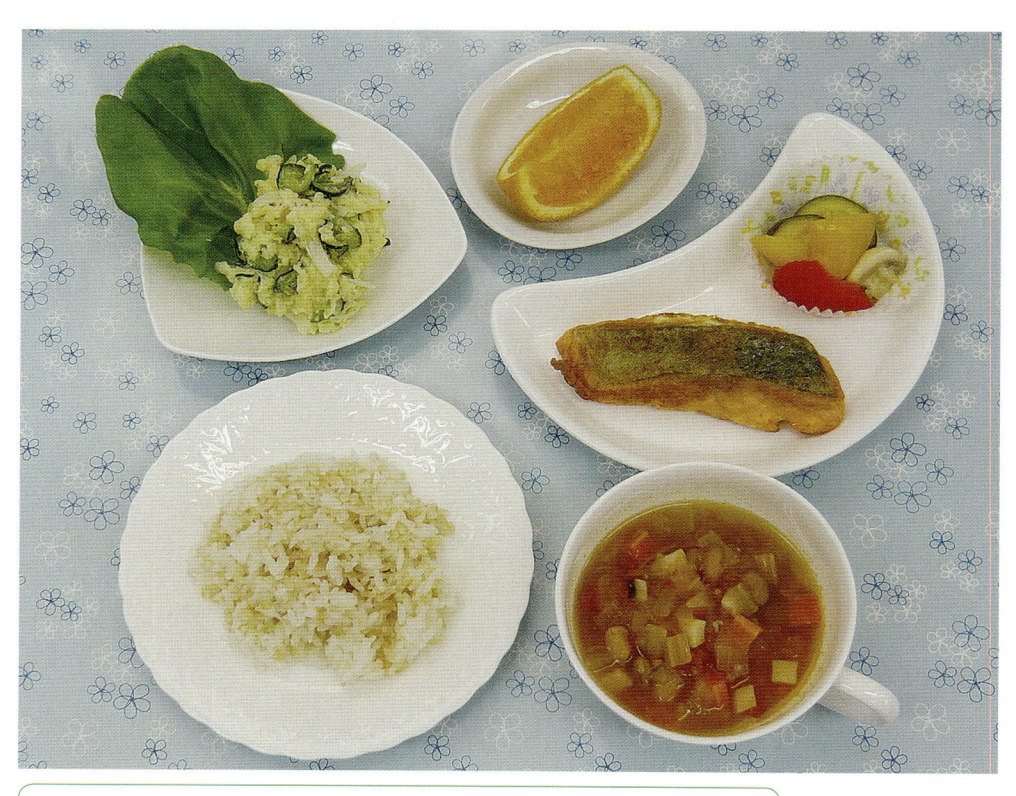

〈1人分〉
エネルギー/533 kcal　たんぱく質/23.2 g　脂質/16.2 g　糖質/67.3 g
食物繊維/7.0 g　塩分/2.2 g　野菜量/225 g

栄養指導上のポイント

▷おかずに糖質の多い食品を使う場合は，その分ごはん量を調整して糖質量がほぼ一定になるように工夫しています。血糖を上げやすい糖質を，毎食，適正で一定な量にすることは，血糖の急激な上昇を防ぎ，血糖コントロールを良好にします。糖質の多い食材を確認するように促します。【資料7】

▷市販のポテトサラダは，芋が主体で野菜が少なく，マヨネーズが多く使われています。ここでは，じゃが芋1個(140g程度)を2人分とし，エネルギー・油・塩分を控え，簡単に作る方法を提案しています。

発芽玄米入りごはん

[材料/1人分]
発芽玄米入りごはん…100 g

[作り方/作りやすい分量]
米と発芽玄米※を1：1の割合で混ぜ，炊飯釜で普通に炊く。

※発芽玄米についてはp.5参照

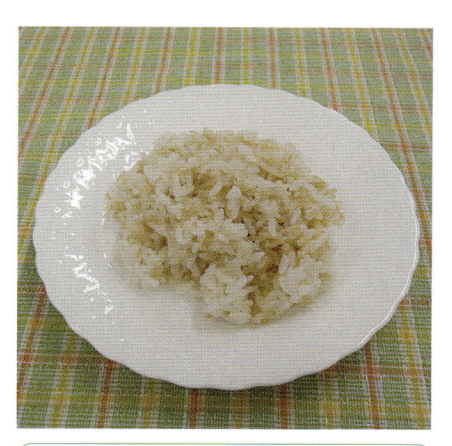

〈1人分〉
エネルギー/167 kcal　糖質/35.6 g
食物繊維/0.8 g　塩分/tr

夏
2

鮭のピカタ　ピクルス添え

[材料]

鮭のピカタ（2人分）
- 生鮭…70 g×2切れ
- 酒…小さじ1
- 塩…1 mlスプーン1（1.2 g）
- 小麦粉…小さじ2
- 卵（M）…1/3個
- サラダ油…大さじ1/2

ピクルス（6人分）
- ズッキーニ…120 g
- 赤パプリカ…60 g
- 黄パプリカ…60 g
- ホワイトマッシュルーム…3個
- A
  - 水…150 ml
  - 酢…50 ml
  - 砂糖…大さじ3
  - 塩…1 mlスプーン2（2.4 g）
  - ローリエ…1枚
  - こしょう（あれば　粒こしょう）…少々

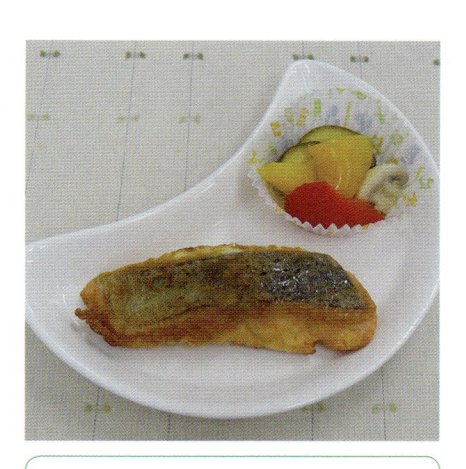

〈1人分〉
エネルギー/217 kcal　糖質/7.0 g
食物繊維/0.7 g　塩分/0.8 g　野菜量/40 g

[作り方]
1. 魚に酒をふっておく。両面に塩をふり，下味をつける。
2. ズッキーニは1 cm幅の半月切り，パプリカはへたと種を除いて乱切り，マッシュルームは石づきを除いて縦半分に切る。鍋にAを入れて沸騰させ，すべての材料を入れる。再び沸騰したら火を止め，ピクルス液ごと容器に移し替える。冷めたら冷蔵庫に入れる（ピクルス）。
3. 卵を溶きほぐす。
4. 1に小麦粉をまぶし，3にくぐらせる。
5. フライパンにサラダ油を熱し，4を入れて焼く。ほどよい焼き色がついたら，ひっくり返す。ふたをして弱火で3〜5分焼き，中まで火を通す。
6. 器に2，5を盛りつける。

I　献立レシピ集

かんたんポテトサラダ

[材料/2人分]

- じゃが芋(皮つき)…1個(140 g)
- 顆粒コンソメ…小さじ1/4
- きゅうり…小1本(80 g)
- 玉ねぎ…40 g
- 塩…1 ml スプーン 1/2(0.6 g)

A
- カロリーハーフ マヨネーズ★…大さじ1
- 練りがらし…適量
- あらびき黒こしょう…少々

サラダ菜…2枚

[作り方]

1. じゃが芋は洗い，皮つきのまま半分に切る。ラップで包み，電子レンジで4分加熱する(竹串がすっと通るくらいの軟らかさ)。
2. 1が熱いうちにボウルに入れ，皮の上からフォークで押しつぶし，皮を取り除く。コンソメで下味をつけ，冷ましておく。
3. きゅうりは薄い輪切り，玉ねぎは薄切りにし，塩をふって混ぜる。しんなりしたら水気をしぼる。
4. 2に3，Aを加えて混ぜる。器にサラダ菜をしき，盛りつける。

★「キユーピーハーフ」(キユーピー)を使用

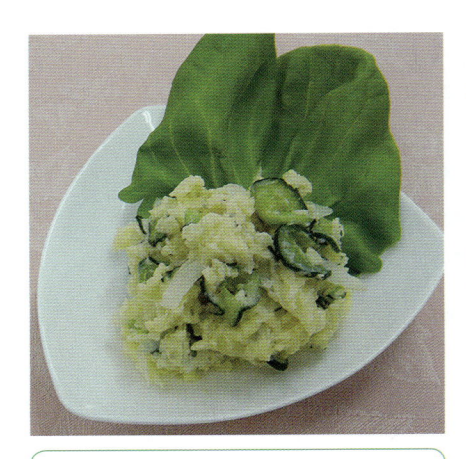

〈1人分〉
エネルギー/82 kcal　糖質/12.6 g
食物繊維/1.7 g　塩分/0.6 g　野菜量/70 g

ミネストローネ

[材料/2人分]

- トマト…100 g
- 玉ねぎ…80 g
- エリンギ…30 g
- セロリ…30 g
- にんじん…20 g
- ミックスビーンズ ドライパック…1/2袋(25 g)
- 水…200 ml
- 顆粒コンソメ…小さじ1

[作り方]

1. トマト，玉ねぎ，セロリ，にんじんは1 cmの角切りにする。エリンギは石づきを除いて，1 cm角の薄切りにする。
2. 鍋に水，コンソメ，玉ねぎ，エリンギ，セロリ，にんじんを入れて火にかける。沸騰したらトマト，ミックスビーンズを入れ，野菜が軟らかくなるまで弱火で10分ほど煮込む。

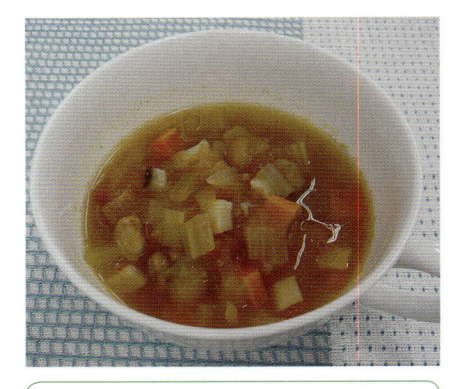

〈1人分〉
エネルギー/56 kcal　糖質/8.9 g
食物繊維/3.3 g　塩分/0.8 g　野菜量/115 g

[調理のポイント]

鮭のピカタ
▷ピカタは白身魚，めかじき，ほたて貝柱等でもおいしくできます。また，鶏肉や豚肉の脂肪の少ない部位も使えます。

ピクルス
▷ピクルス液を沸騰させたところに，すべての材料を入れて再沸騰するまで(2〜3分)煮ることで，味のしみこみがよくなります。

かんたんポテトサラダ
▷じゃが芋を十分に加熱すると皮がむきやすくなります。コンソメで下味をつけることでコクが出て，マヨネーズが少量でもおいしくできます。

ミネストローネ
▷豆は甘煮以外にもスープやサラダ等に使うことができます。ドライパックは常備しておくと便利な食材です。【資料24】

味付けにひと工夫，野菜もとれる冷やしうどん

主食・主菜	冷やしうどん　夏野菜のせ
副菜	にんじんのせん切りサラダ
副菜	ひよこ豆のべっこう煮
デザート	レモンスカッシュゼリー (作り方はp.88)

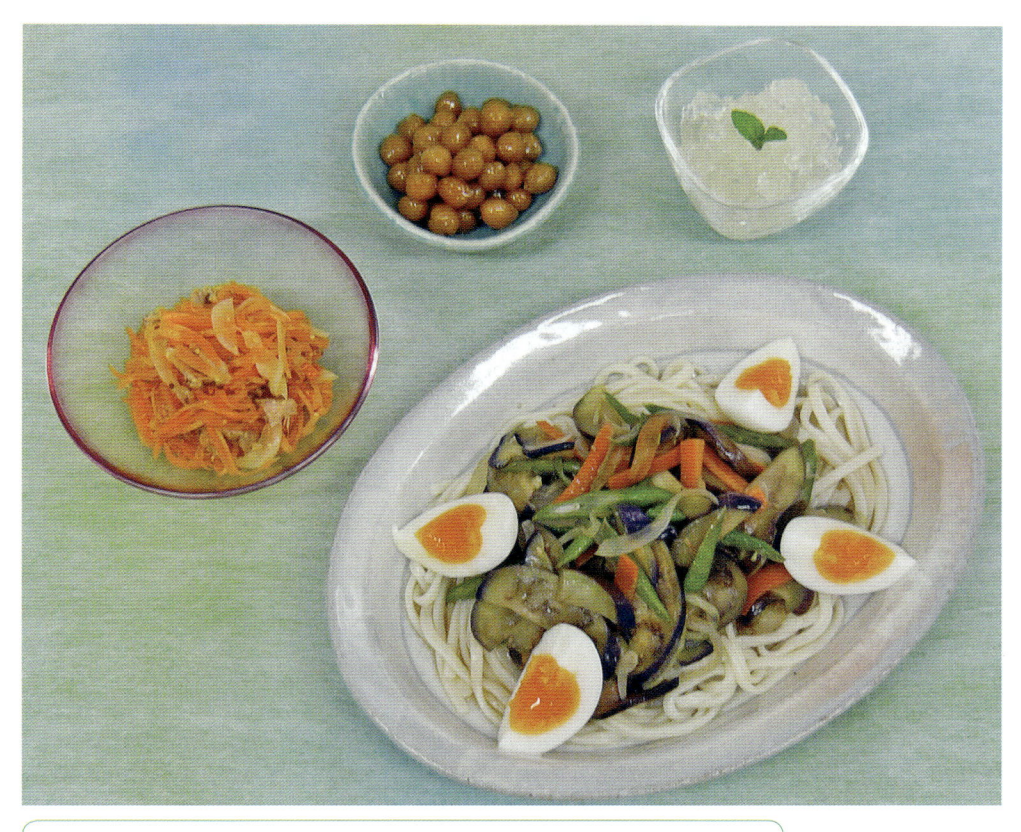

〈1人分〉
エネルギー/543 kcal　たんぱく質/21.9 g　脂質/13.6 g　糖質/75.0 g
食物繊維/9.0 g　塩分/2.4 g　野菜量/205 g

栄養指導上のポイント

▷糖質に偏りがちな麺の献立ですが，一皿で主食・主菜・副菜がとれる工夫をしています。
▷野菜を炒めてコクを出し塩分を抑えています。また，副菜の塩分も少なくしています。
▷にんじんのせん切りサラダは，まとめて作って常備菜にすると，野菜が手軽にとれることを伝えます。野菜不足の解消に役立ちます。

冷やしうどん 夏野菜のせ

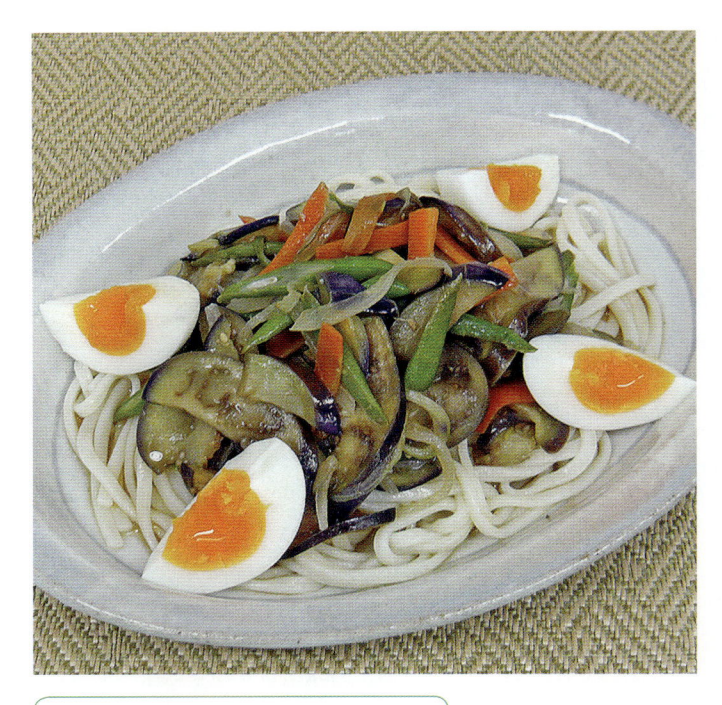

〈1人分〉
エネルギー/404 kcal　糖質/56.7 g
食物繊維/4.3 g　塩分/1.9 g　野菜量/140 g

[材料/2人分]

うどん(乾)…140 g
なす…2個(160 g)
玉ねぎ…60 g
さやいんげん…40 g
にんじん…20 g
サラダ油…小さじ2
焼肉のたれ…大さじ1/2
Ⓐ［めんつゆ(3倍濃縮)…小さじ2
　　水…60 ml
半熟ゆで卵※…2個

[作り方]

1 なすは縦半分に切り，5 mm厚さの斜め切りにする。玉ねぎは薄切り，さやいんげんは斜め切り，にんじんは短冊切りにする。
2 フライパンにサラダ油を入れて熱し，さやいんげんを炒める。少し焼き色がついたらなす，玉ねぎ，にんじんを加えて炒め，全体がしんなりしたら焼肉のたれで調味する。器に移して冷ましておく。
3 うどんは表示時間にしたがってゆで，水で洗う。ざるに上げて水気を切って器に盛り，2をのせる。混ぜ合わせたⒶを回しかけ，4等分に切った半熟ゆで卵を盛りつける。

※半熟ゆで卵の作り方
卵は水からゆでる(静かにかき混ぜながらゆでると黄身が中心にいく)。沸騰後6分ゆで，水につけて冷ます。

にんじんのせん切りサラダ

[材料/2人分]
にんじん…1/2本（100g）
玉ねぎ…30g
オリーブ油…小さじ1
ツナ缶（ノンオイル，食塩無添加）…1/2缶（35g）

A
- 酢…小さじ2
- 粒入りマスタード…小さじ1
- 顆粒コンソメ…小さじ1/4
- こしょう…少々

[作り方]
1. にんじんは細いせん切り，玉ねぎは薄切りにする。
2. 耐熱容器に1を入れてオリーブ油をまぶし，ラップをかけて電子レンジで1分加熱する。一度取り出してひと混ぜし，さらに1～2分加熱する（少し歯ごたえが残るくらいまで）。
3. 2が熱いうちに汁気を切ったツナ缶とAを加えて混ぜ，冷ます。

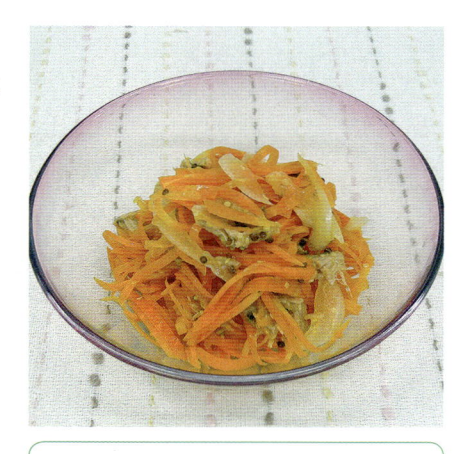

〈1人分〉
エネルギー/64 kcal　糖質/5.0g
食物繊維/1.5g　塩分/0.4g　野菜量/65g

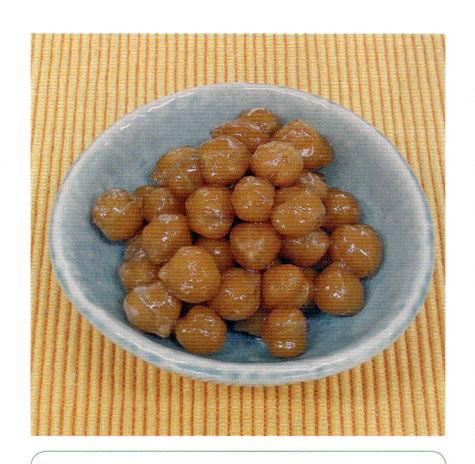

夏3

ひよこ豆のべっこう煮

[材料/4人分]
ひよこ豆ドライパック缶…1缶（110g）
オリゴのおかげ®…大さじ1
しょうゆ…小さじ1/2
水…ひたひた

[作り方]
小鍋にすべての材料を入れ，火にかける。弱火でコトコト20～30分煮て，煮汁がなくなるまで煮詰める（途中で煮汁がなくなったら水を足す）。

〈1人分〉
エネルギー/58 kcal　糖質/8.0g
食物繊維/3.2g　塩分/0.1g

[調理のポイント]

冷やしうどん　夏野菜のせ
▷冷やしうどんにのせる卵を，豚肉に変えてもおいしくできます。
▷冷凍ゆでうどんを使うと，より手軽に作れます。

にんじんのせん切りサラダ
▷レシピの加熱時間を変えることで，にんじんの硬さを調節できます。粒入りマスタードを使うことでコクがでます。

ひよこ豆のべっこう煮
▷途中で水を足しながら，弱火でコトコト煮ることで軟らかく仕上がります。最後は汁気がなくなるまで煮詰めます。

I　献立レシピ集

見た目も鮮やか！夏野菜たっぷりのラタトゥイユ

- 主食｜パン2種
- 主菜｜チキンソテー　ラタトゥイユソース
- 副菜｜コーンサラダ
- デザート｜ビスコッティ（作り方はp.96）

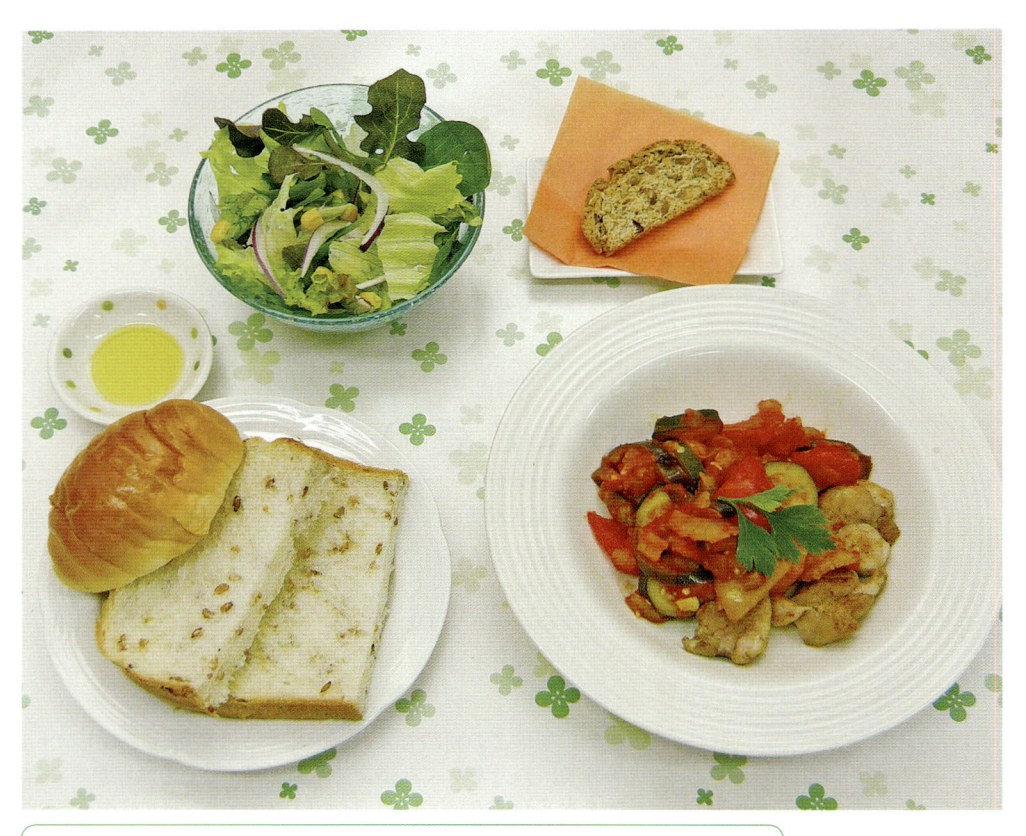

〈1人分〉
エネルギー/531 kcal　たんぱく質/24.6 g　脂質/17.6 g　糖質/62.7 g
食物繊維/8.4 g　塩分/2.6 g　野菜量/261 g

栄養指導上のポイント

▷食品に入っている塩分についても意識するように伝えます。食パン60 g（6枚切り1枚）には0.8 gの塩分が含まれます。【資料17】　パン食の場合は、おかずの塩分に気をつける必要があります。

▷主食がパンのため、1食の塩分が2.6 gになっています。

▷ラタトゥイユは作り置きができ、応用のきく料理です。まとめて作っておくと、野菜が手軽にとれることを伝えます。

28　1章　レシピ編

パン2種

[材料/1人分]

ライ麦入りパン…6枚切り1枚(60 g)
ロールパン…小1個(30 g)
オリーブ油…小さじ1/2

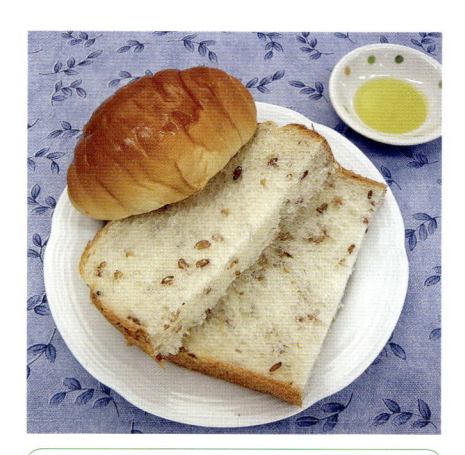

夏4

〈1人分〉
エネルギー/266 kcal　糖質/41.3 g
食物繊維/2.8 g　塩分/1.0 g

チキンソテー ラタトゥイユソース

[材料]

チキンソテー(2人分)
- 鶏もも肉(皮, 脂身を除く)…120 g
- 塩…1 ml スプーン 1/2 (0.6 g)
- こしょう…少々

オリーブ油…小さじ1

ラタトゥイユソース(6人分)
玉ねぎ…大1個(240 g)
ズッキーニ…180 g
赤パプリカ…180 g
黄パプリカ…180 g
なす…2個(160 g)
セロリ…60 g
にんにく…1かけ

オリーブ油…大さじ1・1/2
Ⓐ ┌ トマト水煮缶(カット)…1缶(400 g)
　├ 固形コンソメ…1・1/2個
　├ 塩…1 ml スプーン 1 (1.2 g)
　└ こしょう…少々
イタリアンパセリ…適量

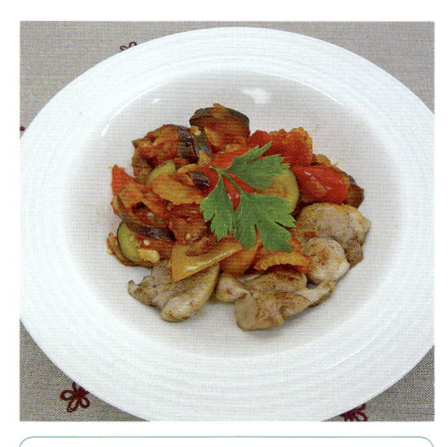

〈1人分〉
エネルギー/184 kcal　糖質/11.6 g
食物繊維/3.6 g　塩分/1.3 g　野菜量/208 g

[作り方]

1. 玉ねぎは粗みじん切り, ズッキーニとなすは1 cm幅の半月切りにする。パプリカはへたと種を除いて乱切り, セロリは筋をとって薄切りにする。にんにくはみじん切りにする。
2. 鍋にオリーブ油を熱し, にんにくを炒めて香りを出す。玉ねぎを入れて軽く炒め, ズッキーニ, パプリカ, なす, セロリを加えて炒める。Ⓐを入れて混ぜ, 沸騰したら弱火にし, ふたをして20分煮る。途中でかき混ぜる。
3. 鶏肉は一口大のそぎ切りにし, 塩とこしょうで下味をつける。フライパンにオリーブ油を熱して, 両面をこんがり焼く。
4. 器に3を盛りつけ, 上から2をかけ, イタリアンパセリを飾る。

I　献立レシピ集

コーンサラダ

[材料/2人分]

レタス…40g
紫玉ねぎ…20g
ベビーリーフ…20g
スイートコーン ドライパック…1/2袋(25g)
低カロリーレモンドレッシング★…大さじ1/2×2人分

[作り方]

1 レタスは小さめにちぎる。紫玉ねぎは薄切りにし，水にさらす。
2 1とベビーリーフの水気を切り，器に盛りつけ，コーンをのせる。食べる直前にドレッシングをかける。

★「味わいすっきりレモンドレッシング」（キユーピー）を使用

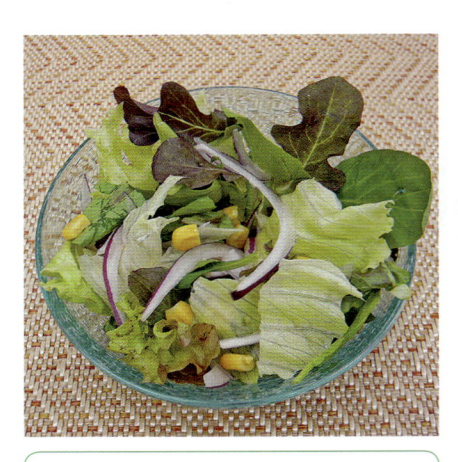

〈1人分〉
エネルギー/22 kcal　糖質/3.0g
食物繊維/1.0g　塩分/0.3g　野菜量/53g

[調理のポイント]

▷ラタトゥイユのような煮込み料理は，先に食材の準備をし，煮込んでいる間にコンロを使わない他の料理を作るようにします。

ラタトゥイユ
▷水を加えず素材から出る水分のみで煮ます。時々かきなぜながら，ふたをして水分がなくなるまで煮込みます。ソースとして使う時は水分を適度に残します。

コーンサラダ
▷サラダの材料は，冷水にはなしてパリッとさせた後，水分をしっかり切ると，ドレッシングが少なくてもおいしく食べることができます。

桜えびで香り豊かに，油を抑えたヘルシーチャーハン

主食・主菜	卵と桜えびのチャーハン
副菜	トマトとなすのサラダ
副菜	オクラのスープ
デザート	レアチーズケーキ (作り方は p.90)

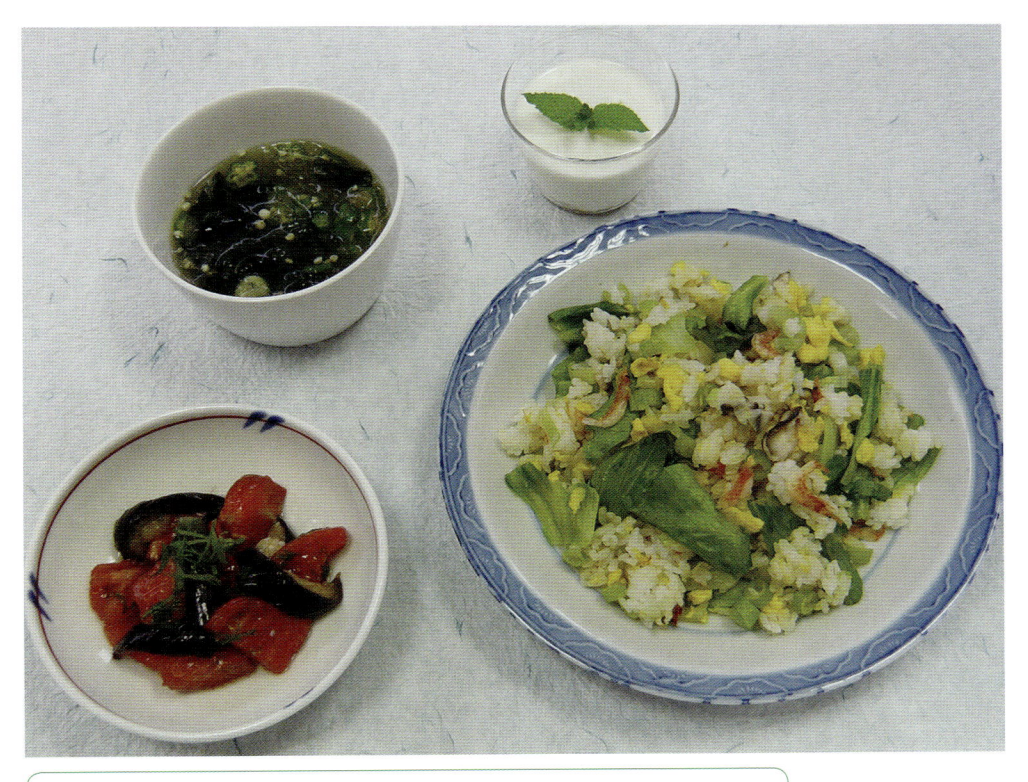

夏 5

〈1人分〉
エネルギー/522 kcal　たんぱく質/21.8 g　脂質/16.0 g　糖質/65.9 g
食物繊維/7.6 g　塩分/2.7 g　野菜量/196 g

栄養指導上のポイント

▷ 一般的なチャーハンはその中に主食・たんぱく質を多く含む食品・野菜が入りますが，野菜は少なく，ごはん量や油が多くなりやすい料理です。ここでは，チャーハンに使う油を控えると同時に，副菜に油を使わないものを組み合わせています。【資料15】

▷ 副菜を2品組み合わせることで，普段のごはん量で満足感を得られ，バランスがよくなります。

▷ 乾燥カットわかめ・スープ用糸寒天は常備しておくと便利な食材です。【資料24】簡単に使うことができる食材の紹介やそれを用いた具体的な料理の説明など，患者さんに応じた情報を伝えるようにします。

Ⅰ 献立レシピ集　31

卵と桜えびのチャーハン

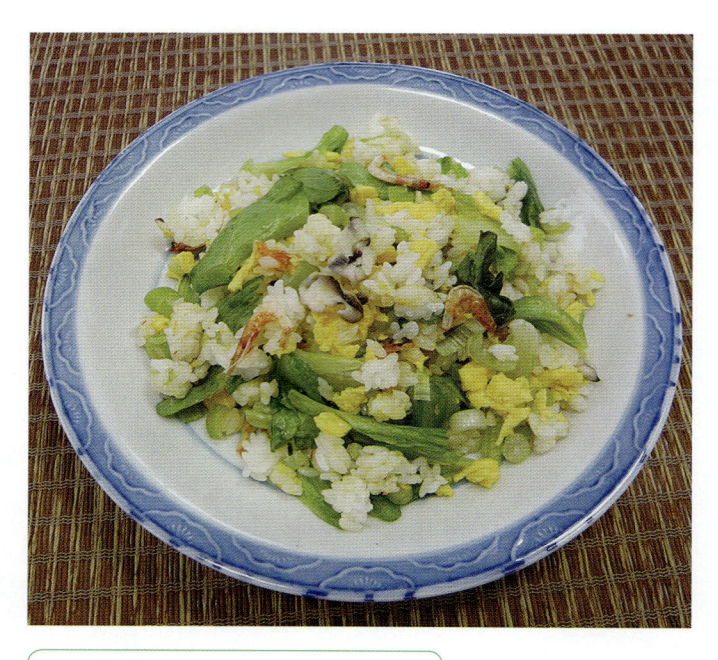

〈1人分〉
エネルギー/402 kcal 糖質/54.0 g
食物繊維/4.1 g 塩分/1.2 g 野菜量/70 g

[材料/2人分]

もち麦入りごはん…300 g
桜えび(乾)…6 g
長ねぎ…80 g
生しいたけ…3枚
レタス…60 g
サラダ油…小さじ2
A ┌ 鶏ガラスープの素…小さじ1/2
　├ 塩…1 ml スプーン1(1.2 g)
　└ こしょう…少々
卵(M)…2個
サラダ油…小さじ1

[作り方]

1 米1合に対してもち麦※1袋(60 g)を入れ、炊飯釜で少し硬めに炊く。2人分のごはんを量っておく。
2 長ねぎは縦半分に切ってから、薄切りにする。しいたけは石づきを除いて薄切りにする。
3 レタスは大きめにちぎり、水気を切る。
4 卵は溶きほぐす。
5 フライパンにサラダ油(小さじ2)を熱し、桜えびを炒めて香りを出す。2を入れて炒め、しんなりしてきたら1を加えて炒め、Aで味付けをする。
6 5を片側に寄せ、フライパンの空いたところにサラダ油(小さじ1)を入れ、4を加えて炒り卵を作る。
7 全体を混ぜ合わせ、3を入れてさっと炒め、火を止める。

※もち麦については p.8 参照

トマトとなすのサラダ

[材料/2人分]
トマト…1個（150 g）
なす…1個（80 g）
青じそ…1枚
ゆずポン酢…小さじ2

[作り方]
1. トマトは湯むきにし，食べやすい大きさに切る。
2. なすはへたを取り，ラップできっちり包み電子レンジで3分加熱する。すぐにラップをはずして冷ます。縦半分に切ってから，1 cm幅の斜め切りにする。
3. 青じそはせん切りにする。
4. 冷やしておいた材料を，食べる直前にゆずポン酢で和える。

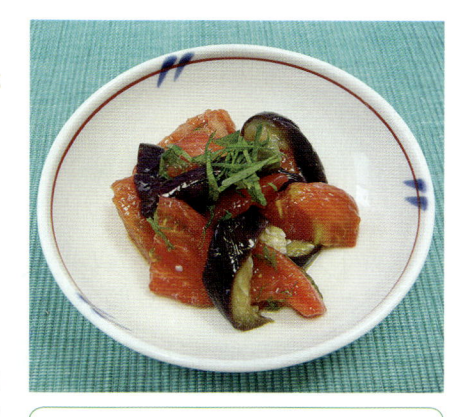

〈1人分〉
エネルギー/27 kcal　糖質/4.8 g
食物繊維/1.7 g　塩分/0.5 g　野菜量/116 g

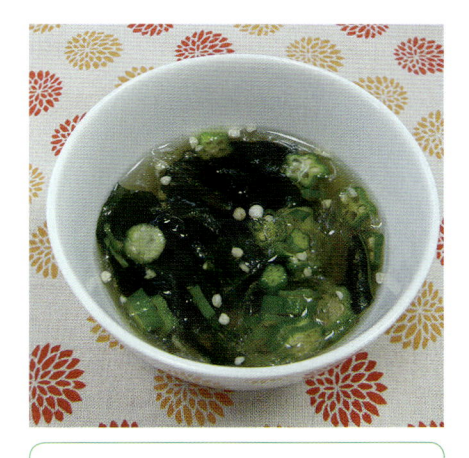

夏5

オクラのスープ

[材料/2人分]
オクラ…2本（20 g）
カットわかめ（乾）…2 g
スープ用糸寒天…2 g
水…300 ml
顆粒コンソメ…小さじ1
こしょう…少々

[作り方]
1. オクラは小口切りにする。
2. 鍋に水とコンソメを入れて沸騰させ，1を入れて火を通す。
3. 火を止め，わかめと糸寒天を加え，こしょうをふる。

〈1人分〉
エネルギー/8 kcal　糖質/0.8 g
食物繊維/1.7 g　塩分/0.7 g　野菜量/10 g

[調理のポイント]

卵と桜えびのチャーハン
▷ごはんの量はいつもの1食分にし，炒め油は1人分大さじ1/2杯を目安にします。材料（水気を切っておく）をすべて用意してから炒め始めると，スムーズに手早く作ることができます。

トマトとなすのサラダ
▷トマトは湯むきにすると味のなじみがよくなります。

オクラのスープ
▷スープ用糸寒天は煮ると溶けてしまうので，火を止めてから入れます。器にあらかじめ入れておき，熱いスープを注ぐ方法もあります。汁物だけでなく，水もどしてサラダや和え物に使うこともできます。【資料24】

I　献立レシピ集

自宅でも作れます，かんたん韓国料理

主食	チヂミ
主菜	参鶏湯風(サムゲタン)
副菜	大豆もやしのナムル
デザート	豆乳杏仁豆腐(作り方は p.86)

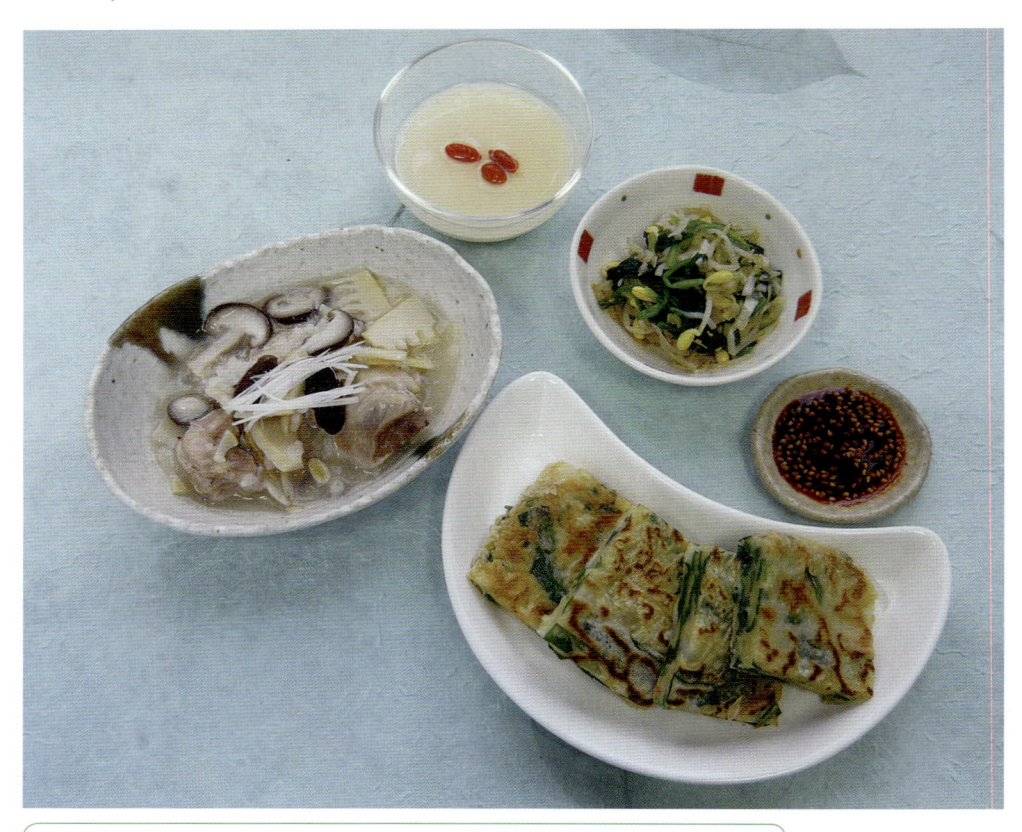

〈1人分〉
エネルギー/510 kcal　たんぱく質/24.3 g　脂質/12.9 g　糖質/68.0 g
食物繊維/7.1 g　塩分/2.2 g　野菜量/161 g

栄養指導上のポイント

▷チヂミの粉と参鶏湯のもち米を合わせた糖質量は，ごはん約150 gに相当します。
　【資料27-1】
▷本来は丸ごとの鶏肉を使い，もち米，なつめ，高麗人参などを鶏の中に詰めて煮込む料理ですが，ここでは野菜を入れ，食物繊維などもとれるように工夫しています。
▷参鶏湯の塩分をできるだけ少なくしたい場合には，スープで煮込む時には塩を加えず，食べる時にレシピの1/2量の塩と黒こしょうを添えて供します。
▷香辛料や香りを上手に使った減塩方法を伝えます。【資料18】

34　1章　レシピ編

チヂミ

[材料/2人分]

にら…40 g
玉ねぎ…40 g
にんじん…10 g
Ⓐ ┌ 小麦粉…80 g
　├ 片栗粉…25 g
　├ 卵(M)…1/3 個
　└ 水…130 ml

ごま油…小さじ 2
Ⓑ ┌ しょうゆ…小さじ 1
　├ 酢…小さじ 1/2
　├ すり白ごま…小さじ 1/2
　├ コチジャン※…小さじ 1/2
　└ 砂糖…小さじ 1/3

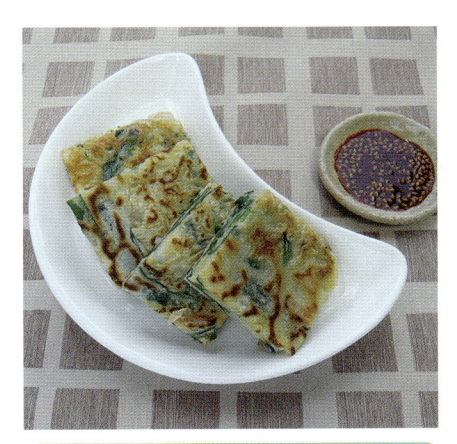

※ p.36

夏 6

〈1人分〉
エネルギー/263 kcal　糖質/43.2 g
食物繊維/2.1 g　塩分/0.6 g　野菜量/45 g

[作り方]

1. にらは 2～3 cm の長さに切る。玉ねぎは薄切り，にんじんは短冊切りにする。
2. ボウルにⒶを混ぜ合わせ，1 を入れる。
3. フライパンにごま油を熱し，2 を流し入れる。すばやく広げ，焦げ目が少しつくまで焼く。裏返して同様に焼く。
4. 食べやすい大きさに切って盛りつけ，混ぜ合わせたⒷを添える。

参鶏湯風 (サムゲタン)

[材料/2人分]

鶏もも肉(皮，脂身を除く)
　…30 g×4 切れ
たけのこ水煮…60 g
もち米…40 g
長ねぎ(白い部分)…20 g
生しいたけ…2 枚
にんにく…1 かけ
しょうが…1/2 かけ
高麗人参※(生)…6 g

Ⓐ ┌ 松の実…2 g
　├ なつめ※…2 個
　├ 水…400 ml
　├ 鶏ガラスープの素…小さじ 1/2
　└ 塩…1 ml スプーン 1(1.2 g)
あらびき黒こしょう…少々

※ p.36

〈1人分〉
エネルギー/181 kcal　糖質/20.4 g
食物繊維/2.7 g　塩分/1.0 g　野菜量/45 g

[作り方]

1. たけのこは薄切り，しいたけは石づきを除いて薄切りにする。にんにくはつぶし，しょうがは薄切り，高麗人参は斜め切りにする。もち米は洗い，ざるに上げておく。
2. 長ねぎは 5 cm の長さに切り，縦に 1 本切り込みを入れて中の芯を取り除く。広げて繊維にそってせん切りにし，水にさらす(白髪ねぎ)。
3. 深めの鍋に 1，鶏肉，Ⓐを入れる。強火にかけ，沸騰したらあくを取る。弱火にしてふたをし，あくを取りながら 30 分煮る。
4. 器に盛りつけ，2 をのせ，あらびき黒こしょうをふる。

Ⅰ　献立レシピ集　35

大豆もやしのナムル

[材料/2人分]

大豆もやし…60 g
ほうれん草…60 g
長ねぎ…20 g

A ┌ 白ごま…小さじ 1/2
　├ ごま油…小さじ 1/2
　├ 塩…1 ml スプーン 1 弱 (1 g)
　├ にんにく(すりおろし)…少々
　└ 粉唐辛子※…適量

[作り方]

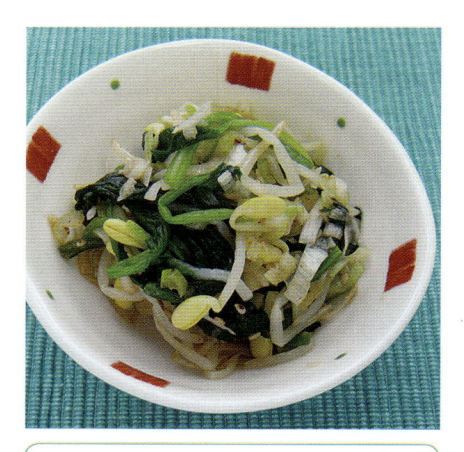

1. 鍋に大豆もやしと少量の水を入れて火にかけ，ふたをして蒸し煮にする。ゆであがったら冷水にとり，水気をしぼる。
2. ほうれん草はたっぷりの湯でゆで，冷水にとり水気をしぼる。3〜4 cm の長さに切る。
3. 長ねぎはみじん切りにする。
4. ボウルにAを混ぜ合わせ，1〜3 を入れて和える。

〈1人分〉
エネルギー/34 kcal　糖質/0.7 g
食物繊維/1.9 g　塩分/0.5 g　野菜量/71 g

※食材について
- コチジャン　　米麹，唐辛子粉などを主原料とする発酵食品。唐辛子みそとも呼ばれる。
- な つ め　　果物の一種で，一般には乾燥させたものが多い。韓国ではお粥，スープ，煮物などに利用される。
- 高麗人参　　韓国や中国では古くから薬膳用に栽培され，根を利用する。韓国食材を扱う店で手に入る。
- 粉唐辛子　　韓国産唐辛子が原材料の粉状唐辛子。日本の一味唐辛子に比べ，辛くないのが特徴。

[調理のポイント]

チヂミ
▷フライパンに野菜と合わせた生地を流し込んだら，固まらないうちに菜箸で薄く広げます。
▷中火で片面ずつじっくり焼きます。軽く焦げ目がつくまでカリッと焼き上げます。先に焼いた面を上にして盛りつけます。

参鶏湯風
▷高麗人参が手に入らない場合は，省いてもかまいません。

大豆もやしのナムル
▷大豆もやしはさっと洗って少量の水で蒸すようにゆでます。ゆであがったら水にとりよく洗うと，もやし特有のにおいが抜けて豆の甘みが出ます。

36　1章　レシピ編

旬の秋刀魚に彩りを添えて

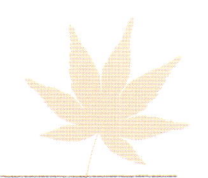

主食	もち麦入りごはん
主菜	秋刀魚と野菜の炒め物
副菜	蒸しなすの和え物
副菜	きのこたっぷり汁
デザート	洋なしのコンポート (作り方は p.91)

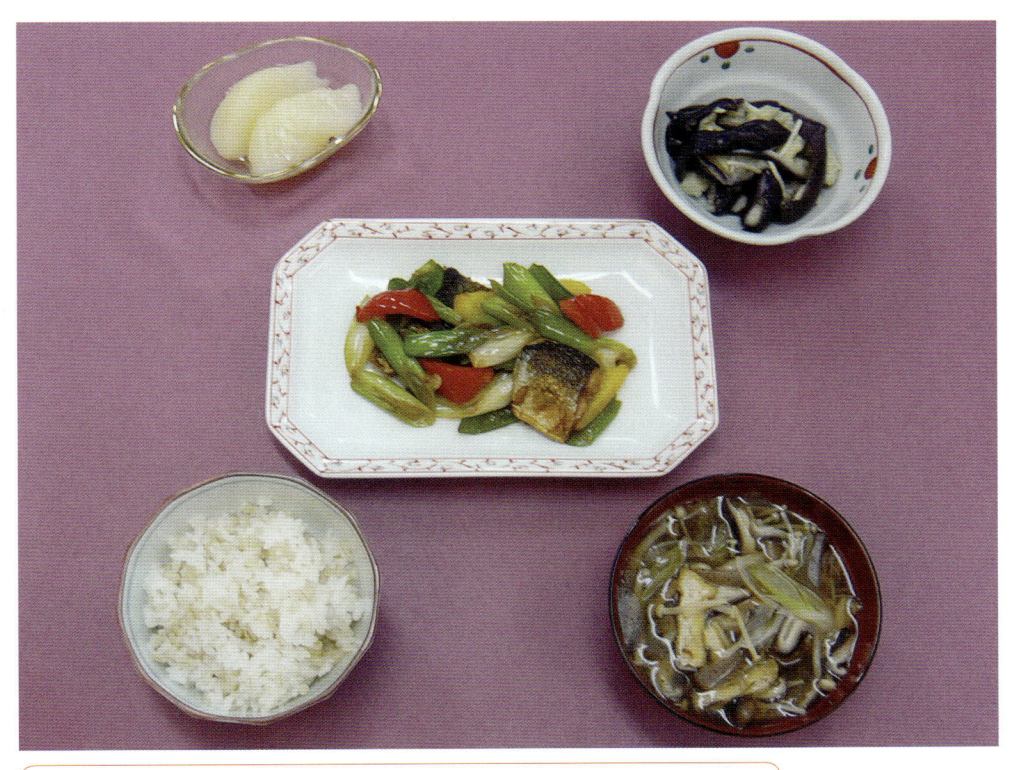

〈1人分〉
エネルギー/575 kcal　たんぱく質/19.4 g　脂質/20.2 g　糖質/70.3 g
食物繊維/9.2 g　塩分/2.1 g　野菜量/156 g

栄養指導上のポイント

▷秋刀魚は脂肪が多く，1尾食べると摂取エネルギーが高くなります。【資料12】
　1回量は1/2尾程度にするか，副菜の油を控えるように提案します。
▷焼き魚が定番の秋刀魚ですが，この献立では，野菜を一緒にとることができ，またボリュームアップもできます。

I　献立レシピ集　37

もち麦入りごはん

[材料/1人分]

もち麦入りごはん…150 g

[作り方/作りやすい分量]

米1合に対してもち麦※1袋(60 g)を入れ，炊飯釜で普通に炊く。

※もち麦についてはp.8 参照

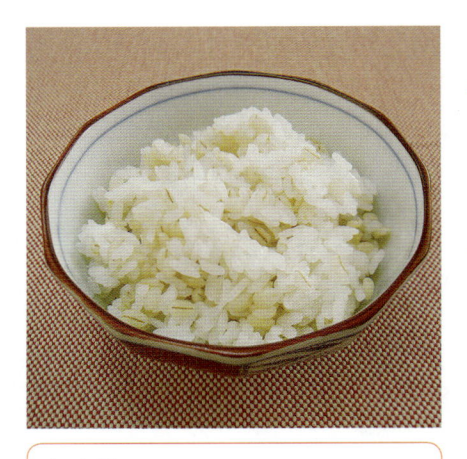

〈1人分〉
エネルギー/241 kcal　糖質/50.7 g
食物繊維/2.1 g　塩分/tr

秋刀魚（さんま）と野菜の炒め物

[材料/2人分]

- 生秋刀魚(三枚おろし)…50 g×2枚(大1尾)
- 酒…小さじ2
- しょうが汁…小さじ2
- 片栗粉…小さじ1・1/2
- サラダ油…小さじ1

- 長ねぎ…60 g
- ピーマン…20 g
- 赤パプリカ…20 g
- 黄パプリカ…20 g
- ごま油…小さじ1

Ⓐ ┌ しょうゆ…大さじ1/2
　 └ 酒…大さじ1/2

[作り方]

1. 魚は小骨を除いて一口大に切り，酒としょうが汁をまぶす。
2. 長ねぎは1cm幅の斜め切りにする。ピーマンとパプリカはへたと種を除いて乱切りにする。
3. ペーパータオルで1の水気をとり，片栗粉をまぶす。フライパンにサラダ油を熱し，魚を入れて両面がカリッとなるまで焼き，取り出しておく。
4. フライパンの油を拭いてごま油を入れ，2を炒める。少ししんなりして焼き色がついたら3とⒶを加え，汁気を飛ばしながら炒める。

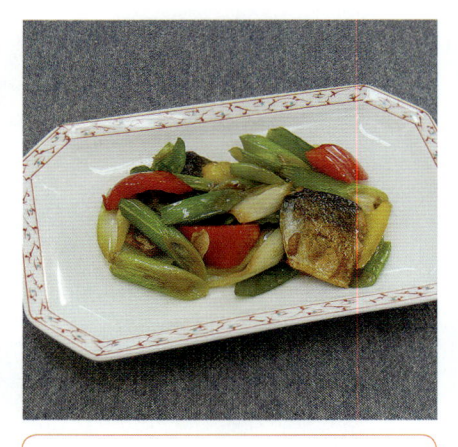

〈1人分〉
エネルギー/229 kcal　糖質/5.8 g
食物繊維/1.2 g　塩分/0.8 g　野菜量/63 g

38　1章　レシピ編

蒸しなすの和え物

[材料/2人分]

なす…2個(160 g)
しょうが…1/2かけ

A [ごま油…小さじ1/2
    塩…1 mlスプーン1/2(0.6 g)

[作り方]

1 なすはへたを取り，ラップで1個ずつきっちり包み電子レンジで4分加熱する。すぐにラップをはずし，冷めてから食べやすい大きさに裂く。
2 しょうがはせん切りにする。
3 1の水気をしぼり，2を加え，Ⓐで和える。

〈1人分〉
エネルギー/28 kcal　糖質/2.5 g
食物繊維/1.8 g　塩分/0.3 g　野菜量/83 g

秋1

きのこたっぷり汁

[材料/2人分]

しめじ…1/2袋(45 g)
えのきだけ…1/2袋(45 g)
生しいたけ…2枚
こんにゃく(あく抜き)…40 g
長ねぎ…20 g
きざみ油あげ…10 g
だし汁…300 ml
しょうゆ…小さじ2

[作り方]

1 きのこは石づきを除く。しめじはほぐす。えのきだけは半分の長さに切り，根元をほぐす。しいたけは薄切りにする。こんにゃくは短冊切り，長ねぎは斜め薄切りにする。
2 鍋にだし汁を入れて火にかけ，沸騰したら1ときざみ油あげを入れる。具に火が通ったら，しょうゆを加える。

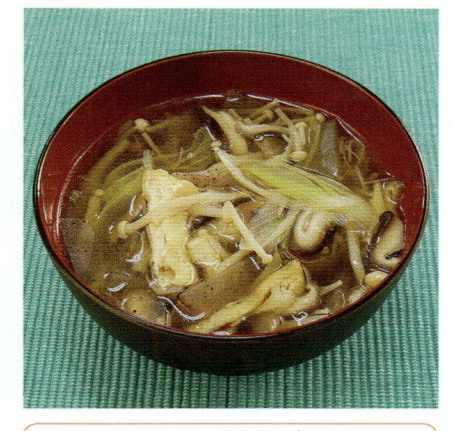

〈1人分〉
エネルギー/42 kcal　糖質/2.9 g
食物繊維/3.0 g　塩分/1.0 g　野菜量/10 g

[調理のポイント]

秋刀魚と野菜の炒め物
▷片栗粉をふる際に茶こしなどを使用すると，粉のつけすぎを防げます。
▷店によっては，魚の三枚おろしなどの下処理を頼むことができます。
▷秋刀魚の他にめかじき，鯵などでもおいしくできます。

蒸しなすの和え物
▷なすを色よく仕上げるために，加熱後すぐにラップをはずします。ラップをはずす際にはやけどに注意します。

きのこたっぷり汁
▷きのこは洗うとうまみが落ち，水分を含んでしまうので，そのまま使います。
▷あく抜きこんにゃくやきざみ油揚げを使うことで，調理時間を短縮できます。

Ⅰ　献立レシピ集　39

秋の味覚を取り入れた，華やかな行楽弁当

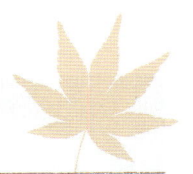

- 主食 ｜ きのこの炊きおこわ
- 主菜 ｜ 鶏の照り焼き　山椒風味
- 主菜 ｜ 芙蓉蟹(フーヨウハイ)(かに玉)
- 副菜 ｜ 野菜のレモン酢漬け
- 副菜 ｜ リボンにんじんのレンジ蒸し
- 副菜 ｜ のりまきほうれん草
- デザート ｜ スイートパンプキン(作り方はp.95)

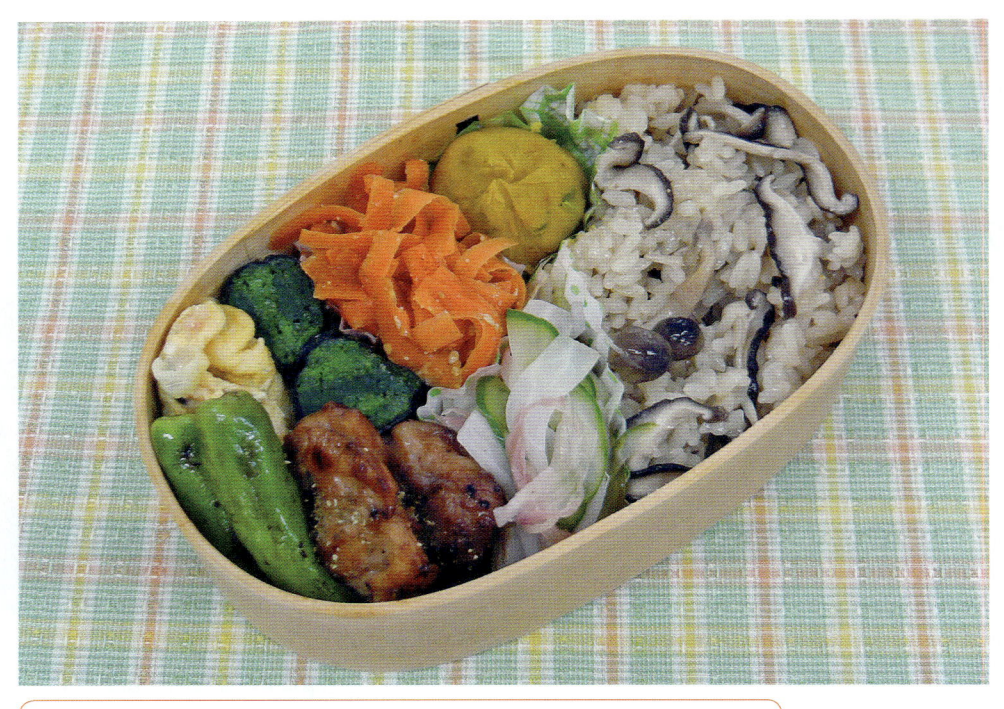

〈1人分〉
エネルギー/499 kcal　たんぱく質/21.4 g　脂質/13.2 g　糖質/65.3 g
食物繊維/7.6 g　塩分/2.4 g　野菜量/213 g

栄養指導上のポイント

▷主食・主菜・副菜をそろえることで栄養バランスのとれた弁当になります。【資料22】
▷主菜が複数の時は，全体で1食分の主菜量になるよう，それぞれの量を調整することを伝えます。
▷主食が味つけごはんの時は，おかずの味つけを工夫して全体の塩分を抑えます。ここでは，山椒や海苔の風味，ラー油の辛み，レモンの酸味を利用しています。【資料18】
▷彩りを考えて野菜を使うと，栄養バランスのとれた弁当になることを伝えます。

きのこの炊きおこわ

[材料／約5人分]

もち米…1合
精白米…1合
しめじ…1/3袋（30 g）
えのきだけ…1/3袋（30 g）
生しいたけ…5枚
Ⓐ ┌ しょうゆ…大さじ1・1/2
　 │ 酒…大さじ1
　 └ みりん…小さじ2

※1人分の出来上がり量…約150 g

[作り方]

1　もち米と精白米を混ぜてとぎ，ざるに上げておく。
2　きのこは石づきを除く。しめじはほぐす。えのきだけは3等分に切り，根元をほぐす。しいたけは薄切りにする。
3　ボウルに2とⒶを混ぜて軽くもみ，5分ほど漬けておく。
4　3をざるに上げ，きのこと漬け汁に分ける。
5　4の漬け汁に水を足して300 mlにする。
6　炊飯釜に1と5を入れ，4のきのこをのせて普通に炊く。炊きあがったらさっくり混ぜる。

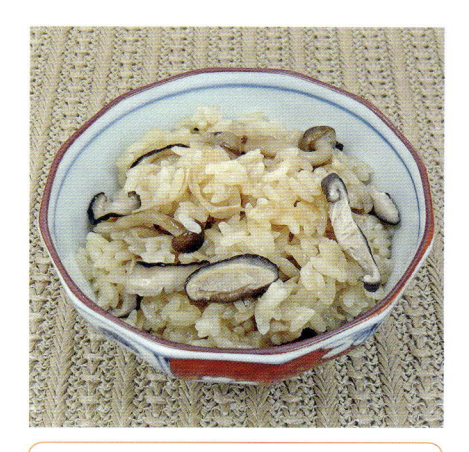

〈1人分〉
エネルギー／232 kcal　糖質／48.2 g
食物繊維／1.3 g　塩分／0.8 g

鶏の照り焼き　山椒風味

[材料／2人分]

鶏もも肉（皮，脂身を除く）…80 g
Ⓐ ┌ しょうゆ…小さじ1
　 │ 酒…小さじ1
　 └ みりん…小さじ1/2
ししとう…4本
サラダ油…小さじ1/2
粉山椒…適量

[作り方]

1　鶏肉は4枚のそぎ切りにし，Ⓐに漬けておく。
2　フライパンにサラダ油を熱し，鶏肉を入れる。焼き色がついたら裏返し，ししとうを加えてこんがり色よく焼く。
3　器に盛りつけ，鶏肉に粉山椒をふる。

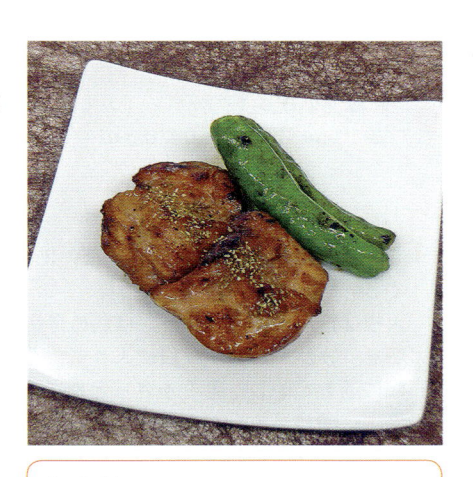

〈1人分〉
エネルギー／67 kcal　糖質／1.2 g
食物繊維／0.4 g　塩分／0.5 g　野菜量／10 g

芙蓉蟹（かに玉）
フーヨウハイ

[材料/2人分]

卵（M）…1個
かに缶…1/3缶（約20g）
きくらげ（乾）…1個
長ねぎ…10g
A ┌ 鶏ガラスープの素…1mlスプーン1
　 └ こしょう…少々
サラダ油…小さじ1

[作り方]

1 きくらげは水につけてもどし，石づきを除いてせん切りにする。
2 かに缶は汁気を切ってほぐす。長ねぎは薄切りにする。
3 ボウルに卵を溶きほぐし，1，2，Aを加えて混ぜる。
4 フライパンにサラダ油を十分に熱し，3を入れ，かき混ぜながらふんわりと焼く。

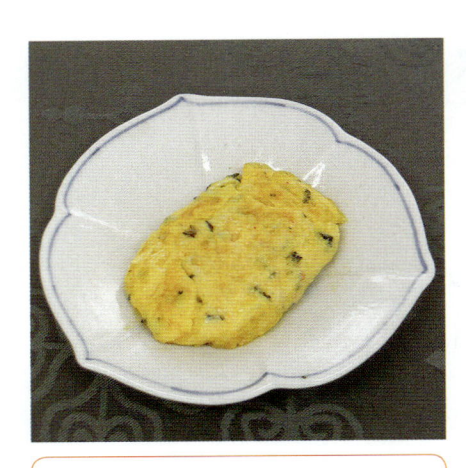

〈1人分〉
エネルギー/65 kcal　糖質/0.5 g
食物繊維/0.3 g　塩分/0.4 g　野菜量/5 g

野菜のレモン酢漬け

[材料/2人分]

きゅうり…1/2本（50g）
大根…50g
みょうが…1個（15g）
A ┌ レモン果汁…大さじ1
　 │ 砂糖…小さじ1
　 │ 塩…1mlスプーン1/4（0.3g）
　 └ こしょう…少々

[作り方]

1 きゅうりは縦半分に切ってから，3〜4mm厚さの斜め切りにする。
2 大根は短冊切り，みょうがは斜め薄切りにする。
3 Aをジッパー付きポリ袋に入れてよく混ぜる。
4 鍋に湯をわかし1と2をさっとゆでる。ざるに上げ，熱いうちに3に漬け込み，ジッパーを閉じる。
5 4を流水で冷やす。

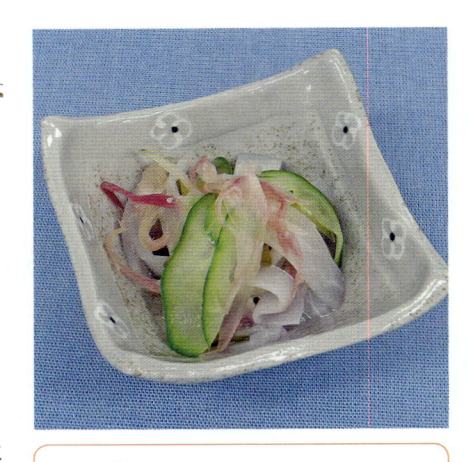

〈1人分〉
エネルギー/17 kcal　糖質/3.3 g
食物繊維/0.8 g　塩分/0.1 g　野菜量/58 g

リボンにんじんのレンジ蒸し

[材料/2人分]

にんじん…60g

A
- 水…大さじ1・1/2
- 白すりごま…小さじ1
- ごま油…小さじ1
- 塩…1mlスプーン1/2 (0.6g)
- ラー油…少々 (1〜2滴)

[作り方]

1. にんじんはピーラーで5〜6cmの長さの薄切りにする。
2. 耐熱容器に1とAを入れ、よく混ぜ合わせる。ラップをかけ電子レンジで3分加熱する。

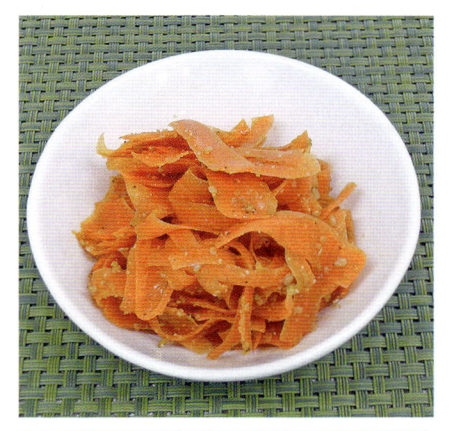

〈1人分〉
エネルギー/39kcal 糖質/2.1g
食物繊維/0.9g 塩分/0.3g 野菜量/30g

秋2

のりまきほうれん草

[材料/2人分]

ほうれん草…120g
しょうゆ…小さじ1/2
焼き海苔…1枚

[作り方]

1. ほうれん草はたっぷりの湯でゆで、冷水にとり水気をしぼる。
2. 1にしょうゆをかけて軽くしぼる。
3. 2を海苔で巻き、6等分の長さに切る。

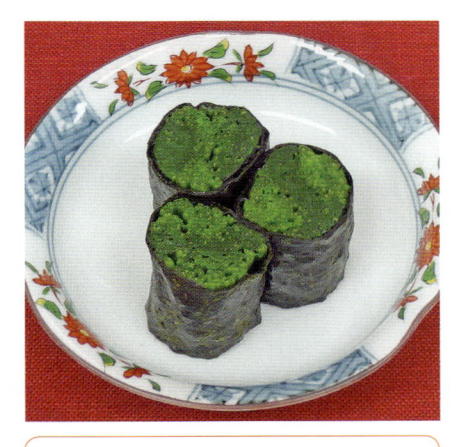

〈1人分〉
エネルギー/16kcal 糖質/0.5g
食物繊維/2.2g 塩分/0.2g 野菜量/60g

[調理のポイント]

きのこの炊きおこわ
▷きのこを調味液に漬け、一緒に炊きこむことでおいしくできます。

鶏の照り焼き　山椒風味
▷鶏もも肉は皮の下に脂があるので、よく取り除いてから調理します。
▷鶏肉はこんがりと焼き、粉山椒をふって風味をつけます。

野菜のレモン酢漬け
▷ゆでることで野菜の水分を出し、味のしみこみをよくします。たっぷりの湯でさっとゆがき、しっかりと水を切ってからレモン酢に漬けます。

Ⅰ　献立レシピ集　43

手作りのたれで作る，ヘルシーえびチリ

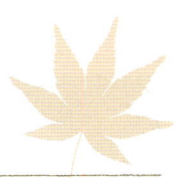

主食	胚芽精米ごはん
主菜	ヘルシーえびチリ
副菜	ほうれん草とえのきの海苔和え
副菜	さつま芋と野菜のみそ汁
デザート	かんたんコーヒーゼリー (作り方は p.89)

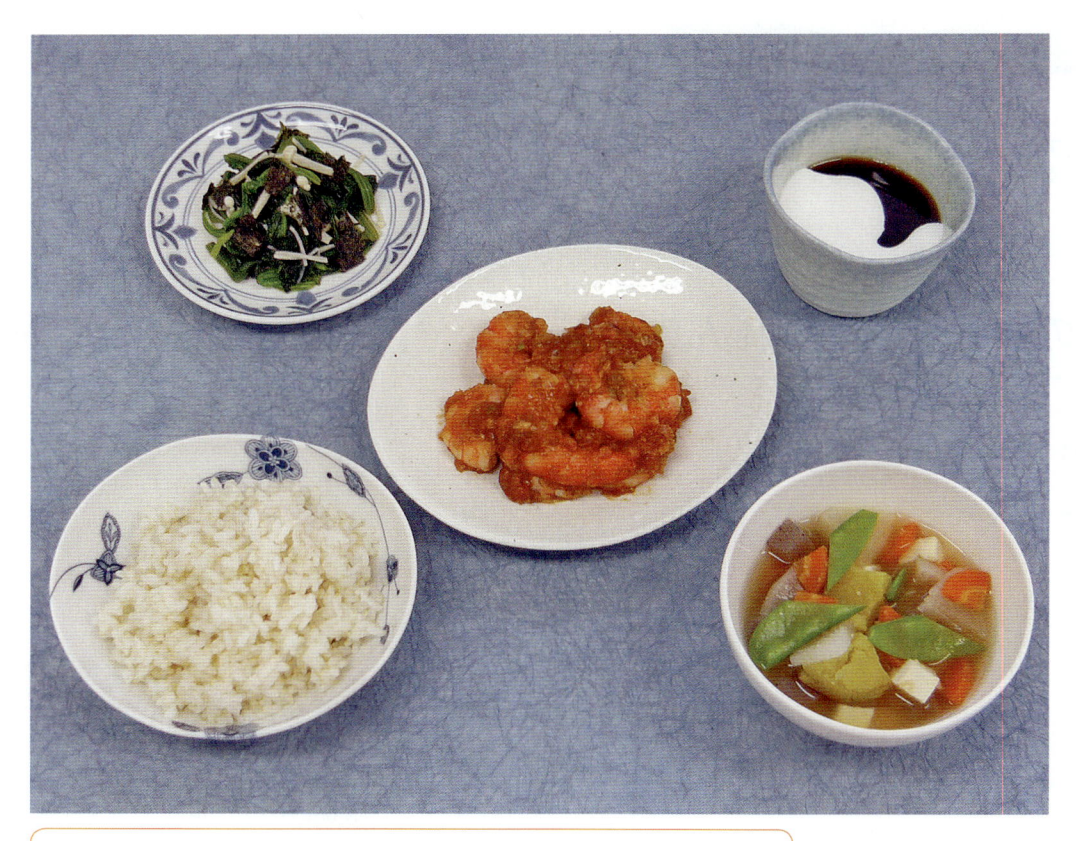

〈1人分〉
エネルギー/529 kcal　たんぱく質/29.4 g　脂質/6.1 g　糖質/84.2 g
食物繊維/6.9 g　塩分/2.5 g　野菜量/134 g

栄養指導上のポイント

▷油を控えたえびチリを提案しています。この献立では，えびを油通しせずにゆでることで油の使用量を減らしています。
▷料理の時間短縮を望む方や食材を余らせたくない方は，水煮野菜等を使用すると，短時間で簡単に具だくさんの汁物を作ることができます。【資料24】

胚芽精米ごはん

[材料/1人分]

胚芽精米ごはん…130 g

[作り方]

胚芽精米※を，炊飯釜で普通に炊く。

※胚芽精米
胚芽精米とは，米の胚芽部分を残し，ぬかだけを除くように精米した米。精白米に比べてビタミンB_1・B_2・E・食物繊維が多い。一般食料品店のお米売り場などで手に入る。

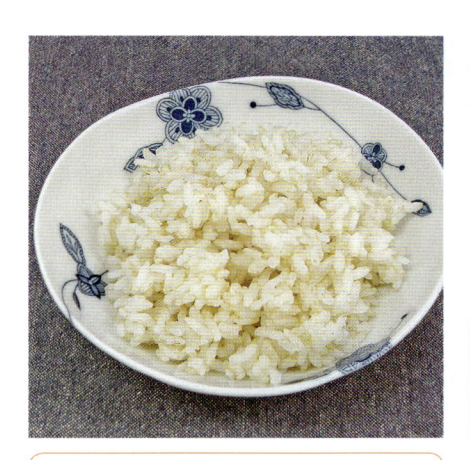

〈1人分〉
エネルギー/217 kcal　糖質/46.3 g
食物繊維/1.0 g　塩分/tr

秋3

ヘルシーえびチリ

[材料/2人分]

- ブラックタイガー…200 g（殻つき約270 g）
- 酒…大さじ1
- 片栗粉…小さじ2

長ねぎ…60 g
にんにく…1/2かけ
しょうが…1/2かけ
サラダ油…小さじ1

Ⓐ
- トマトケチャップ…大さじ1・1/2
- 酒…大さじ1
- しょうゆ…小さじ1
- 砂糖…小さじ1
- 豆板醤…小さじ1/4弱

Ⓑ
- 片栗粉…小さじ1/2
- 水…大さじ1/2

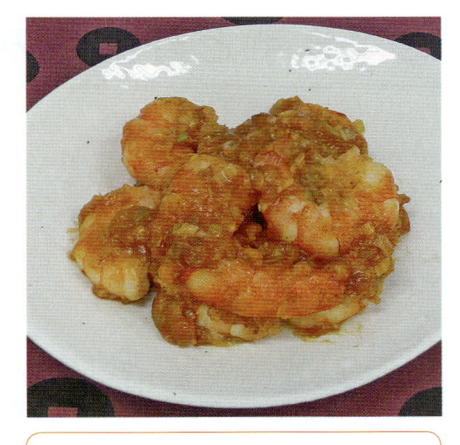

〈1人分〉
エネルギー/165 kcal　糖質/11.4 g
食物繊維/1.1 g　塩分/1.4 g　野菜量/35 g

[作り方]

1. えびは殻をむいて背わたを取り，腹側に2カ所切り目を入れる。酒をふりかけ，片栗粉をまぶす。鍋に湯をわかし，さっとゆでる。
2. 長ねぎ，にんにく，しょうがはみじん切りにする。
3. Ⓐを混ぜ合わせておく。
4. フライパンにサラダ油を熱し，2を炒めて香りを出す。1を加えて混ぜ合わせ，3を入れてえびにからめる。混ぜ合わせたⒷでとろみをつける。

Ⅰ　献立レシピ集　45

ほうれん草とえのきの海苔和え

[材料/2人分]

ほうれん草…120 g
えのきだけ…1/3 袋（30 g）
焼き海苔…1/4 枚

Ⓐ ゆずのしぼり汁…小さじ 1
　しょうゆ…小さじ 1/2
　みりん…小さじ 1/2

[作り方]

1. ほうれん草はたっぷりの湯でゆでて冷水にとる。水気をしぼり，4 cm の長さに切る。
2. えのきだけは石づきを除いて 3 等分に切り，根元をほぐす。耐熱容器に入れてラップをかけ電子レンジで 30 秒加熱する。ラップをはずして冷ます。
3. 1，水気をしぼった 2，細かくちぎった海苔を，混ぜ合わせたⒶで和える。

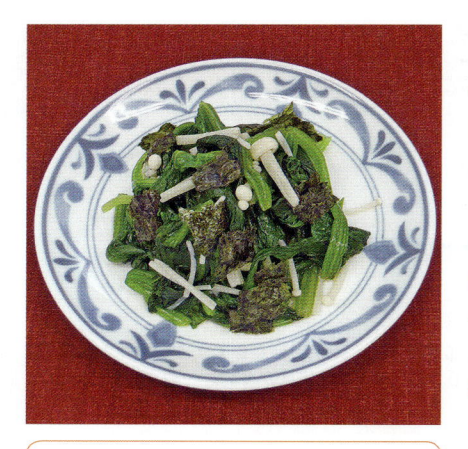

〈1人分〉
エネルギー/21 kcal　糖質/1.7 g
食物繊維/2.4 g　塩分/0.2 g　野菜量/60 g

さつま芋と野菜のみそ汁

[材料/2人分]

さつま芋…60 g
木綿豆腐…50 g
大根…50 g
こんにゃく（あく抜き）…50 g
にんじん…20 g
絹さや…4 枚
だし汁…260 ml
みそ…小さじ 2

[作り方]

1. さつま芋は 1 cm 厚さのいちょう切り，大根とにんじんは 5 mm 厚さのいちょう切りにする。豆腐とこんにゃくは 1.5 cm の角切りにする。
2. 絹さやは筋をとってゆで，斜め半分に切る。
3. 鍋にだし汁を入れて火にかけ，さつま芋，大根，にんじん，こんにゃくを加え，軟らかくなるまで煮る。
4. 豆腐を加えてひと煮立ちさせ，みそを溶き入れ火を止める。
5. 器に盛り，2 を散らす。

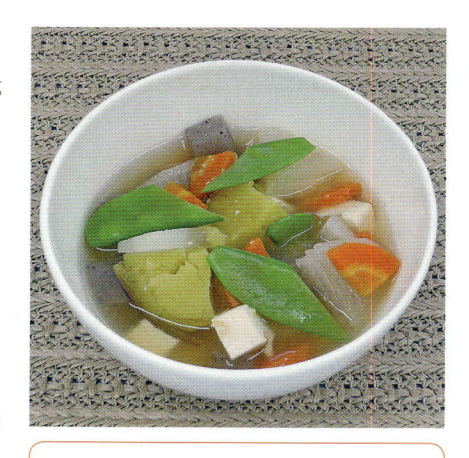

〈1人分〉
エネルギー/83 kcal　糖質/12.1 g
食物繊維/2.3 g　塩分/0.9 g　野菜量/39 g

[調理のポイント]

ヘルシーえびチリ
▷片栗粉をまぶしてゆでると，えびのプリプリ感を出すことができます。
▷合わせ調味料は事前に準備しておき，仕上げのところでは手早く炒めます。

ほうれん草とえのきの海苔和え
▷海苔の風味やゆずの香りでしょうゆの量を少なくすることができます。

さつま芋と野菜のみそ汁
▷みその風味を落とさないために，みそを入れたら沸騰させないようにします。

揚げなくてもできる！　カリッとおいしいとんかつ

- **主食**｜発芽玄米入りごはん
- **主菜**｜揚げない　とんかつ
- **副菜**｜ほうれん草と黄菊の和え物
- **副菜**｜きのこ汁
- **デザート**｜さつま芋とプルーンの煮物（作り方は p.92）

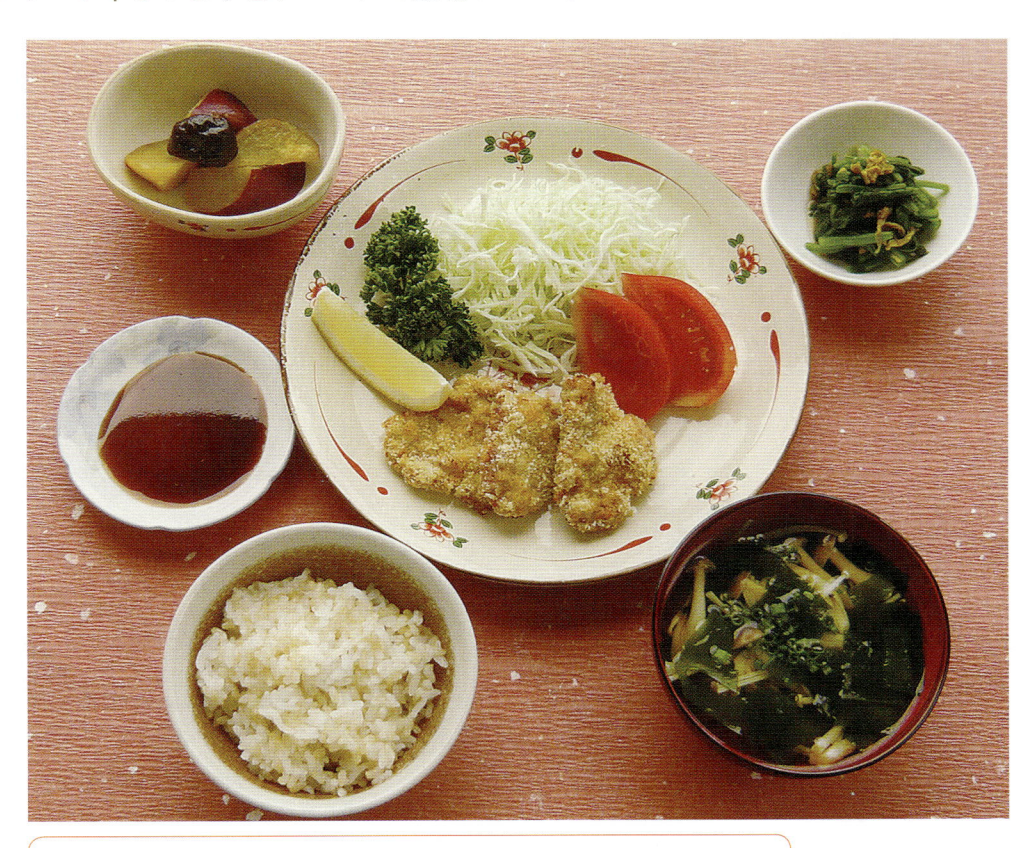

〈1人分〉
エネルギー/545 kcal　たんぱく質/25.8 g　脂質/11.6 g　糖質/77.6 g
食物繊維/9.1 g　塩分/2.4 g　野菜量/160 g

栄養指導上のポイント

▷肉は部位によりエネルギーがかなり違います。ヒレ肉のような脂肪の少ない部位を使用するとエネルギーを抑えることができます。【資料11】

▷揚げたとんかつの場合，吸油率は重量の約20％程度になります。このメニューのとんかつでは，およそその半分の油で調理していることを伝えます。

▷きのこはビタミン，ミネラル，食物繊維が多く，エネルギーが低い食材です。食事に積極的に取り入れるように促します。【資料16】

I　献立レシピ集

発芽玄米入りごはん

[材料/1人分]

発芽玄米入りごはん…130 g

[作り方/作りやすい分量]

米と発芽玄米※を1：1の割合で混ぜ，炊飯釜で普通に炊く。

※発芽玄米についてはp.5

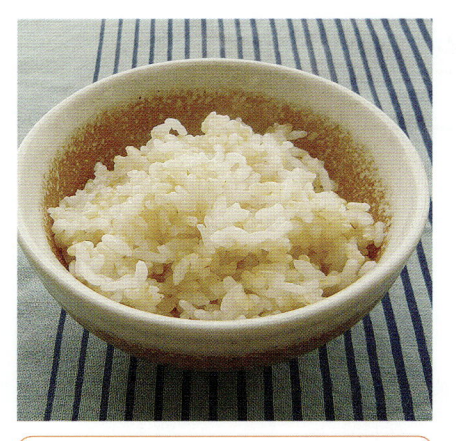

〈1人分〉
エネルギー/216 kcal　糖質/46.2 g
食物繊維/1.1 g　塩分/tr

揚げない　とんかつ

[材料/2人分]

- 豚ヒレ肉…120 g
- 塩…1 ml スプーン1/2（0.6 g）
- こしょう…少々

小麦粉…小さじ2
卵（M）…1/3個
- パン粉（細かいもの）…20 g
- サラダ油…大さじ1

キャベツ…100 g
トマト…60 g
パセリ…2房
レモン…1/4個
中濃ソース…小さじ1×2人分
練りがらし…少々

[作り方]

1. キャベツはせん切りにする。トマトとレモンはくし形切りにする。
2. バットにパン粉を広げ，サラダ油をかけてよく混ぜる。卵は溶きほぐす。
3. 豚肉は1 cm厚さに切り，塩とこしょうで下味をつける。小麦粉，溶き卵，2のパン粉の順にまぶす。
4. 天板にオーブン用シートをしき，3を並べる。220℃のオーブンで15分焼く。
5. 器に1，4，パセリを盛りつけ，ソースとからしを添える。

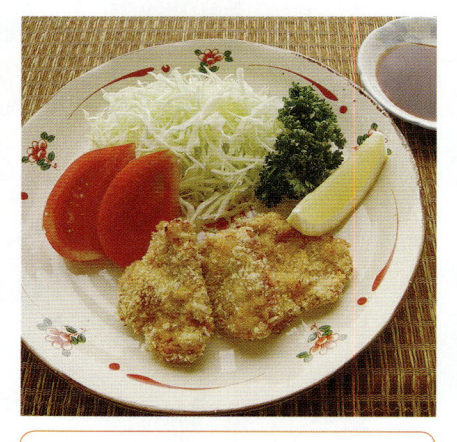

〈1人分〉
エネルギー/213 kcal　糖質/13.4 g
食物繊維/1.8 g　塩分/0.9 g　野菜量/82 g

ほうれん草と黄菊の和え物

[材料/2人分]

ほうれん草…140g
黄菊…2個
ゆずポン酢…小さじ2

[作り方]

1. ほうれん草はたっぷりの湯でゆでて冷水にとる。水気をしぼり，4cmの長さに切る。黄菊は花びらを摘み，酢（分量外）を加えた湯でさっとゆで，冷水にとって水気をしぼる。
2. 1をゆずポン酢で和える。

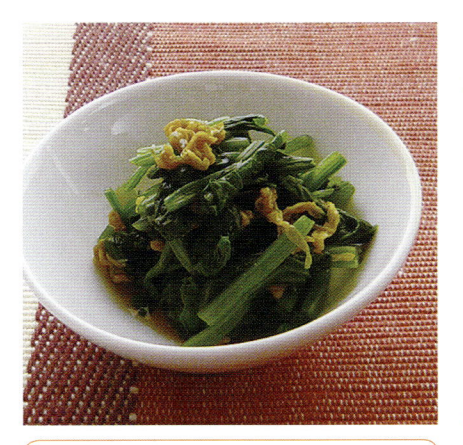

〈1人分〉
エネルギー/19kcal　糖質/1.3g
食物繊維/2.1g　塩分/0.5g　野菜量/75g

秋4

きのこ汁

[材料/2人分]

しめじ…1/2袋（45g）
えのきだけ…1/2袋（45g）
生しいたけ…2枚
生わかめ…20g
小ねぎ…1〜2本（5g）

だし汁…300ml
Ⓐ ┌ しょうゆ…小さじ1
　├ 酒…小さじ1
　└ 塩…1mlスプーン1/2（0.6g）

[作り方]

1. きのこは石づきを除く。しめじはほぐす。えのきだけは半分の長さに切り，根元をほぐす。しいたけは薄切りにする。わかめは食べやすい大きさに切り，小ねぎは小口切りにする。
2. 鍋にだし汁を入れて火にかけ，沸騰させる。1のきのこを入れてひと煮立ちさせ，わかめとⒶを入れ，火を止める。
3. 器に2を入れ，小ねぎを散らす。

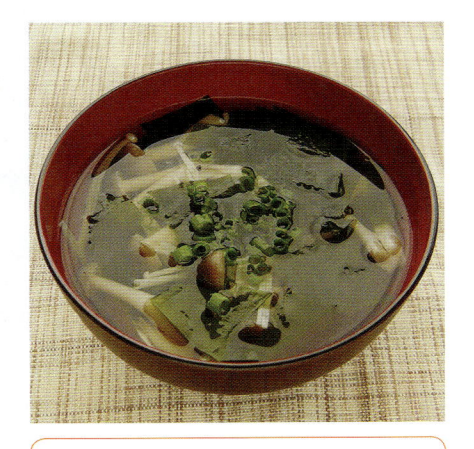

〈1人分〉
エネルギー/22kcal　糖質/2.4g
食物繊維/2.7g　塩分/1.0g　野菜量/3g

[調理のポイント]

揚げないとんかつ
▷細かめのパン粉を使用すると，薄衣にすることができ，吸油率を減らせます。
▷パン粉と油は，全体に油がしみわたるようにしっかりと混ぜ合わせます。
▷肉に小麦粉をふる際に茶こしなどを使用すると，粉のつけすぎを防げます。

きのこ汁
▷きのこは洗わずに使います。
▷生わかめの代わりに塩蔵わかめを使用する場合はよく塩抜きをします。カットわかめを使う時は1人前の目安量が1g程度です。

ほうれん草と黄菊の和え物
▷黄菊は酢を入れた水でゆでると色鮮やかに仕上がります。ゆでて水にとり，よくしぼって使います。

I　献立レシピ集

ワンプレートでバランスのよい食事をとろう

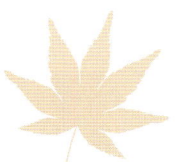

主食	十六穀入りごはん
主菜	鮭の紙包みレンジ蒸し
副菜	大根サラダ
副菜	具だくさんみそ汁
デザート	芋ようかん (作り方はp.87)

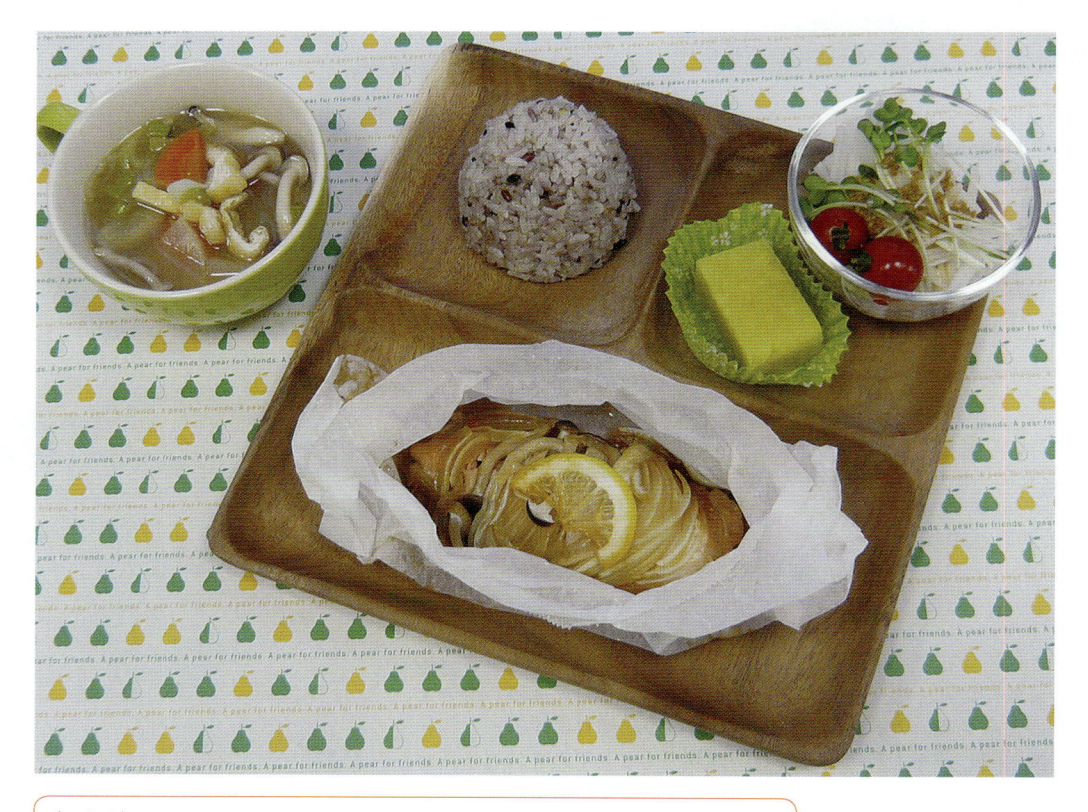

〈1人分〉
エネルギー/542 kcal　たんぱく質/24.8 g　脂質/12.4 g　糖質/76.0 g
食物繊維/7.6 g　塩分/2.1 g　野菜量/210 g

栄養指導上のポイント

▷ワンプレートに盛りつけてみると自分が食べる量を把握でき，適切な食事量やバランスを確認することができます。【資料1-2，2】
▷オーブン用シートと電子レンジを使った調理は，料理が不慣れな方でも簡単にできます。【資料25】
▷水煮野菜は常備しておくと，忙しい時でも短時間で野菜料理を作ることができます。【資料24】
▷汁物は具だくさんにすることで，汁の量が減り，減塩できます。【資料18】

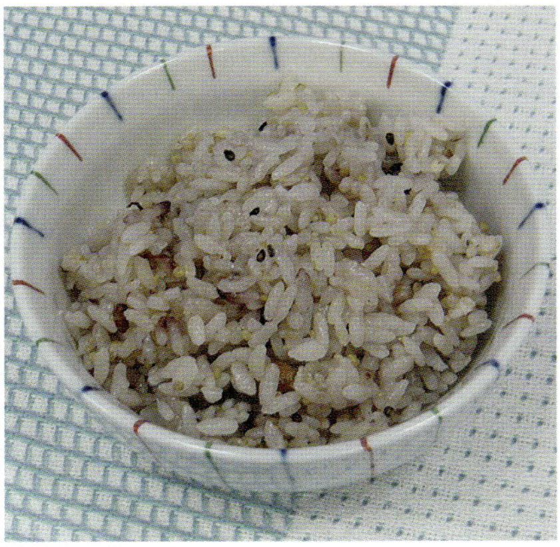

十六穀入りごはん

[材料/1人分]

十六穀入りごはん…130 g

[作り方/作りやすい分量]

米2合に対して十六穀※1袋（30 g）を入れ，炊飯釜で普通に炊く。

※十六穀
大麦，玄米，雑穀を混ぜ，精白米に加えて炊飯できるようにした商品。一般食料品店のお米売り場などで手に入る。

〈1人分〉
エネルギー/233 kcal　糖質/49.0 g
食物繊維/0.3 g　塩分/tr

鮭の紙包みレンジ蒸し

[材料/2人分]

- 生鮭…60 g×2切れ
- 酒…小さじ1/2×2人分

玉ねぎ…100 g
しめじ…1/2袋（45 g）

Ⓐ
- しょうゆ…小さじ1×2人分
- 酒…小さじ1×2人分

バター…3 g×2人分
レモン（半月切り）…2枚

[作り方]

1. 魚に酒をふりかけておく。
2. 玉ねぎは薄切りにする。しめじは石づきを除いてほぐす。
3. オーブン用シートの上に1を皮を下にしておき，2をのせ，Ⓐをかける。バターとレモンをのせ，オーブン用シートを折って包む。2個作る。（図1）
4. 耐熱容器に3をのせ，電子レンジで5分加熱し中まで火を通す。

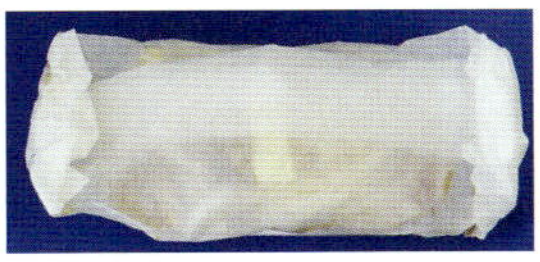

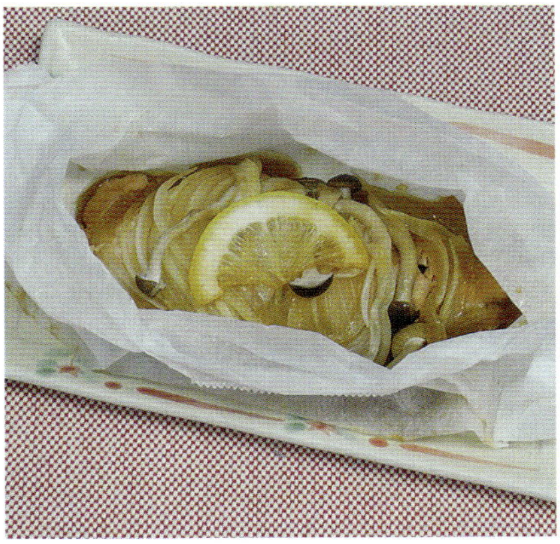

図1：オーブン用シートで包んだ状態

〈1人分〉
エネルギー/140 kcal　糖質/5.3 g
食物繊維/1.9 g　塩分/1.0 g　野菜量/50 g

秋5

大根サラダ

[材料/2人分]

大根…120 g
貝割れ菜…5 g
ミニトマト…4個
ごまドレッシング★…小さじ1×2人分

[作り方]

1. 大根はせん切りにする。貝割れ菜は根を落とし，2 cmの長さに切る。
2. 器に1を盛りつけ，ミニトマトを添える。食べる直前にドレッシングをかける。

★「深煎りごまドレッシング」（キユーピー）を使用

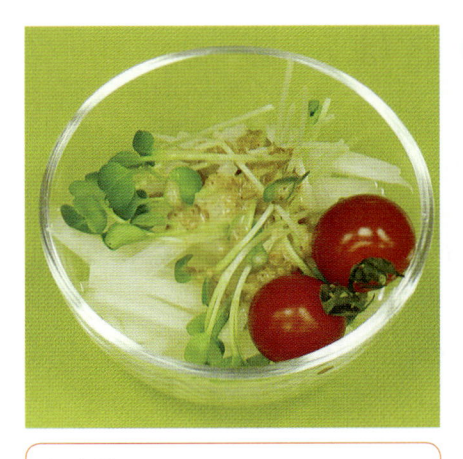

〈1人分〉
エネルギー/41 kcal　糖質/4.0 g
食物繊維/1.3 g　塩分/0.2 g　野菜量/93 g

具だくさんみそ汁

[材料/2人分]

水煮野菜…1/2袋(150 g)
しめじ…1/2袋(45 g)
長ねぎ…20 g
きざみ油揚げ…20 g
水…260 ml
粉末だしの素（食塩無添加）★…1/2袋(2.5 g)
みそ…小さじ2

[作り方]

1. 水煮野菜は袋から出し，水気を切る。しめじは石づきを除いてほぐす。長ねぎは小口切りにする。
2. 鍋に水とだしの素を入れて火にかける。1，きざみ油揚げを入れ，ひと煮立ちさせる。
3. みそを溶き入れ，火を止める。

★「素材力だし®本かつおだし」（理研ビタミン）を使用

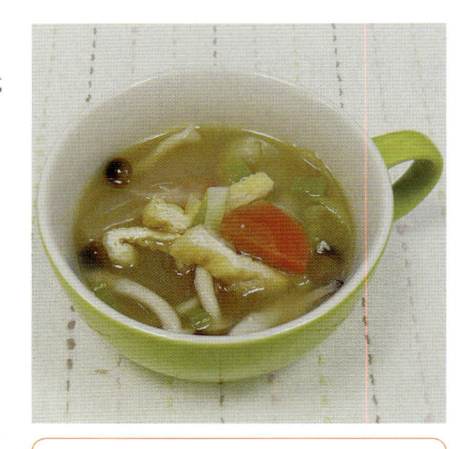

〈1人分〉
エネルギー/79 kcal　糖質/5.4 g
食物繊維/3.1 g　塩分/0.8 g　野菜量/67 g

[調理のポイント]

鮭の紙包みレンジ蒸し
▷魚は，鱈，鰆などでもよいし，鯵や鰯などの青魚も三枚おろしにして使えます。青魚にはバターではなく，青じそやしょうがの風味が合います。

大根サラダ
▷大根は繊維にそって切るとしゃきっとした食感のサラダになり，繊維に直角に切ると，しんなりと仕上げることができます。

具だくさんみそ汁
▷水煮野菜はすでに火が通っているため味がしみこみやすく，調味料を減らすことができます。
▷みその風味を落とさないために，みそを入れたら沸騰させないようにします。

お正月料理，薄味でもおいしく作るコツ

| 主食 | お雑煮
| 主菜 | 豚肉の香味焼き
| 副菜 | おせち盛り合わせ（田作り，黒豆，真砂和え）
| 副菜 | 五色なます
| デザート | 寒天寄せ（作り方は p.87）

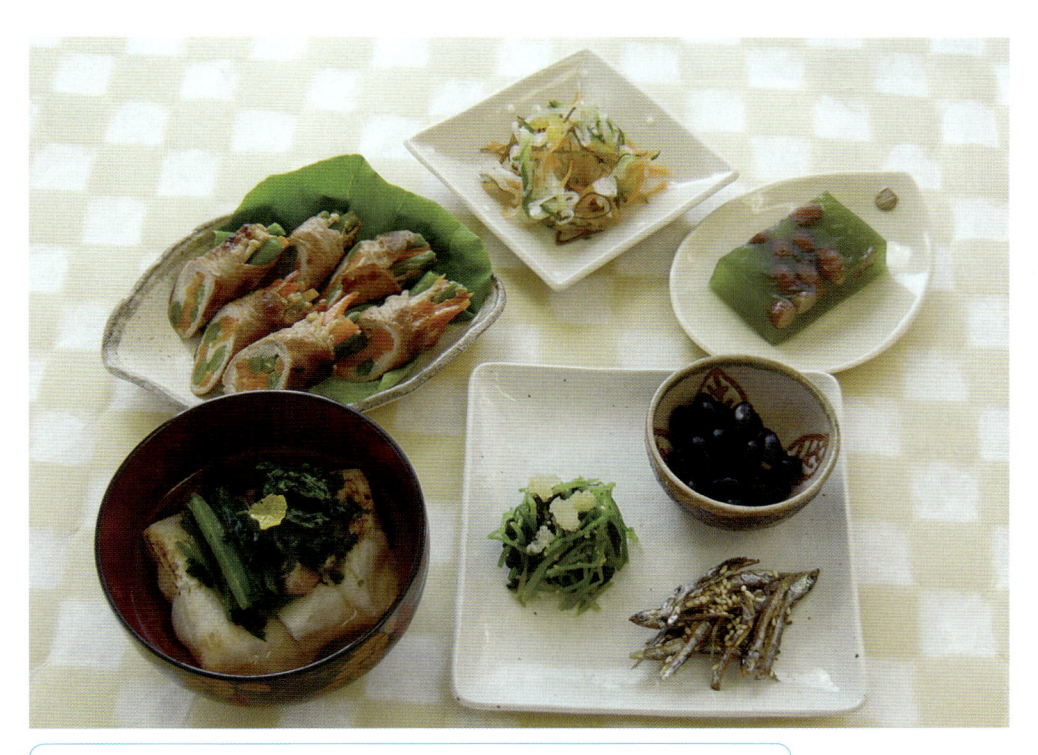

〈1人分〉
エネルギー/547 kcal　たんぱく質/30.0 g　脂質/13.7 g　糖質/67.2 g
食物繊維/8.9 g　塩分/2.9 g　野菜量/185 g

栄養指導上のポイント

▷ お正月料理は，たんぱく質・塩分・糖分が多く，野菜量が少なくなりがちです。ここでは，塩分を抑え，野菜量を増やし，栄養バランスを整えた，簡単な手作りのおせち料理を提案しています。【資料21】

▷ 指示エネルギー1600 kcal の方の餅の1食量は2個（50 g×2個）までです。具だくさんの雑煮にすることで，満足感を出すことができます。【資料21】

▷ 野菜を肉で巻いた主菜にすることで，適量のたんぱく質と必要な野菜量を無理なくとることができます。

▷ お正月は，食事も生活も通常と違う方が多く，それが血糖コントロールに影響します。おせちの話と一緒に生活全般の過ごし方なども伝えます。【資料21】

おせち盛り合わせ

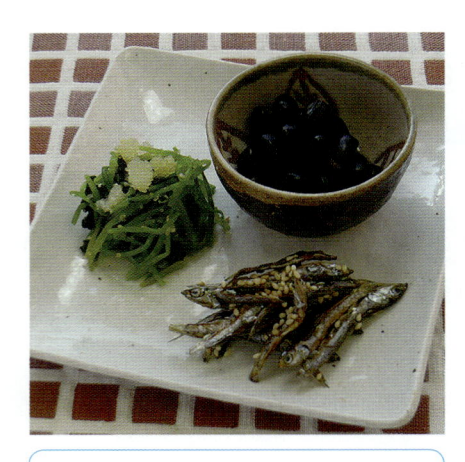

〈1人分〉（田作り）
エネルギー/25 kcal　糖質/2.5 g
食物繊維/0.1 g　塩分/0.2 g

〈1人分〉（黒豆）
エネルギー/25 kcal　糖質/1.1 g
食物繊維/1.2 g　塩分/0.2 g

〈1人分〉（真砂和え）
エネルギー/6 kcal　糖質/0.3 g
食物繊維/0.5 g　塩分/0.2 g　野菜量/20 g

田作り

[材料/6人分]

ごまめ…25 g
A ┌ オリゴのおかげ®…大さじ1
　└ しょうゆ…小さじ1
白ごま…小さじ1

[作り方]

1　ごまめは，オーブン用シートの上に広げ，電子レンジで1分30秒加熱する。
2　耐熱容器にAを入れて混ぜ，電子レンジで30秒加熱する。
3　2が熱いうちに1をからめ，白ごまを混ぜる。

黒豆

[材料/8人分]

黒豆ドライパック缶…1缶（140 g）
A ┌ 水…150 ml
　│ パルスイート®カロリーゼロ…大さじ1
　└ しょうゆ…小さじ1

[作り方]

1　小鍋にAを入れて火にかけ，沸騰させる。
2　1に黒豆を加え，再び沸騰したら火を止めて冷ます。煮汁ごと容器に移し替え，冷蔵庫に入れて1日おいて味をなじませる。

真砂和え

[材料/2人分]

三つ葉…40 g
数の子（塩抜きしたもの）…5 g
A ┌ 薄口しょうゆ…小さじ1/4
　│ だし汁…小さじ1/4
　└ わさび…適量

[作り方]

1　三つ葉はゆで，2 cmの長さに切る。
2　数の子は，おろし金ですりおろす。
3　1，2を混ぜ合わせたAで和える。

お雑煮

[材料/2人分]

切り餅…50 g×4個
小松菜…60 g
鶏もも肉(皮,脂身を除く)
　　　　　…30 g
だし汁…300 ml

A ┌ 薄口しょうゆ…小さじ1/2
　└ 塩…1 mlスプーン1/2(0.6 g)
あおさのり※…1 g
ゆずの皮…少々

[作り方]

1　小松菜はゆでて冷水にとり,水気をしぼって4 cmの長さに切る。
2　鶏肉は小さめのそぎ切りにする。
3　鍋にだし汁と2を入れて煮立て,Aで調味する。
4　餅を焼いて器に入れ,1と3の鶏肉をのせ,汁を注ぐ。あおさのりと薄くそいだゆずの皮を添える。

※あおさのり
あおさ,あおのりともいう。のり佃煮の原料。和え物の他,汁物,酢の物に使うとおいしい。一般食料品店の乾物売り場などで手に入る。

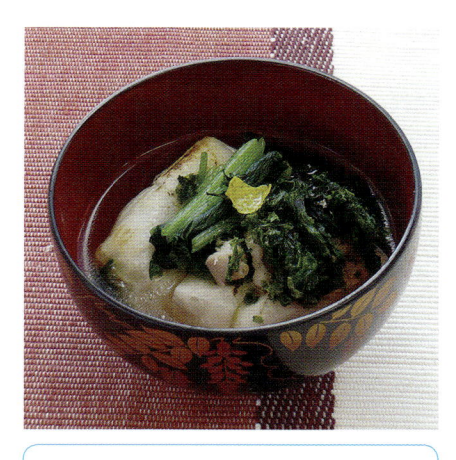

〈1人分〉
エネルギー/261 kcal　糖質/50.3 g
食物繊維/1.5 g　塩分/0.8 g　野菜量/30 g

冬1

豚肉の香味焼き

[材料/2人分]

豚ロース肉薄切り(脂身を除く)…120 g(20 g×6枚)
にんじん…60 g
さやいんげん…60 g
えのきだけ…60 g
サラダ油…大さじ1/2
A ┌ 酒…大さじ1
　├ 梅肉★…小さじ1
　└ しょうゆ…小さじ1/2
サラダ菜…2枚

[作り方]

1　にんじんは半分の長さに切り,5 mm角の拍子木切りにする。さやいんげんは,にんじんの長さに合わせて切る。
2　えのきだけは石づきを除く。
3　1を硬めにゆでる。
4　2と3をそれぞれ6等分に分けておく。
5　豚肉を広げて4をのせ,きっちりと巻く。巻き終わりを下にする。
6　フライパンにサラダ油を熱し,5を転がしながら焼く。火が通ったら,混ぜ合わせたAを入れてからめる。
7　器にサラダ菜をしき,6を斜め半分に切って盛りつける。フライパンに残ったたれをかける。

★「梅肉(無着色)」(エスビー食品)を使用

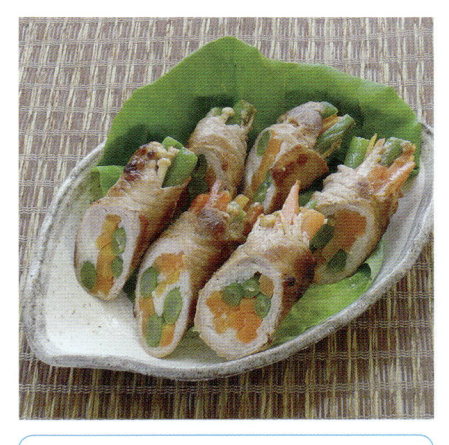

〈1人分〉
エネルギー/185 kcal　糖質/4.8 g
食物繊維/2.9 g　塩分/0.9 g　野菜量/70 g

I　献立レシピ集

五色なます

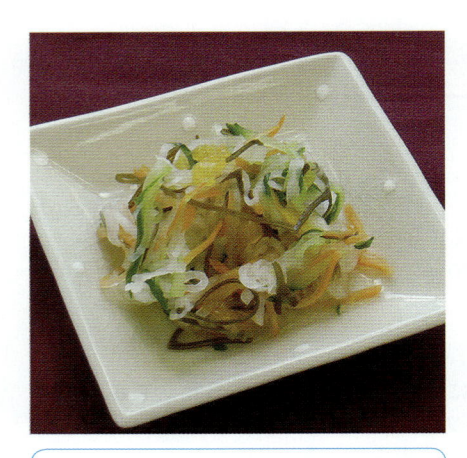

〈1人分〉
エネルギー/31 kcal　糖質/6.4 g
食物繊維/1.3 g　塩分/0.5 g　野菜量/65 g

[材料/2人分]
- 大根…100 g
- きゅうり…20 g
- にんじん…10 g
- 塩…1 ml スプーン 1/2（0.6 g）

柿…20 g
きざみ昆布（乾）…1 g
ゆずの皮…適量

A
- 砂糖…大さじ 1/2
- ゆず果汁…小さじ 2
- 酢…小さじ 2
- 塩…1 ml スプーン 1/2（0.6 g）

[作り方]
1. 大根は薄い輪切りにしてから，せん切りにする。きゅうりとにんじんは斜め薄切りにしてから，せん切りにする。
2. 1に塩をふって混ぜる。しんなりしたら水気をしぼる。
3. 柿は皮をむき，せん切りにする。
4. きざみ昆布は水でもどし，水気をしぼる。
5. ゆずは皮を薄くそぎ，せん切りにする。
6. ボウルにAを合わせ，2〜5を入れ，味をなじませる。

[調理のポイント]

田作り
▷フライパンを使わずに，電子レンジで簡単に作ることができます。【資料25】

黒豆
▷沸騰した煮汁に黒豆を入れ，再沸騰したらすぐに火を止めます。

お雑煮
▷だし汁に鶏肉を入れるとこくが出ます。
▷汁を注いでから，あおさのりとゆずの皮をのせます。

豚肉の香味焼き
▷肉の脂身を取り除くと，エネルギーを抑えることができます。
▷巻き終わりを下にして焼くとくずれません。
▷肉に十分火を通してから，たれをからめます。

五色なます
▷大根は斜めの輪切り（2 mm 程度）にしてからせん切りにすることで，しんなりして食べやすくなります（なます切り）。
▷水気をしっかり絞ることで調味料が少なくてすみ，味のしみこみもよくなります。

56　1章　レシピ編

野菜も一緒に！ フライパンで作る，魚の西京焼き

| 主食 | 黒米入りごはん
| 主菜 | 鱈の西京焼き
| 副菜 | 小松菜とあおさのりの和え物
| 副菜 | 沢煮椀
| デザート | かぼちゃプリン(作り方はp.90)

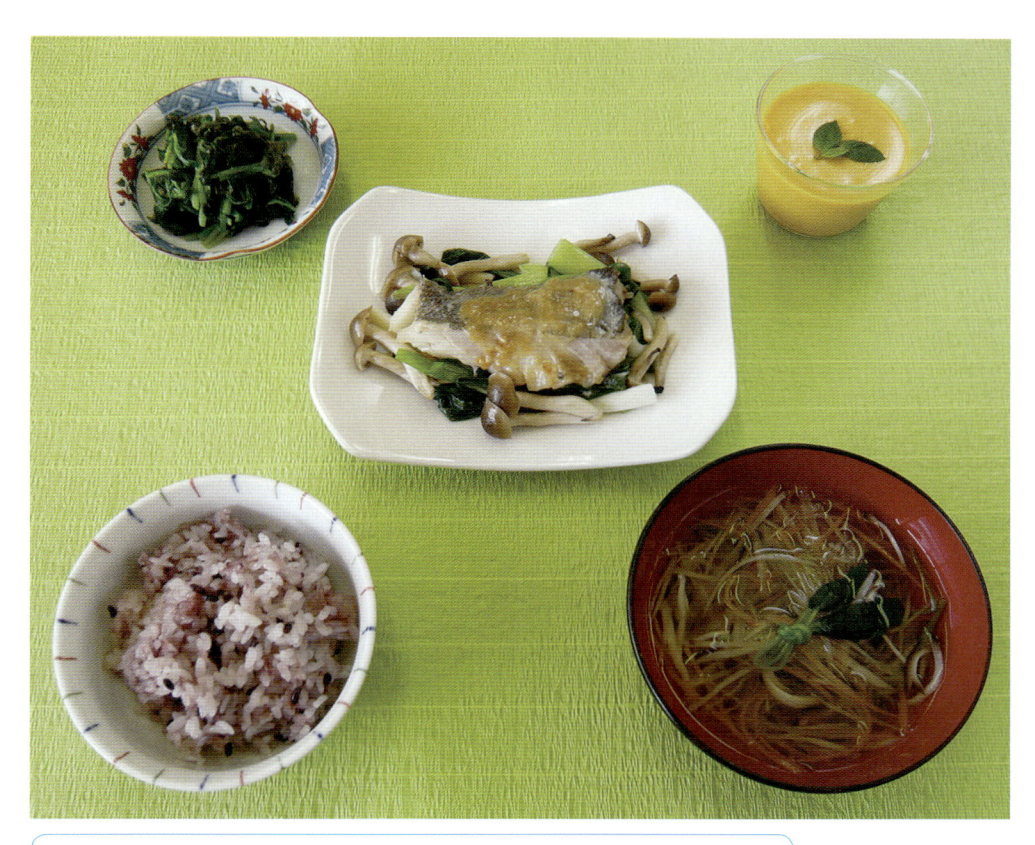

〈1人分〉
エネルギー/529 kcal　たんぱく質/27.6 g　脂質/7.6 g　糖質/78.0 g
食物繊維/8.2 g　塩分/2.2 g　野菜量/180 g

栄養指導上のポイント

▷魚はそのまま焼く，煮るなどの単独の料理になりがちですが，ここではフライパンを使い，たっぷり野菜を一緒に調理した魚料理にしています。主菜に野菜を入れることで1食の野菜量を増やせることを伝えます。【資料12】

▷和食は塩分が多くなりがちです。しかしここでは，塩分2.2 gになっています。香りのあるごぼうやあおさのりなどを用い，副菜の塩分を抑えています。【資料18】

黒米入りごはん

[材料/1人分]

黒米入りごはん…150 g

[作り方/作りやすい分量]

米2合に対して黒米※大さじ1を入れ，炊飯釜で普通に炊く。

※黒米
古代米の一種で，もみ殻やぬか層に紫黒色の色素を含んでいる。もち種。精白米に加えると紫色のごはんに炊き上がる。一般食料品店のお米売り場などで手に入る。

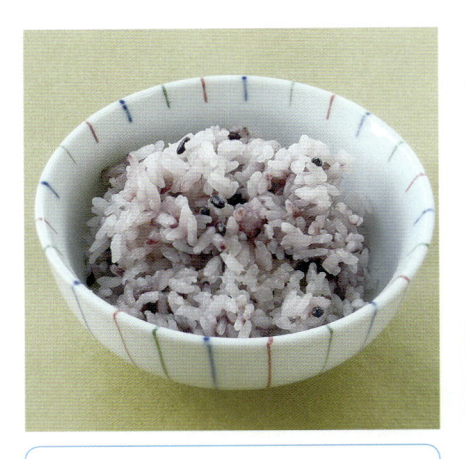

〈1人分〉
エネルギー/256 kcal　糖質/54.9 g
食物繊維/0.5 g　塩分/tr

鱈の西京焼き

[材料/2人分]

生鱈…80 g×2切れ
わけぎ…100 g
しめじ…1/2袋（45 g）
サラダ油…小さじ2

A
- 酒…大さじ2
- 白みそ…大さじ1
- 水…大さじ1
- 砂糖…小さじ1
- しょうゆ…小さじ1/2

[作り方]

1. わけぎは3～4 cmの長さに切る。しめじは石づきを除いてほぐす。
2. Aを混ぜ合わせておく。
3. フライパンにサラダ油を熱し，魚を入れる。色よく焼けたら裏返し，1を加える。1がしんなりしたら取り出し，器に盛りつける。
4. 魚に火が通ったら2を入れてからめ，少し煮詰める。
5. 3に魚を盛りつけ，フライパンに残ったたれをかける。

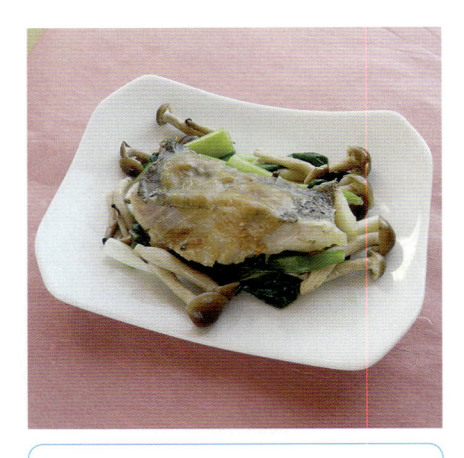

〈1人分〉
エネルギー/164 kcal　糖質/8.2 g
食物繊維/3.6 g　塩分/1.0 g　野菜量/50 g

小松菜とあおさのりの和え物

[材料/2人分]

小松菜…120 g
あおさのり…4 g
だし汁…60 ml
しょうゆ…小さじ 1/2

[作り方]

1. 小松菜はゆでて冷水にとり，水気をしぼって 4 cm の長さに切る。
2. あおさのりはだし汁で軟らかくなる程度にしとらせる。しょうゆを加え，よくなじませる。
3. 2 に 1 を入れて和える。

〈1人分〉
エネルギー/13 kcal　糖質/0.8 g
食物繊維/1.7 g　塩分/0.4 g　野菜量/60 g

沢煮椀

[材料/2人分]

ごぼう…20 g　　にんじん…10 g
大根…20 g　　　三つ葉…10 g
セロリ…20 g　　だし汁…300 ml
生しいたけ…1枚

Ⓐ ┌ 塩…1 ml スプーン 1/2（0.6 g）
　└ 薄口しょうゆ…小さじ 1/2

[作り方]

1. ごぼう，大根，セロリ，にんじんは 4 cm の長さの細いせん切りにする。しいたけは石づきを除いて薄切りにする。
2. 三つ葉はさっとゆでて冷水にとり，水気をしぼって結ぶ（4 cm の長さに切り，Ⓐで調味した後に加えてもよい）。
3. 鍋に，だし汁と 1 を入れて火にかけ，材料が軟らかくなるまで煮る。Ⓐで調味し，火を止める。
4. 器に 3 を盛りつけ，2 を飾る。

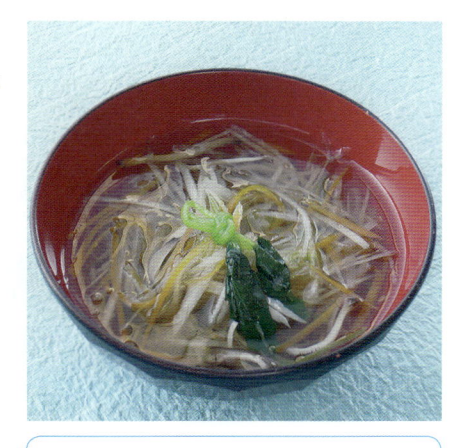

〈1人分〉
エネルギー/18 kcal　糖質/2.5 g
食物繊維/1.4 g　塩分/0.7 g　野菜量/40 g

[調理のポイント]

鱈の西京焼き
▷わけぎがなければ小ねぎを使います。しめじの代わりにエリンギやしいたけでもおいしくできます。
▷鱈は，火が通りやすく身がくずれやすいので注意して焼きます。
▷魚は鱈の他に鰆，鮭でもおいしくできます。

小松菜とあおさのりの和え物
▷小松菜の代わりにほうれん草も使えます。

I　献立レシピ集

たまにはホワイトソースを使った料理を作りたい

| 主食・主菜 | チキンドリア
| 副菜 | 温野菜サラダ
| 副菜 | トマトの具だくさんスープ
| デザート | りんごのコンポート(作り方はp.91)

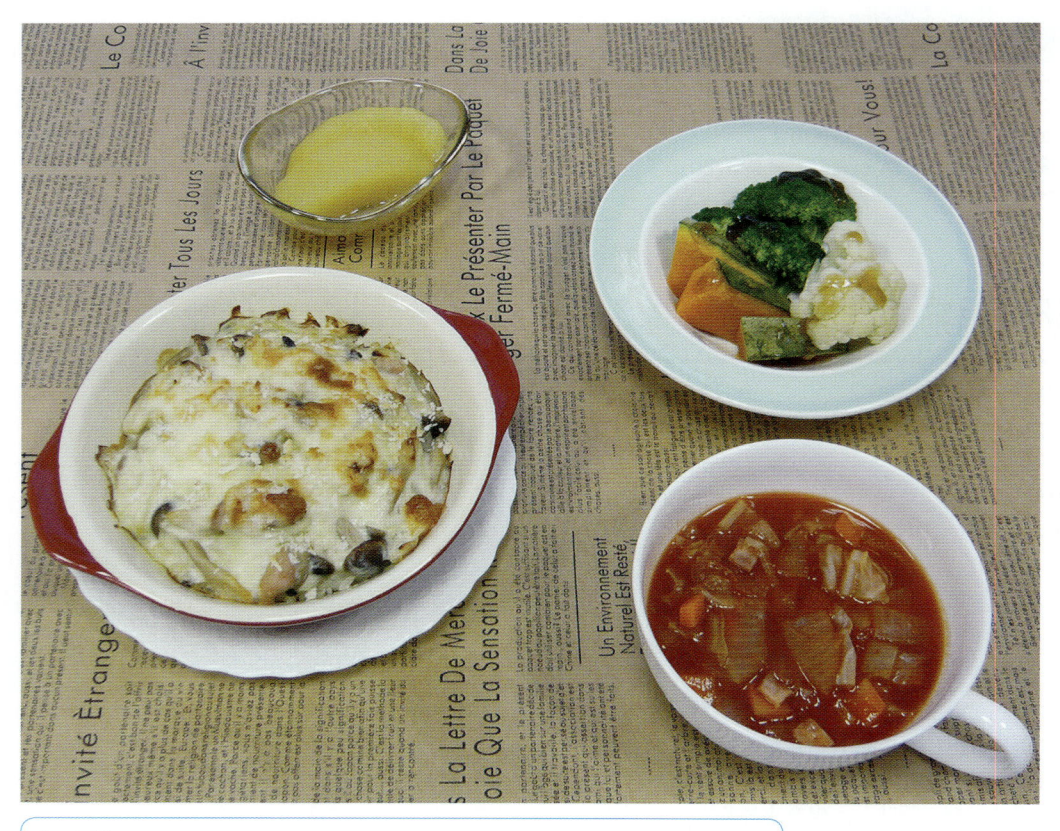

〈1人分〉
エネルギー/578 kcal　たんぱく質/22.5 g　脂質/13.8 g　糖質/85.5 g
食物繊維/9.6 g　塩分/2.7 g　野菜量/240 g

栄養指導上のポイント

▷ホワイトソースを使った料理は，脂肪が多く，エネルギーが高くなりがちです。ここではフライパンを用いてバターを少量使い，エネルギーを抑えた簡単にできるドリアを提案しています。

▷献立全体の塩分を抑えるために，副菜(温野菜サラダ)のドレッシングの選び方に注意するよう伝えます。

チキンドリア

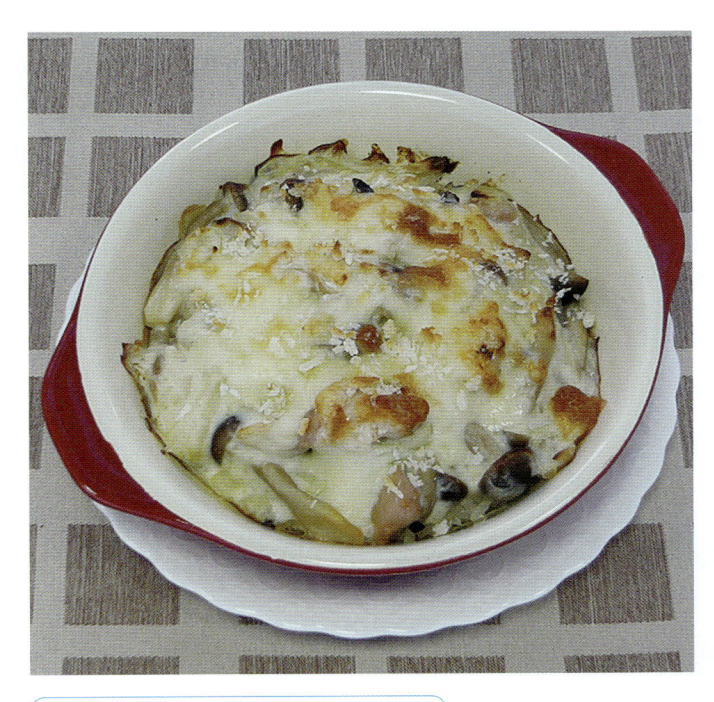

〈1人分〉
エネルギー/441 kcal　糖質/60.7 g
食物繊維/3.3 g　塩分/1.5 g　野菜量/40 g

[材料/2人分]

- 押し麦入りごはん…260 g
- 顆粒コンソメ…小さじ 1/2
- 鶏もも肉(皮，脂身を除く)…60 g
- しめじ…1袋(90 g)
- 玉ねぎ…80 g
- バター…10 g
- 塩…1 ml スプーン 1(1.2 g)
- こしょう…少々
- 小麦粉…大さじ 1・1/3
- 牛乳…200 ml
- ピザ用チーズ…20 g
- パン粉…小さじ 1

[作り方]

1. 米1合に対して押し麦※15 g(1割)を加え，炊飯釜で普通に炊く。
2. 鶏もも肉は一口大に切る。
3. しめじは石づきを除いて，ほぐす。玉ねぎは薄切りにする。
4. フライパンを熱してバターを溶かし，焦がさないように 2 を炒める。火が通ったら 3 を加えて炒め，塩とこしょうで調味する。
5. 4 に小麦粉をふり入れ，なじませるように混ぜる。牛乳を少しずつ加え，ダマにならないように混ぜる。
6. 分量のごはんにコンソメを入れてよく混ぜる。耐熱容器に均等に分け，平らに盛る。5 をかけ，ピザ用チーズとパン粉を散らす。オーブントースターで，おいしそうな焼き色がうっすらつくまで約10分焼く(220℃のオーブンで約15分焼いてもよい)。

※押し麦
大麦を蒸気で加熱し，ローラーで平らにしたもので精白米に加えて一緒に炊くことができる。食物繊維が豊富に含まれている。一般食料品店のお米売り場などで手に入る。

冬 3

I　献立レシピ集

温野菜サラダ

[材料/2人分]

カリフラワー…60 g
ブロッコリー…60 g
かぼちゃ（皮つき）…60 g
ジュレポン酢★…小さじ1×2人分

[作り方]

1. カリフラワー，ブロッコリーは小房に分ける。かぼちゃはわたと種を除いて，1.5 cm幅の扇形に切る。
2. 耐熱容器に1を並べ，ラップをかけて，電子レンジで3分加熱する。
3. 器に2を盛りつけ，ジュレポン酢をかける。

★「のっけてジュレ〈ポン酢〉」（ハウス食品）を使用

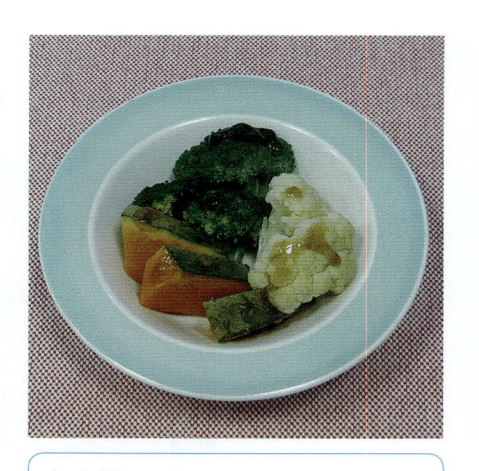

〈1人分〉
エネルギー/50 kcal　糖質/7.3 g
食物繊維/3.2 g　塩分/0.3 g　野菜量/90 g

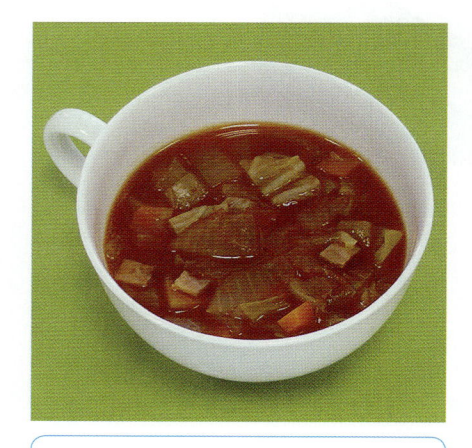

トマトの具だくさんスープ

[材料/2人分]

玉ねぎ…60 g
キャベツ…60 g
にんじん…20 g
ショルダーベーコン…10 g
トマト水煮缶（カット）…1/3缶（約130 g）
水…200 ml
顆粒コンソメ…小さじ1
こしょう…少々

[作り方]

1. 玉ねぎは粗みじん切りにする。キャベツとショルダーベーコンは1 cmの角切りにする。にんじんは1 cm角の色紙切りにする。
2. 鍋に水，トマト水煮缶，1，コンソメを入れて火にかける。ふたをして，野菜が軟らかくなるまで煮込む。仕上げにこしょうをふる。

〈1人分〉
エネルギー/54 kcal　糖質/7.8 g
食物繊維/2.1 g　塩分/0.8 g　野菜量/110 g

[調理のポイント]

チキンドリア
▷鶏もも肉は皮の下に脂があるので，取り除いてから調理します。
▷バターは焦げやすいので注意して炒めます。小麦粉をまんべんなくふり入れて，よく混ぜ，牛乳を少しずつ加えて，ダマにならないようにします。
▷ホワイトソースがゆるい場合は，少し長めに煮て硬さを調整します。

温野菜サラダ
▷野菜は火の通りが均一になるように，大きさをそろえて切ります。
▷ラップは耐熱容器にふんわりとかけて，電子レンジにかけます。【資料25】

簡単で野菜たっぷりの棒餃子

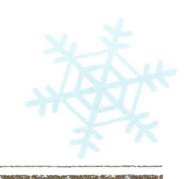

| **主食** | 発芽玄米入りごはん
| **主菜** | 棒餃子
| **副菜** | 大根と水菜のサラダ
| **副菜** | けんちん汁
| **デザート** | 煮りんご　しょうが風味(作り方は p.95)

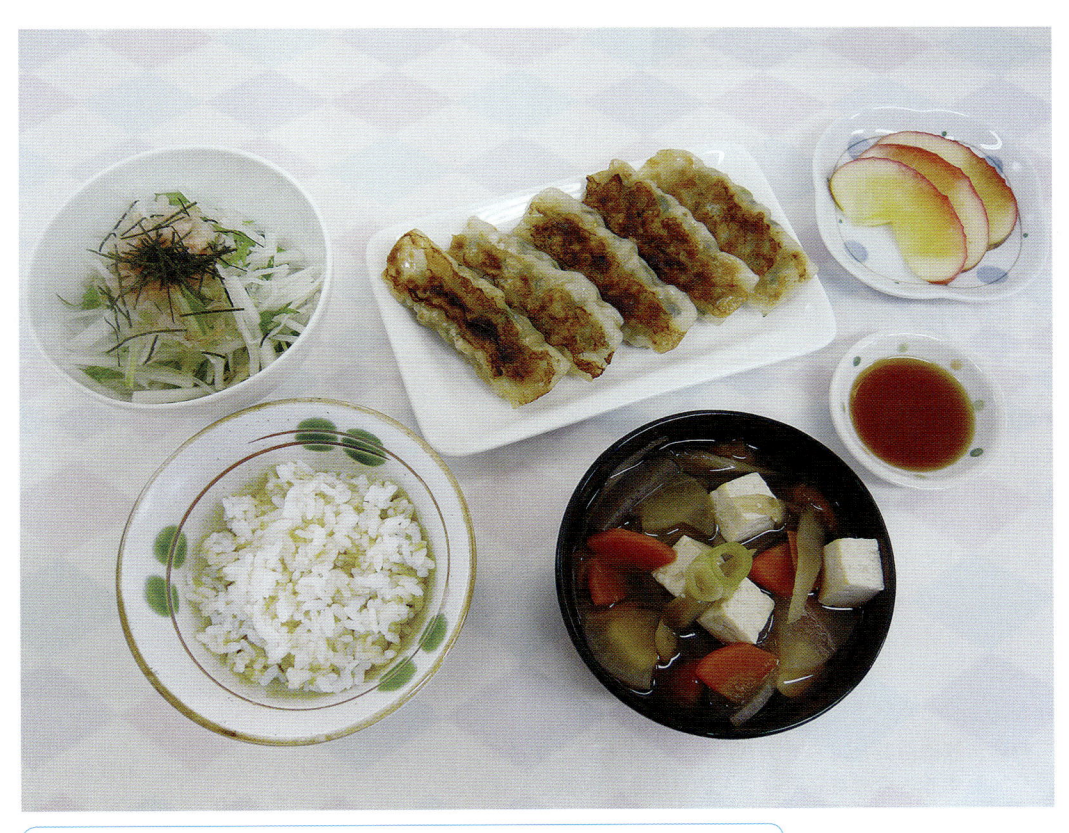

〈1人分〉
エネルギー/496 kcal　たんぱく質/20.1 g　脂質/10.9 g　糖質/71.9 g
食物繊維/8.1 g　塩分/2.6 g　野菜量/268 g

栄養指導上のポイント

▷市販の餃子は野菜が少なく，脂身の多い肉を使用しています。ここでは脂肪の少ないひき肉を使用し，エネルギーを抑えた，簡単な手作りの餃子を提案しています。【資料11】
▷餃子の皮は糖質が多い食品なので，その分主食の量を調整します。【資料7】
▷餃子に入れる野菜は電子レンジで加熱することでかさを減らし，使用しています。
▷下味にオイスターソースでこくを出すので，通常のものよりも減塩できます。

発芽玄米入りごはん

[材料/1人分]
発芽玄米入りごはん…100 g

[作り方/作りやすい分量]
白米と発芽玄米※を1：1の割合で混ぜ，炊飯釜で普通に炊く。

※発芽玄米についてはp.5参照

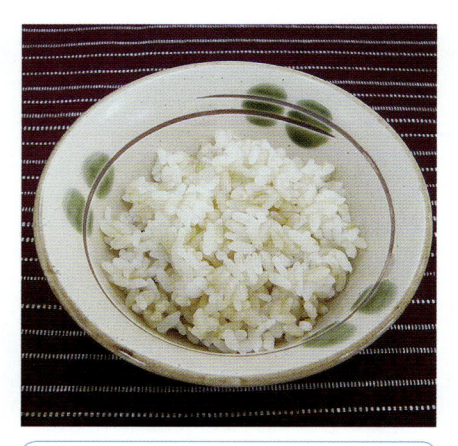

〈1人分〉
エネルギー/167 kcal　糖質/35.6 g
食物繊維/0.8 g　塩分/tr

棒餃子

[材料/2人分]
餃子の皮…10枚
豚ももひき肉…80 g
白菜…150 g
にら…50 g
しょうが…1/2かけ

A
- しょうゆ…小さじ1
- オイスターソース…小さじ1
- 片栗粉…小さじ1
- こしょう…少々

ごま油…小さじ2

餃子のたれ
B
- 酢…小さじ1
- しょうゆ…小さじ1/2

[作り方]
1. 耐熱容器に白菜とにらを入れ，ラップをかけて電子レンジで2分加熱する。冷めたら粗みじん切りにし，水気をしぼる。しょうがはみじん切りにする。
2. ボウルに1，豚ひき肉，Aを入れてよく練り合わせ，10等分に分けておく。
3. 餃子の皮の中央に細長く2をのせ，皮の周囲に水をつけて上1/3を中心に向かって折りたたみ，下1/3を同じように中心に向かって折り，棒状にする。
4. フライパンにごま油を半量入れて強火～中火で熱し，3の継ぎ目のないほうを下にして入れる。少し焼き色がついたら裏返す。焼き色がついたら再度裏返して，餃子の半分の高さまで水を入れてふたをする。
5. 中火～弱火で水分が少し残る程度まで焼く。残りのごま油を回しかけて火を強め，水分がなくなるまで焼き，器にとる。混ぜ合わせたBを添える。

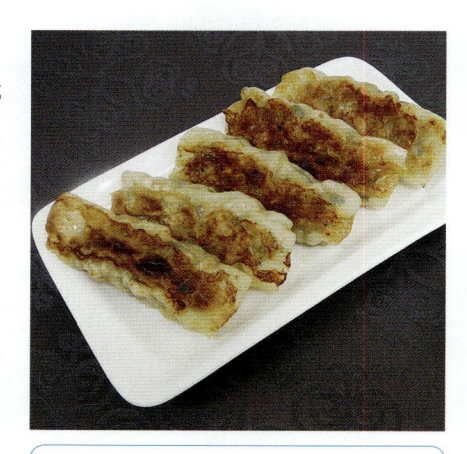

〈1人分〉
エネルギー/212 kcal　糖質/20.7 g
食物繊維/2.4 g　塩分/1.0 g　野菜量/103 g

大根と水菜のサラダ

[材料/2人分]

大根…150g
水菜…15g
青じそ…2枚
かつおぶし…2g
きざみ海苔…適量

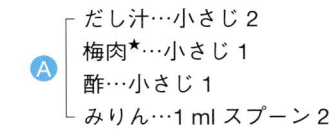

A ┌ だし汁…小さじ2
  │ 梅肉★…小さじ1
  │ 酢…小さじ1
  └ みりん…1mlスプーン2

[作り方]

1. 大根は3cmの長さのせん切りにする。水菜は2〜3cmの長さに切る。青じそはせん切りにする。すべてを合わせておく。
2. 1を器に盛りつけ、かつおぶしときざみ海苔をのせる。食べる直前に混ぜ合わせたAをかける。

★「梅肉(無着色)」(エスビー食品)を使用

〈1人分〉
エネルギー/25kcal　糖質/3.2g
食物繊維/1.4g　塩分/0.7g　野菜量/84g

けんちん汁

[材料/2人分]

大根…60g
木綿豆腐…50g
にんじん…40g
ごぼう…40g
こんにゃく(あく抜き)…40g
サラダ油…小さじ1
長ねぎ…20g
だし汁…260ml

A ┌ しょうゆ…小さじ1
  └ 塩…1mlスプーン1/2
　　　　　　　　(0.6g)

[作り方]

1. 大根、にんじんはいちょう切り、ごぼうは包丁の背で皮をこそげ、ささがきにする。こんにゃくは短冊切りにする。
2. 豆腐はさいの目に切る。長ねぎは小口切りにする。
3. 鍋にサラダ油を入れて熱し、1を炒める。油が回ったら、だし汁を加える。具が軟らかくなったら2を入れる。
4. ひと煮立ちしたらAで調味する。

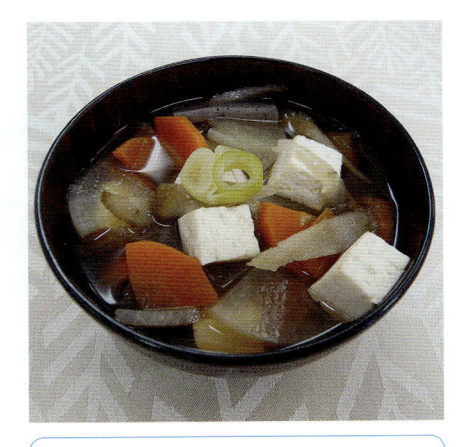

〈1人分〉
エネルギー/71kcal　糖質/5.6g
食物繊維/2.8g　塩分/0.9g　野菜量/80g

冬4

[調理のポイント]

棒餃子
▷餃子に入れる野菜は電子レンジにかけて、冷めたらしっかり水分をしぼります。
▷具を餃子の皮の真ん中に棒状に置いて、左右を折りたたむ(レシピ参照)ことで簡単に作れます。
▷肉が餃子の皮からはみ出しますが、焼くことで肉が固まります。

けんちん汁
▷早く仕上げたい場合は、具を小さめに切ります。
▷野菜の水煮や調理ずみのささがきごぼうなどが市販されています。忙しい時や簡単に作りたい時に便利です。【資料24】

I　献立レシピ集

温かい麺をだしと香味野菜でおいしく食べよう

主食・主菜	おろしあんかけ　にゅうめん
副菜	ゆで鶏のサラダ
副菜	長芋の香味焼き
デザート	ゆずゼリー（作り方はp.86）

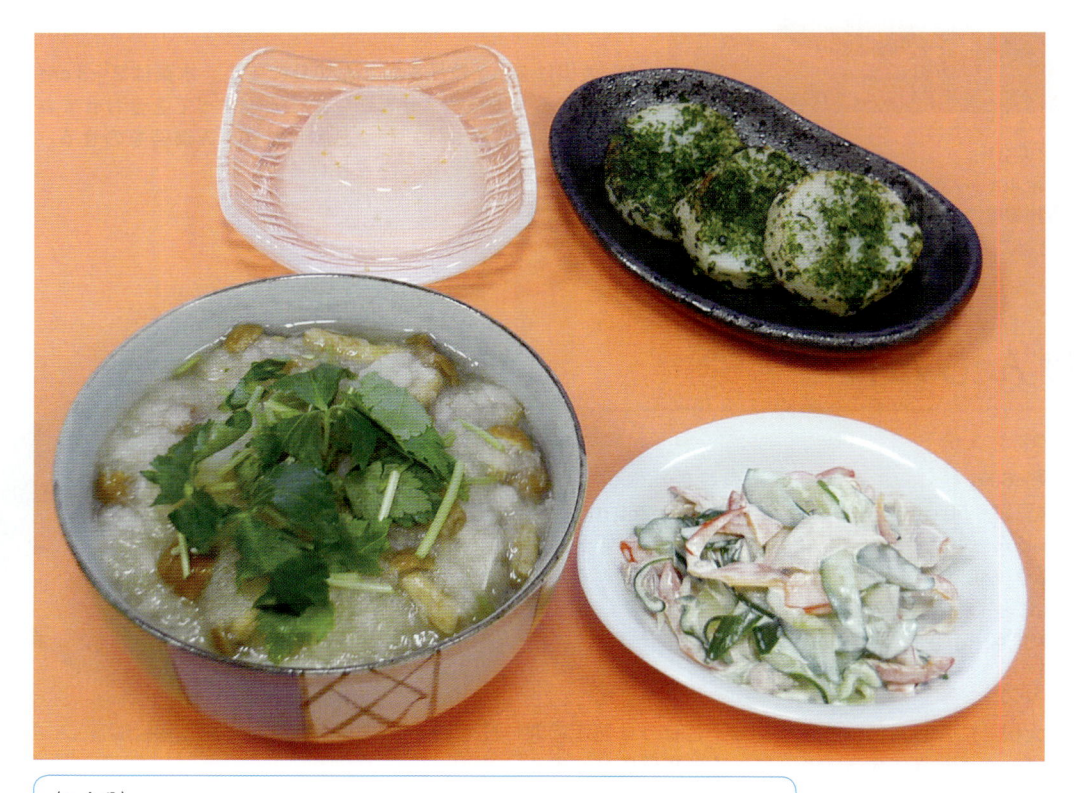

〈1人分〉
エネルギー/504 kcal　たんぱく質/23.5 g　脂質/14.9 g　糖質/64.7 g
食物繊維/6.7 g　塩分/2.6 g　野菜量/168 g

栄養指導上のポイント

▷煮込むタイプの麺料理は，食べる時に自然に汁をとることになり，塩分が多くなりがちです。ここでは，薄味にするために鶏肉のだしと香味野菜を利用する工夫を提案をしています。

▷指示量1600 kcalの方は，そうめん（乾）75 g程度が1回量ですが，にゅうめんにするとかさが増えるので60 gにしています。【資料8】　代わりに長芋の料理を加え，糖質量を調整しています。【資料7】

▷麺の量が少ない分，大根おろし，きのこを入れて，ボリュームが出るような工夫をしています。

▷サラダにマヨネーズを使い油をとることで，腹持ちがよくなることを伝えます。

おろしあんかけ にゅうめん

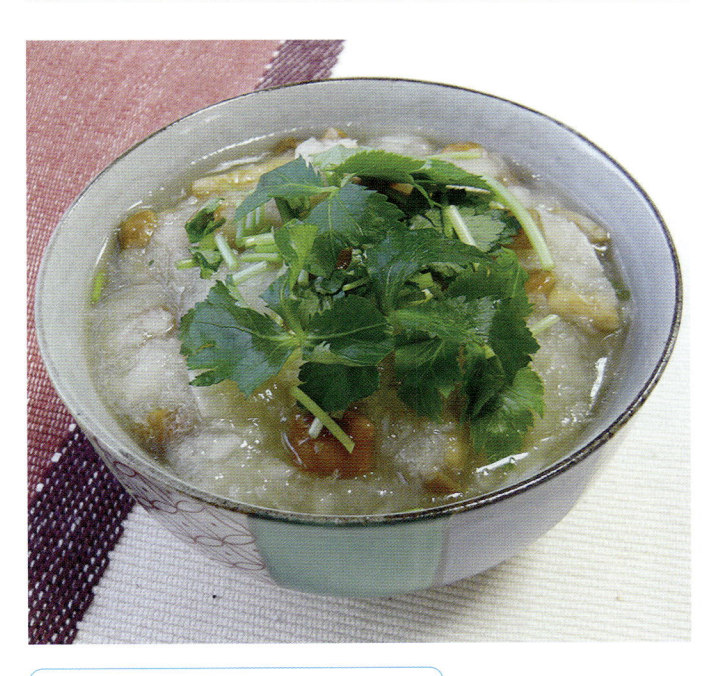

⟨1人分⟩
エネルギー/280 kcal　糖質/45.8 g
食物繊維/4.0 g　塩分/2.1 g　野菜量/78 g

[材料/2人分]

そうめん（乾）…120 g
鶏もも肉（皮，脂身を除く）…70 g
しょうが…1かけ
水…700 ml
大根…280 g
なめこ…100 g
三つ葉…6 g

Ⓐ
　しょうが汁…小さじ2
　薄口しょうゆ…小さじ2
　塩…1 ml スプーン1（1.2 g）

Ⓑ
　片栗粉…小さじ2
　水…大さじ1

[作り方]

1 しょうがは薄切りにする。鍋に水を入れて火にかけ，沸騰させる。鶏肉としょうがを入れ，弱火で20分ゆでる。鶏肉を取り出し，食べやすい大きさに裂く。
2 大根はおろし，ざるに上げて汁を切る。
3 鍋に1のゆで汁500 mlを入れて火にかけ，煮立ったらⒶで調味し，1の鶏肉を入れる。混ぜ合わせたⒷでとろみをつける。
4 別の鍋に3を100 mlとり，2となめこを入れて火にかけ温める。
5 そうめんはたっぷりの湯でゆで，ざるに上げて水気を切る。
6 器に5を入れ，3をかけ，4をのせる。細かく切った三つ葉を散らす。

ゆで鶏のサラダ

[材料/2人分]

鶏もも肉（皮，脂身を除く）…70 g
きゅうり…1本（100 g）
玉ねぎ…40 g
塩…1 mlスプーン1/2（0.6 g）
赤パプリカ…1/2個（40 g）
マヨネーズ…大さじ2

[作り方]

1. 鶏肉はゆで，食べやすい大きさに裂く。
2. きゅうりは縦半分に切ってから，斜め薄切りにする。玉ねぎは薄切りにする。きゅうりと玉ねぎを合わせ，塩をふって混ぜる。しんなりしたら水気をしぼる。
3. パプリカはへたと種を除いて薄切りにする。
4. 1〜3をマヨネーズで和える。

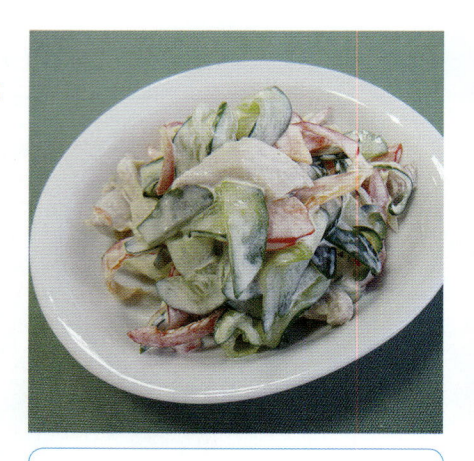

〈1人分〉
エネルギー/141 kcal　糖質/3.7 g
食物繊維/1.2 g　塩分/0.4 g　野菜量/90 g

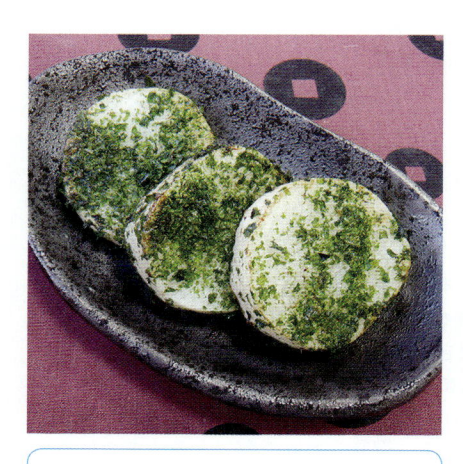

長芋の香味焼き

[材料/2人分]

長芋（皮つき）…160 g
ごま油…小さじ1
青のり…適量

[作り方]

1. 長芋は皮つきのままよく洗い，1 cm幅の輪切りにする。
2. フライパンにごま油を熱し，長芋を並べて両面をこんがり焼く。
3. 仕上げに青のりをふる。

〈1人分〉
エネルギー/72 kcal　糖質/10.5 g
食物繊維/1.2 g　塩分/0.1 g

[調理のポイント]

おろしあんかけ　にゅうめん
▷だしの代わりに鶏肉のゆで汁のうまみを利用します。
▷ゆでた鶏肉はにゅうめんとサラダに使用するので，2つに分けます。

長芋の香味焼き
▷長芋は皮つきで使います。
▷麺と組み合わせているので，調味料に塩を使っていません。単品で作る場合には塩を1 mlスプーン1/4（0.3 g）程度使用してもかまいません。

II
副菜レシピ集

- ほうれん草の和え物　バリエーションレシピ
- キャベツの和え物　バリエーションレシピ
- 白菜1株使い切り　バリエーションレシピ
- 大根1本使い切り　バリエーションレシピ
- 和え物・サラダ
- 煮物・蒸し物
- 汁物
- 炒め物

ほうれん草の和え物 バリエーションレシピ

〔作り方〕 ほうれん草140gはたっぷりの湯でゆで，冷水にとり水気をしぼる。4cmの長さに切り，それぞれの材料と和える。

お浸し

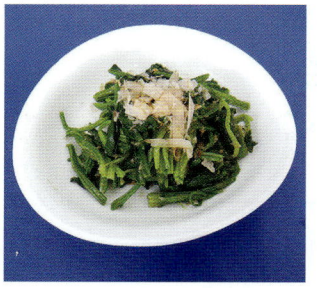

[材料/2人分]
しょうゆ…小さじ1/2
かつおぶし…1g

〈1人分〉 エネルギー/17 kcal　糖質/0.3 g
食物繊維/2.0 g　塩分/0.2 g　野菜量/70 g

ナムル

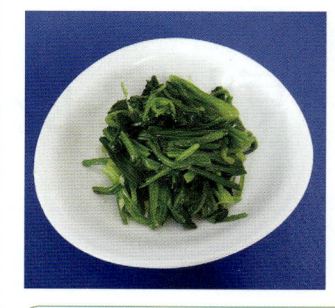

[材料/2人分]
にんにく（みじん切り）
　　　　　…小さじ1/2
ごま油…小さじ1/2
塩…1 ml スプーン 1/2
　　　　　（0.6 g）

〈1人分〉 エネルギー/25 kcal　糖質/0.4 g
食物繊維/2.0 g　塩分/0.3 g　野菜量/71 g

海苔和え

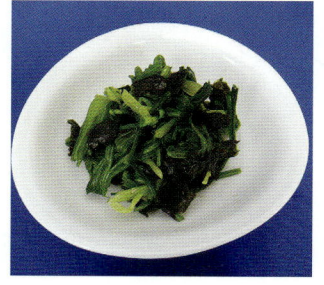

[材料/2人分]
しょうゆ…小さじ1/2
焼き海苔（ちぎる）
　　　　　…1/2枚

〈1人分〉 エネルギー/16 kcal　糖質/0.4 g
食物繊維/2.2 g　塩分/0.2 g　野菜量/70 g

ごま和え

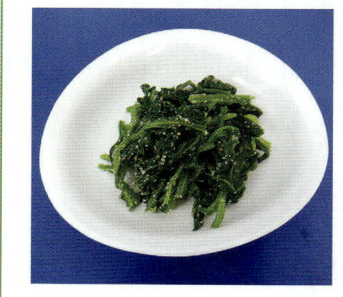

[材料/2人分]
めんつゆ（3倍濃縮）
　　　　　…小さじ1/2
白すりごま…小さじ1

〈1人分〉 エネルギー/25 kcal　糖質/0.7 g
食物繊維/2.1 g　塩分/0.2 g　野菜量/70 g

なめ茸和え

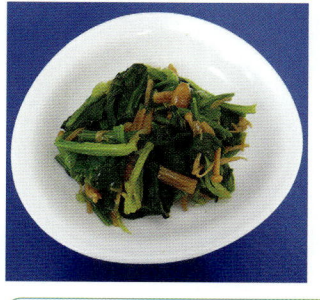

[材料/2人分]
減塩なめ茸
　　　　　…20 g

〈1人分〉 エネルギー/24 kcal　糖質/1.9 g
食物繊維/2.4 g　塩分/0.3 g　野菜量/70 g

わさび和え

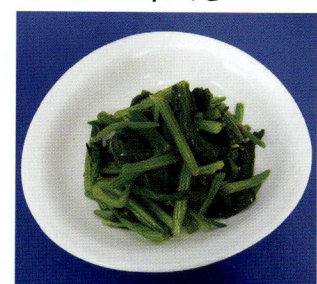

[材料/2人分]
しょうゆ…小さじ1/2
わさび…少々

〈1人分〉 エネルギー/16 kcal　糖質/0.5 g
食物繊維/2.0 g　塩分/0.2 g　野菜量/70 g

キャベツの和え物 バリエーションレシピ

〔作り方〕 キャベツ140gは1cm幅のざく切りにし，耐熱容器に入れてラップをかけ，電子レンジで1分30秒加熱する（または ゆでる）。水気をしぼり，それぞれの材料と和える。

ゆかり和え

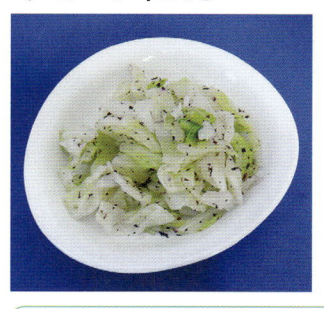

[材料/2人分]
ゆかり®…小さじ1/2

〈1人分〉 エネルギー/18 kcal 糖質/2.7 g
食物繊維/1.3 g 塩分/0.3 g 野菜量/70 g

酢みそ和え

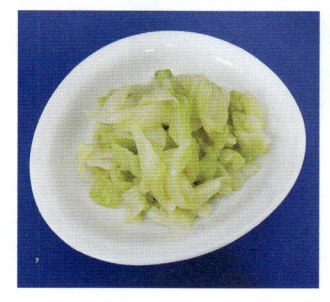

[材料/2人分]
酢みそ（市販のもの）
　　　　　…15 g

〈1人分〉 エネルギー/32 kcal 糖質/5.5 g
食物繊維/1.3 g 塩分/0.3 g 野菜量/70 g

ごまポン酢和え

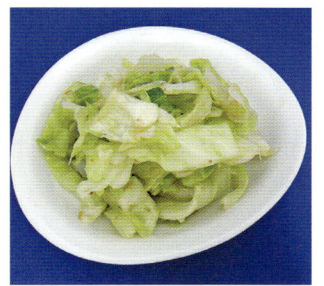

[材料/2人分]
ごまドレッシング★
　　　　　…小さじ2
ゆずポン酢…小さじ1

〈1人分〉 エネルギー/39 kcal 糖質/3.4 g
食物繊維/1.3 g 塩分/0.4 g 野菜量/70 g

★「深煎りごまドレッシング」（キユーピー）を使用

香味和え

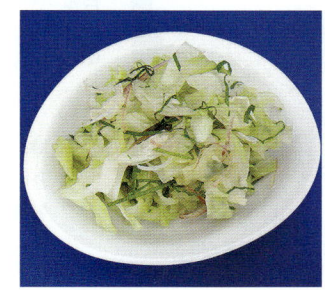

[材料/2人分]
みょうが（せん切り）
　　　　　…1/2個
青じそ（せん切り）
　　　　　…2枚
塩…1 ml スプーン1/2
　　　　　（0.6 g）

〈1人分〉 エネルギー/17 kcal 糖質/2.4 g
食物繊維/1.4 g 塩分/0.3 g 野菜量/75 g

塩昆布和え

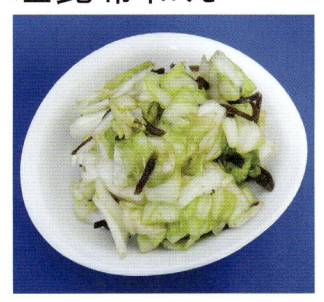

[材料/2人分]
減塩塩昆布…2 g

〈1人分〉 エネルギー/19 kcal 糖質/2.7 g
食物繊維/1.3 g 塩分/0.2 g 野菜量/70 g

からしマヨネーズ和え

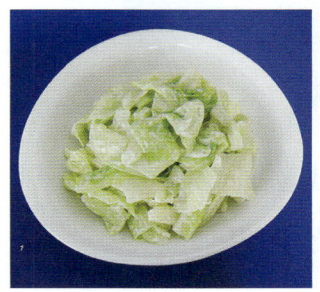

[材料/2人分]
カロリーハーフ
　マヨネーズ★…10 g
練りがらし…少々

〈1人分〉 エネルギー/34 kcal 糖質/2.7 g
食物繊維/1.3 g 塩分/0.2 g 野菜量/70 g

★「キユーピーハーフ」（キユーピー）を使用

副菜

Ⅱ 副菜レシピ集

白菜1株使い切り バリエーションレシピ

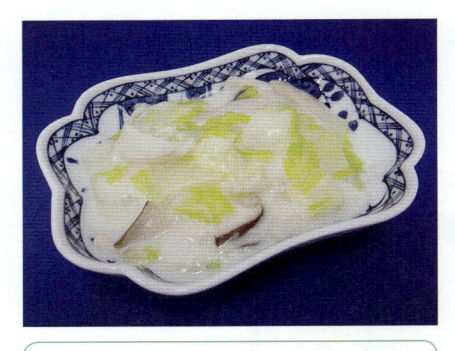

白菜とほたてのクリーム煮

[材料/2人分]

白菜…150 g
エリンギ…60 g
しょうが…1/2 かけ
こしょう…少々

A ┌ ほたて貝柱缶…1/2 缶 (35 g)
  │ 牛乳…50 ml
  │ 水…50 ml
  └ 鶏ガラスープの素…小さじ 1/2

B ┌ 片栗粉…小さじ 1
  └ 水…小さじ 1

[作り方]
1 白菜はざく切りにする。エリンギは石づきを除いて半分の長さに切り、縦半分に切って短冊切りにする。しょうがはせん切りにする。
2 鍋にAを入れて火にかけ、沸騰したら1を加えて煮る。混ぜ合わせたBを回し入れてとろみをつけ、仕上げにこしょうをふる。

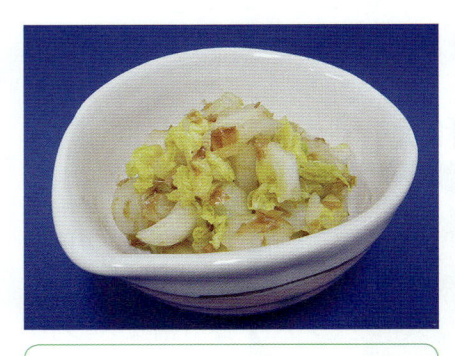

〈1人分〉 エネルギー/59 kcal　糖質/5.6 g
食物繊維/2.3 g　塩分/0.5 g　野菜量/77 g

白菜のおかか和え

[材料/2人分]

白菜…150 g

A ┌ しょうゆ…小さじ 1/2
  └ かつおぶし…1 袋 (2.5 g)

[作り方]
1 白菜は1 cm幅に切り、耐熱容器に入れてラップをかけ電子レンジで1分30秒加熱する。冷めたら水気をしぼる。
2 1をAで和える。

〈1人分〉 エネルギー/16 kcal　糖質/1.6 g
食物繊維/1.0 g　塩分/0.2 g　野菜量/75 g

白菜サラダ

[材料/2人分]

┌ 白菜…150 g
│ にんじん…10 g
└ 塩…1 ml スプーン 1/4 (0.3 g)
ブロッコリースプラウト…5 g
くるみ…10 g
玉ねぎドレッシング★…大さじ 1/2×2

[作り方]
1 白菜とにんじんは3 cmの長さのせん切りにし、塩をふって混ぜる。
2 ブロッコリースプラウトは根を落とす。
3 1の水気をしぼり、2と混ぜる。器に盛り、砕いたくるみをのせ、ドレッシングをかける。

★「すりおろしオニオンドレッシング」(キユーピー)を使用

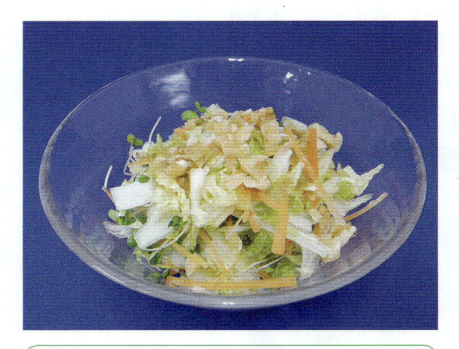

〈1人分〉 エネルギー/64 kcal　糖質/3.0 g
食物繊維/1.5 g　塩分/0.4 g　野菜量/83 g

白菜のゆかり和え

[材料/2人分]

白菜…150 g
ゆかり®…小さじ 2/3

[作り方]

1 白菜は 1 cm 幅に切り，耐熱容器に入れてラップをかけ電子レンジで 1 分 30 秒加熱する。冷めたら水気をしぼる。
2 1 をゆかり®で和える。

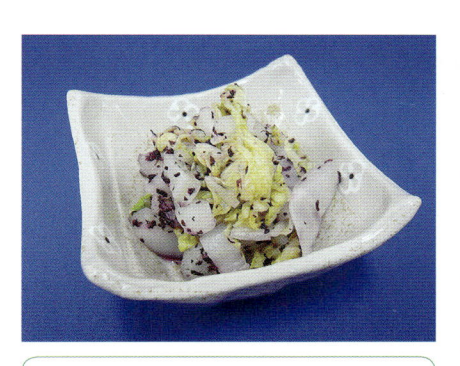

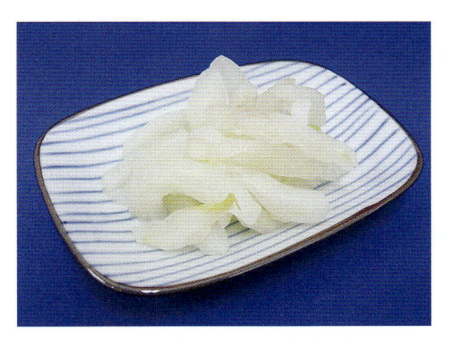

〈1人分〉 エネルギー/12 kcal 糖質/1.7 g
食物繊維/1.1 g 塩分/0.4 g 野菜量/75 g

白菜の芯の甘酢漬け

[材料/2人分]

白菜の芯…150 g
塩…1 ml スプーン 1/2（0.6 g）
Ⓐ ┌ 赤唐辛子（種は除く）…1/2 本
  │ すし酢…小さじ 2
  └ 酢…小さじ 1

[作り方]

1 白菜の芯は 1 cm の短冊切りにし，塩をふって混ぜる。しんなりしたら水気をしぼる。
2 ジッパー付きポリ袋に 1，Ⓐを入れ，空気を抜いて 1〜2 時間漬ける。

〈1人分〉 エネルギー/20 kcal 糖質/3.8 g
食物繊維/1.0 g 塩分/0.5 g 野菜量/75 g

白菜のゆずこしょう和え

[材料/2人分]

白菜…150 g
Ⓐ ┌ しょうゆ…小さじ 1/2
  └ ゆずこしょう…小さじ 1/4

[作り方]

1 白菜は 1 cm 幅に切り，耐熱容器に入れてラップをかけ電子レンジで 1 分 30 秒加熱する。冷めたら水気をしぼる。
2 1 をⒶで和える。

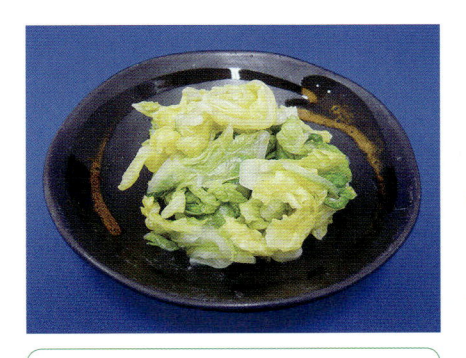

〈1人分〉 エネルギー/12 kcal 糖質/1.6 g
食物繊維/1.0 g 塩分/0.3 g 野菜量/75 g

副菜

Ⅱ 副菜レシピ集

大根1本使い切り バリエーションレシピ

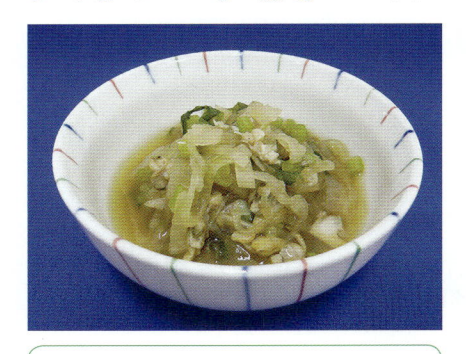

大根とあさりの煮物

〈1人分〉 エネルギー/44 kcal 糖質/4.3 g
食物繊維/1.3 g 塩分/0.8 g 野菜量/83 g

[材料/2人分]

大根…150 g
大根(葉)…15 g
あさり水煮缶…小1/2缶(65 g)
A ┌ 酒…小さじ1
  │ しょうゆ…小さじ1/2
  └ みりん…小さじ1/2

[作り方]

1 大根は輪切りにしてからせん切り,大根(葉)は小口切りにする。
2 鍋に1,あさり水煮缶(汁ごと),Aを入れて火にかける。沸騰したら落としぶたをし,軟らかくなるまで煮る。

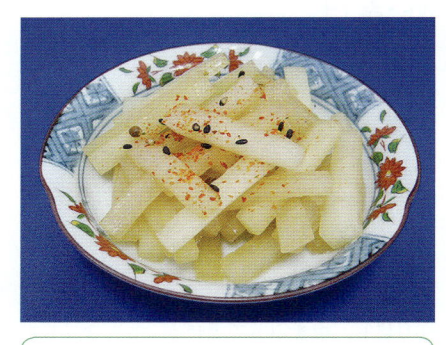

大根のきんぴら

〈1人分〉 エネルギー/35 kcal 糖質/2.7 g
食物繊維/1.0 g 塩分/0.3 g 野菜量/75 g

[材料/2人分]

大根…150 g
サラダ油…小さじ1
めんつゆ(3倍濃縮)…小さじ1
七味唐辛子…少々

[作り方]

1 大根は太めのせん切りにする。
2 フライパンにサラダ油を熱し,1を炒める。しんなりしたらめんつゆをからめ,七味唐辛子をふる。

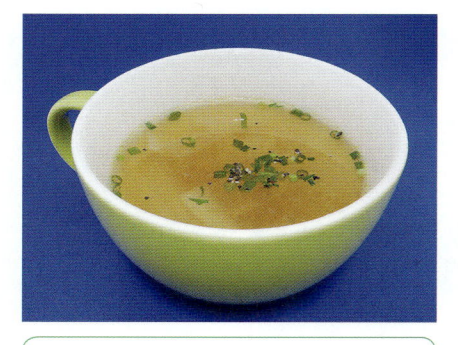

大根とベーコンのスープ

〈1人分〉 エネルギー/33 kcal 糖質/2.1 g
食物繊維/0.7 g 塩分/0.8 g 野菜量/53 g

[材料/2人分]

大根…100 g
ベーコン…10 g
A ┌ 水…300 ml
  └ 顆粒コンソメ…小さじ1
小ねぎ…1,2本(5 g)
こしょう…少々

[作り方]

1 大根は短冊切り,ベーコンは5 mm幅に切る。小ねぎは小口切りにする。
2 鍋にA,大根,ベーコンを入れて火にかけ,軟らかくなるまで煮る。こしょうをふり,小ねぎを散らす。

大根のしょうが醤油漬け

[材料/2人分]

- 大根…100 g
- 塩…1 ml スプーン 1/4 (0.3 g)
- しょうが…1/2 かけ
- Ⓐ
  - しょうゆ…小さじ 1
  - 酢…小さじ 1
  - 砂糖…小さじ 1/2
  - ごま油…小さじ 1/4

[作り方]

1. 大根は拍子木切りにし，塩をふって混ぜる。しんなりしたら水気をしぼる。しょうがはせん切りにする。
2. ジッパー付きポリ袋に 1 とⒶを入れ，空気を抜いて 1〜2 時間漬ける。

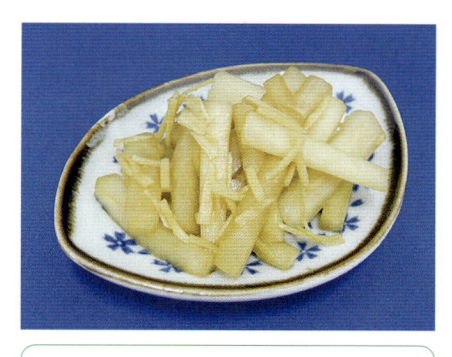

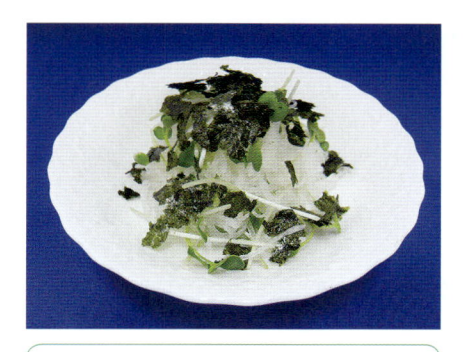

〈1人分〉 エネルギー/20 kcal　糖質/2.7 g　食物繊維/0.7 g　塩分/0.5 g　野菜量/52 g

大根と海苔のサラダ

[材料/2人分]

- 大根…150 g
- 塩…1 ml スプーン 1 (1.2 g)
- 貝割れ菜…10 g
- ごま油…小さじ 1/2
- 焼き海苔…1/2 枚

[作り方]

1. 大根はせん切りにする。貝割れ菜は根を落とす。
2. 大根に塩をふり，水気をしぼる。貝割れ菜，ごま油を加え，混ぜる。器に盛り，ちぎった海苔を散らす。

〈1人分〉 エネルギー/25 kcal　糖質/2.3 g　食物繊維/1.3 g　塩分/0.3 g　野菜量/80 g

なめこおろし

[材料/2人分]

- 大根…150 g
- なめこ…50 g
- ゆずポン酢…小さじ 1

[作り方]

1. 大根はおろす。なめこはさっとゆで，ざるに上げる。
2. 1 をゆずポン酢で和える。

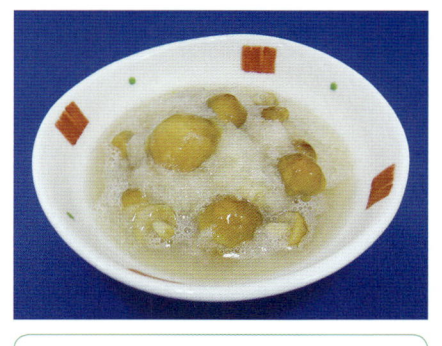

〈1人分〉 エネルギー/19 kcal　糖質/3.1 g　食物繊維/1.7 g　塩分/0.2 g　野菜量/75 g

副菜

II　副菜レシピ集

和え物・サラダ

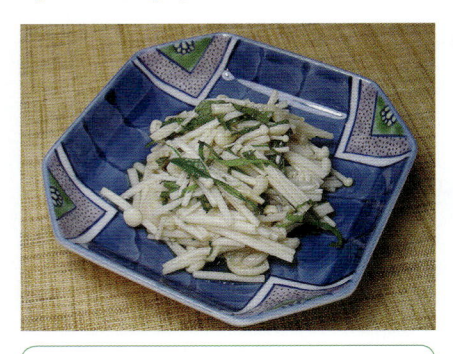

えのきのポン酢和え

[材料/2人分]

えのきだけ…大1袋(160g)
青じそ…2枚
ゆずポン酢…小さじ2

[作り方]

1 えのきだけは石づきを除いて3等分に切り,根元をほぐす。耐熱容器に入れてラップをかけ,電子レンジで2分加熱する。冷めたら,水気をしぼる。
2 青じそはせん切りにする。
3 1,2をゆずポン酢で和える。

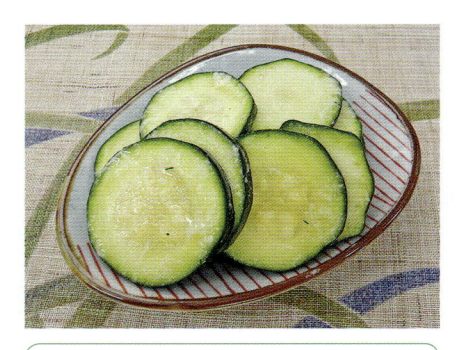

〈1人分〉 エネルギー/22 kcal 糖質/3.9 g
食物繊維/3.2 g 塩分/0.5 g 野菜量/1 g

ズッキーニのからし漬け

[材料/2人分]

ズッキーニ…140 g
塩…1 ml スプーン 1/2 (0.6 g)
練りがらし…小さじ1

[作り方]

1 ズッキーニは5 mm幅の輪切りにする。
2 ジッパー付きポリ袋にすべての材料を入れ,軽くもむ。空気を抜きながらジッパーを閉じ,1時間ほど味をなじませる。

〈1人分〉 エネルギー/19 kcal 糖質/2.3 g
食物繊維/0.9 g 塩分/0.4 g 野菜量/70 g

中華風たたききゅうり

[材料/2人分]

きゅうり…小2本(160 g)
塩…1 ml スプーン 1/2 (0.6 g)
しょうが…1/2かけ
塩…1 ml スプーン 1/2 (0.6 g)
ごま油…小さじ1/2

[作り方]

1 きゅうりは両端を切り落とす。きゅうりの上に包丁を置き,力を加えてひびを入れる。手で一口大に裂く。塩をふって混ぜ,しんなりしたら水気をしぼる。
2 しょうがはせん切りにする。
3 1,2を合わせ,塩とごま油で調味する。

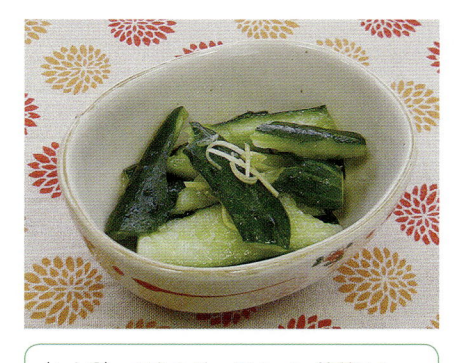

〈1人分〉 エネルギー/21 kcal 糖質/1.6 g
食物繊維/0.9 g 塩分/0.4 g 野菜量/82 g

小松菜のごまからし和え

[材料/2人分]

小松菜…120 g

A
- 白すりごま…大さじ1
- しょうゆ…小さじ1/2
- 砂糖…小さじ1/2
- 練りがらし…小さじ1/2

〈1人分〉 エネルギー/44 kcal　糖質/2.1 g
食物繊維/1.7 g　塩分/0.3 g　野菜量/60 g

[作り方]

1. 小松菜はゆでて冷水にとり，水気をしぼって4 cmの長さに切る。
2. 1を混ぜ合わせたⒶで和える。

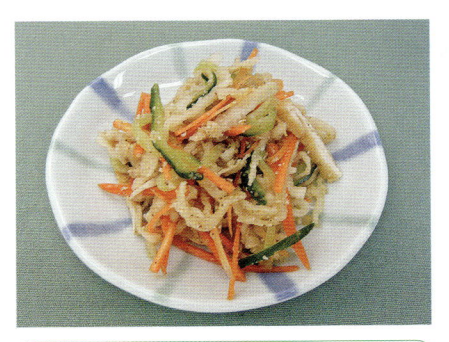

切り干し大根のごま酢和え

[材料/2人分]

切り干し大根(乾)…15 g
- きゅうり…30 g
- 塩…1 mlスプーン1/4(0.3 g)

にんじん…20 g
油揚げ…10 g

A
- 酢…大さじ1
- 白すりごま…小さじ2
- しょうゆ…小さじ1
- 砂糖…小さじ1

〈1人分〉 エネルギー/75 kcal　糖質/7.0 g
食物繊維/2.4 g　塩分/0.6 g　野菜量/33 g

[作り方]

1. 切り干し大根はもみ洗いして汚れを取り，耐熱容器に入れ，水に15～20分つけてもどす。もどし汁ごと電子レンジで2分加熱する（ゆでてもよい）。冷めたら水気をしぼり，食べやすい長さに切る。
2. きゅうり，にんじん，油揚げはせん切りにする。きゅうりは塩でもみ，水気をしぼる。にんじん，油揚げはさっとゆで，ざるに上げる。
3. 1，2を混ぜ合わせたⒶで和える。

ゴーヤとツナのサラダ

[材料/2人分]

ゴーヤ…1/3本(80 g)
玉ねぎ…40 g
ツナ缶(ノンオイル，食塩無添加)…1/2缶(35 g)

A
- マヨネーズ…小さじ2
- 塩…1 mlスプーン1/2(0.6 g)

〈1人分〉 エネルギー/53 kcal　糖質/2.0 g
食物繊維/1.4 g　塩分/0.4 g　野菜量/60 g

[作り方]

1. ゴーヤは縦半分に切り，わたと種を取り除き，1～2 mm厚さの薄切りにする。さっとゆでて水にさらす。玉ねぎは薄切りにし，水にさらす。
2. ツナ缶は汁を切る。
3. 水気をよくしぼった1，2をⒶで和える。

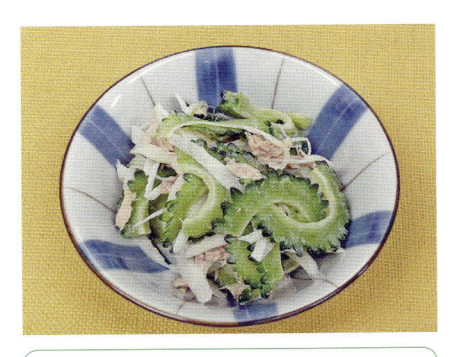

Ⅱ　副菜レシピ集

煮物・蒸し物

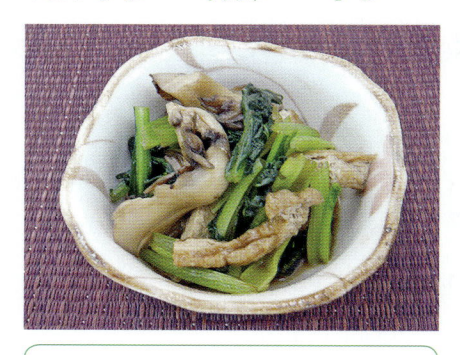

小松菜とまいたけの煮浸し

〈1人分〉 エネルギー/50 kcal 糖質/4.0 g
食物繊維/1.6 g 塩分/0.4 g 野菜量/60 g

[材料/2人分]
小松菜…120 g
まいたけ…30 g
きざみ油揚げ…10 g

A ┌ 粉末だしの素(食塩無添加)★…1/2 袋(2.5 g)
  │ めんつゆ(3倍濃縮)…大さじ 1/2
  └ みりん…大さじ 1/2

[作り方]
1. 小松菜は4 cmの長さに切る。まいたけは石づきを除き、食べやすい大きさに裂く。
2. 鍋に小松菜、まいたけ、きざみ油揚げの順に入れ、Aを加える。ふたをして火にかける。(しばらくすると野菜から水分が出てくる。)
3. 途中でかき混ぜ、火が通るまで煮る。

★「素材力だし®本かつおぶし」(理研ビタミン)を使用

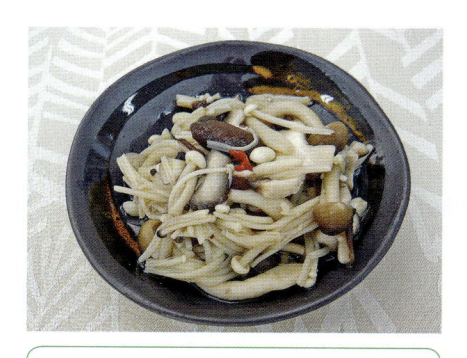

きのこの当座煮

〈1人分〉 エネルギー/28 kcal 糖質/3.7 g
食物繊維/2.9 g 塩分/0.4 g

[材料/2人分]
えのきだけ…大 1/2 袋(80 g)
しめじ…1/2 袋(45 g)
生しいたけ…2 枚

A ┌ 水…大さじ 1
  │ しょうゆ…小さじ 1
  │ 酒…小さじ 1
  │ みりん…小さじ 1
  └ 赤唐辛子(輪切り)…少々

[作り方]
1. きのこは石づきを除く。えのきだけは半分の長さに切って、根元をほぐす。しめじはほぐす。しいたけは薄切にする。
2. 鍋にAを入れて沸騰させ、1を加える。
3. 弱火にしてふたをし、しんなりするまで煮る。

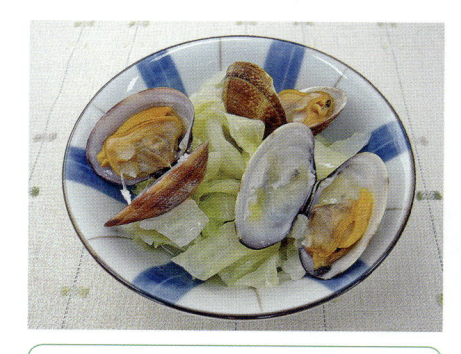

キャベツとあさりのワイン蒸し

〈1人分〉 エネルギー/50 kcal 糖質/3.0 g
食物繊維/1.4 g 塩分/0.4 g 野菜量/80 g

[材料/2人分]
キャベツ…160 g
あさり(殻つき)…75 g
バター…5 g
白ワイン…大さじ 1・1/2

[作り方]
1. あさりは海水程度の塩水につけて砂出しをする。殻と殻をこすり合わせるようにしてよく洗う。
2. キャベツはざく切りにする。
3. 鍋に白ワイン、バター、1を入れ火にかける。バターが溶けたら、2を加えてふたをし、1～2分蒸し煮にする。
4. 全体を混ぜ、キャベツがしんなりするまで煮る。

筑前煮

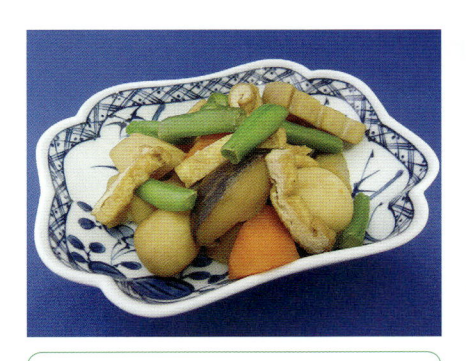

〈1人分〉　エネルギー/101 kcal　糖質/11.7 g
食物繊維/3.3 g　塩分/0.8 g　野菜量/60 g

[材料/2人分]

冷凍和風野菜…1/2袋（200 g）
きざみ油揚げ…20 g
水…200 ml
めんつゆ（3倍濃縮）…大さじ1
七味唐辛子…適量

[作り方]

1　鍋に水を入れ，沸騰させる。冷凍和風野菜，きざみ油揚げ，めんつゆを入れ，落としぶたをして軟らかくなるまで煮る。
2　器に盛り，七味唐辛子をふる。

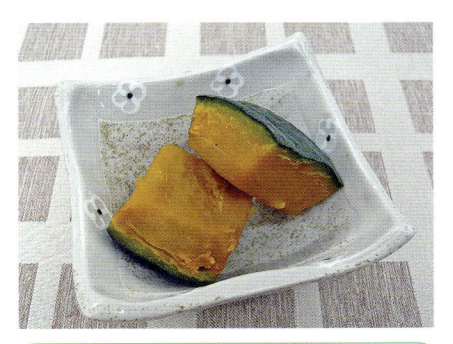

かぼちゃの煮物

〈1人分〉　エネルギー/50 kcal　糖質/9.3 g
食物繊維/1.8 g　塩分/0.2 g　野菜量/50 g

[材料/2人分]

かぼちゃ（皮つき）…100 g
Ⓐ ┌ 水…大さじ1
　 │ しょうゆ…小さじ1/2
　 └ みりん…小さじ1/2

[作り方]

1　かぼちゃはわたと種を除いて，一口大に切る。
2　耐熱容器に1を並べ，Ⓐを加えてよくからめる。ラップをかけ電子レンジで4分加熱する。

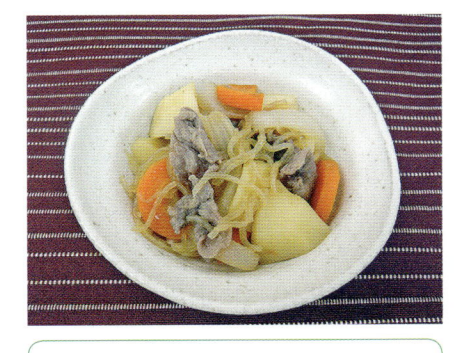

レンジ肉じゃが

〈1人分〉　エネルギー/125 kcal　糖質/16.1 g
食物繊維/2.1 g　塩分/0.9 g　野菜量/56 g

[材料/2人分]

じゃが芋…100 g
玉ねぎ…80 g
牛もも肉薄切り…40 g
にんじん…30 g
しらたき（あく抜き）…30 g

Ⓐ ┌ 酒…大さじ1
　 │ 水…大さじ1
　 │ しょうゆ…小さじ2
　 │ 砂糖…小さじ2
　 └ しょうが（すりおろし）…小さじ1/2

[作り方]

1　牛肉は3 cmの長さに切り，Ⓐとからめておく。
2　じゃが芋は皮をむいて一口大に切り，水にさらす。玉ねぎはくし形切り，にんじんは5 mm厚さの半月切りにする。しらたきは3 cmの長さに切る。
3　耐熱容器に1，2を入れる。（肉が材料の中にかくれるようにする。）
4　3に落としぶた※をし，ラップをかけ，電子レンジで10分加熱する。
5　全体をざっと混ぜ合わせる。

※落としぶたはオーブン用シートを鍋の大きさに切り，紙の中心に小さな穴をあけて作る。

副菜

Ⅱ　副菜レシピ集

汁物

とろろ昆布汁

[材料/1人分]

貝割れ菜…10 g
とろろ昆布…2 g
かつおぶし…1/2袋(1.3 g)
熱湯…130 ml
しょうゆ…小さじ1/2

[作り方]

1 貝割れ菜は根を落とし，半分の長さに切る。
2 器にとろろ昆布，かつおぶし，1を入れ，熱湯を注ぐ。しょうゆを入れ，よく混ぜる。

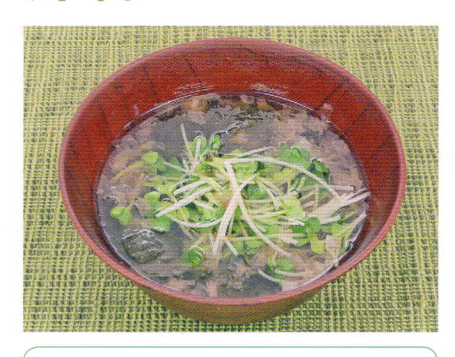

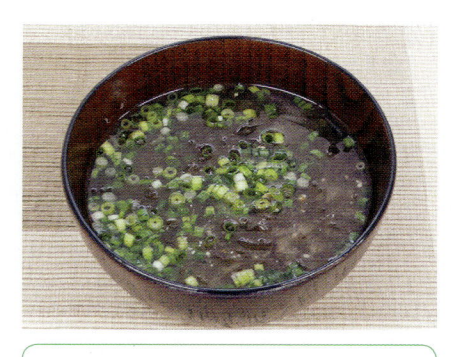

〈1人分〉 エネルギー/11 kcal 糖質/0.8 g
食物繊維/0.8 g 塩分/0.5 g 野菜量/10 g

もずくのみそ汁

[材料/2人分]

生もずく(味がついていないもの)…100 g
小ねぎ…2, 3本(10 g)
水…260 ml
粉末だしの素(食塩無添加)★…1/2袋(2.5 g)
みそ…小さじ2

[作り方]

1 もずくは食べやすい長さに切る。小ねぎは小口切りにする。
2 鍋に水とだしの素を入れて沸騰させ，みそを溶き入れ，もずくを入れる。
3 2に小ねぎを加え，ひと煮立ちさせて火を止める。

★「素材力だし®本かつおぶし」(理研ビタミン)を使用

〈1人分〉 エネルギー/19 kcal 糖質/2.0 g
食物繊維/1.1 g 塩分/0.9 g 野菜量/5 g

たぬき汁

[材料/2人分]

こんにゃく(あく抜き)…80 g
ごぼう…50 g
大根…50 g
長ねぎ…20 g
ごま油…小さじ1
だし汁…300 ml
みそ…小さじ2
七味唐辛子…少々

[作り方]

1 こんにゃくは，食べやすい大きさに手でちぎる。ごぼうは包丁の背で皮をこそげ，ささがきにする。水にさらし，ざるに上げる。大根は短冊切り，長ねぎは薄切りにする。
2 鍋にごま油を熱し，長ねぎ以外の1を炒める。だし汁を加えて野菜が軟らかくなるまで煮る。
3 みそを溶き入れ，長ねぎを加えて，火を止める。
4 食べる直前に，七味唐辛子をふる。

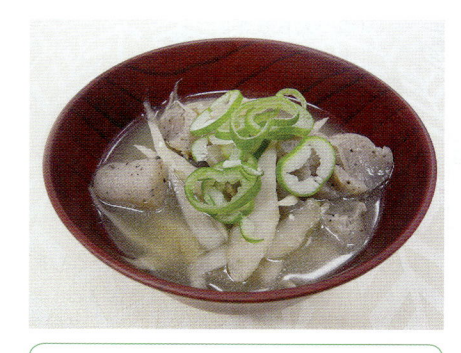

〈1人分〉 エネルギー/58 kcal 糖質/5.2 g
食物繊維/3.1 g 塩分/0.9 g 野菜量/60 g

吉野汁

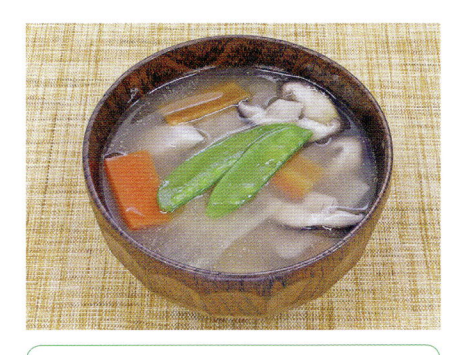

〈1人分〉 エネルギー/49 kcal　糖質/6.9 g
食物繊維/2.0 g　塩分/1.0 g　野菜量/44 g

[材料/2人分]
大根…60 g
里芋…60 g
生しいたけ…2枚
にんじん…20 g
絹さや…4枚
サラダ油…小さじ1/2
だし汁…300 ml
A [しょうゆ…小さじ1/2
    塩…1 ml スプーン1(1.2 g)
B [片栗粉…小さじ1
    水…大さじ1

[作り方]
1 大根，にんじんは短冊切りにする。
2 里芋は5 mm厚さの半月切り，しいたけは石づきを除いて薄切りにする。
3 絹さやは筋をとり，さっとゆでる。
4 鍋にサラダ油を熱し，1を炒めてだし汁を加える。沸騰したら2を加え，軟らかくなるまで煮る。
5 Aで調味し，混ぜ合わせたBを回し入れてとろみをつける。器に盛り，3を飾る。

みぞれ汁

〈1人分〉 エネルギー/44 kcal　糖質/2.6 g
食物繊維/2.2 g　塩分/1.1 g　野菜量/35 g

[材料/2人分]
かぶ…60 g
かぶの茎…10 g
生しいたけ…2枚
えのきだけ…1/3袋(30 g)
しめじ…1/3袋(30 g)
鶏ひき肉…30 g
だし汁…200 ml
塩…1 ml スプーン1・1/2(1.8 g)
わさび…少々

[作り方]
1 かぶは皮をむいてすりおろす。
2 きのこは石づきを除く。しいたけは薄切りにする。えのきだけは3等分に切り，根元をほぐす。しめじはほぐす。かぶの茎は小口切りにする。
3 鍋に少量のだし汁と鶏ひき肉を入れて火にかけ，かき混ぜながら火を通す。残りのだし汁と2を入れて煮る。きのこに火が通ったら1を汁ごと加え，塩で調味する。
4 器に3を盛り，わさびを添える。

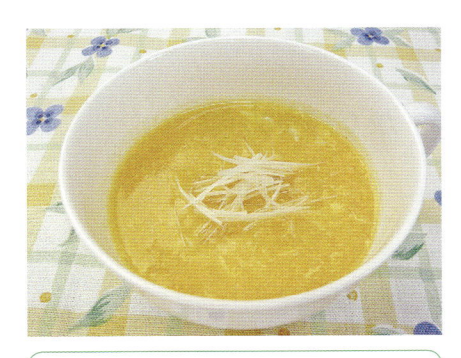

中華風コーンスープ

〈1人分〉 エネルギー/68 kcal　糖質/10.1 g
食物繊維/0.9 g　塩分/1.0 g　野菜量/50 g

[材料/2人分]
クリームコーン缶…1/2缶(95 g)
長ねぎ(白い部分)…10 g
卵(M)…1/2個
水…240 ml
鶏ガラスープの素…小さじ1
A [片栗粉…小さじ1
    水…小さじ1
こしょう…少々

[作り方]
1 長ねぎは5 cmの長さに切り，縦に1本切り込みを入れて中の芯を取り除く。広げて繊維にそってせん切りにし，水にさらす(白髪ねぎ)。
2 卵は溶きほぐす。
3 鍋にコーン缶，水，鶏ガラスープの素を入れ，火にかける。沸騰したら，混ぜ合わせたAを回し入れてとろみをつける。溶き卵を少しずつ流し入れ，こしょうをふる。
4 器に3を盛り，1を飾る。

Ⅱ　副菜レシピ集

炒め物

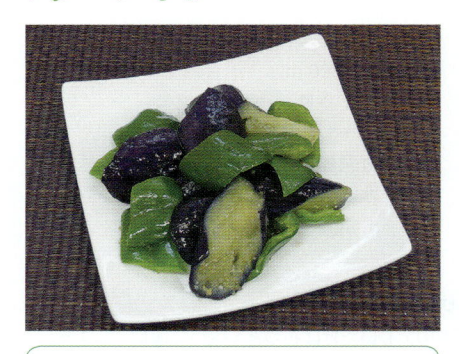

なすとピーマンのみそ炒め

〈1人分〉 エネルギー/71 kcal 糖質/6.1 g
食物繊維/2.6 g 塩分/0.6 g 野菜量/110 g

[材料/2人分]
なす…2個(160 g)
ピーマン…2個(60 g)
サラダ油…大さじ1/2

A ┌ みりん…大さじ1/2
  │ みそ…小さじ1
  │ しょうゆ…小さじ1/2
  └ 砂糖…小さじ1/4

[作り方]
1 なすはへたを取り、ラップで1個ずつきっちり包み、電子レンジで4分加熱する。熱いうちにラップをはずし、冷めてから乱切りにする。
2 ピーマンは縦半分に切り、へたと種を除いて乱切りにする。耐熱容器に入れてラップをかけ、電子レンジで1分加熱する。
3 フライパンにサラダ油を熱し、1と2をさっと炒める。混ぜ合わせたAをからめる。

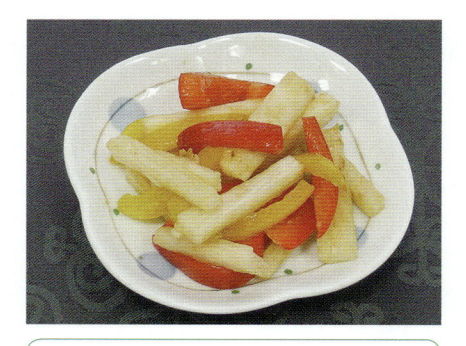

長芋とパプリカの炒め物

〈1人分〉 エネルギー/52 kcal 糖質/8.2 g
食物繊維/0.8 g 塩分/0.5 g 野菜量/20 g

[材料/2人分]
長芋…100 g
赤パプリカ…20 g
黄パプリカ…20 g
ごま油…小さじ1/2
酒…小さじ1/2
鶏ガラスープの素…小さじ1/2
オイスターソース…小さじ1/2
こしょう…少々

[作り方]
1 長芋は3 cmの長さの拍子木切りにする。パプリカはへたと種を除き、3 cmの長さの細切りにする。
2 フライパンにごま油を熱し、1を入れてさっと炒める。酒、鶏ガラスープの素、オイスターソースの順に加え、こしょうをふる。

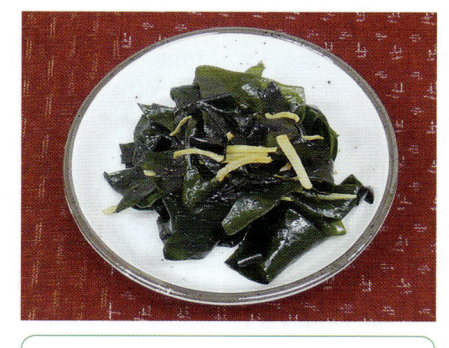

わかめとしょうがの炒め物

〈1人分〉 エネルギー/14 kcal 糖質/0.6 g
食物繊維/0.8 g 塩分/0.5 g 野菜量/2 g

[材料/2人分]
生わかめ…40 g
しょうが…1/4かけ
ごま油…小さじ1/2
しょうゆ…小さじ1/2

[作り方]
1 わかめは食べやすい大きさに切る。
2 しょうがはせん切りにする。
3 フライパンにごま油を熱し、2を炒めて香りを出す。1を加えてさっと炒め、しょうゆをからめる。

III

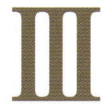

デザートレシピ集

- 寒天を使ったデザート
- ゼラチンを使ったデザート
- 鍋で作るデザート
- 氷菓
- 電子レンジで作るデザート
- 焼き菓子

寒天を使ったデザート

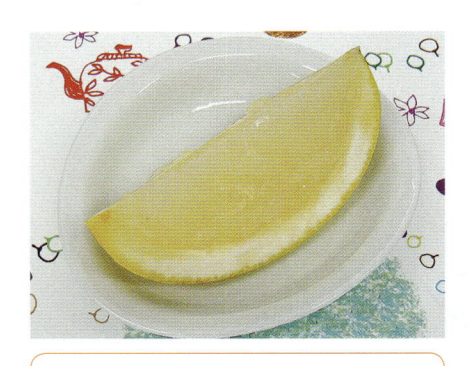

グレープフルーツかん

〈1人分〉 エネルギー/11 kcal 糖質/3.6 g
食物繊維/0.4 g 塩分/tr

[材料/6人分]

グレープフルーツ（皮つき）…1個（約 350 g）
水…150 ml
粉寒天…1/2袋（2 g）
パルスイート®カロリーゼロ…大さじ1

[作り方]

1 グレープフルーツは縦半分に切り，果肉と果汁を取り出す（薄皮は取り除く）。外皮は残しておく。
2 鍋に水を入れ，粉寒天をふり入れて火にかける。かき混ぜながら1〜2分沸騰させる。火を止め，パルスイート®カロリーゼロを入れ，混ぜる。
3 2の粗熱がとれたら1を入れ，混ぜる。
4 1の皮に3を流し込み，冷蔵庫で冷やし固める。1個を3等分に切る。

オレンジゼリー

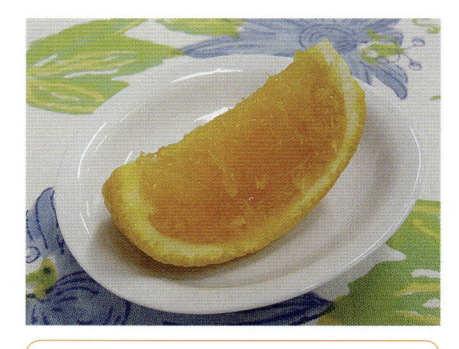

〈1人分〉 エネルギー/11 kcal 糖質/3.3 g
食物繊維/0.5 g 塩分/tr

[材料/6人分]

オレンジ（皮つき）…大1個（約 300 g）
水…100 ml
粉寒天…1/2袋（2 g）
パルスイート®カロリーゼロ…大さじ1

[作り方]

1 オレンジは縦半分に切り，果肉と果汁を取り出す（薄皮は取り除く）。外皮は残しておく。
2 鍋に水を入れ，粉寒天をふり入れて火にかける。かき混ぜながら1〜2分沸騰させる。火を止め，パルスイート®カロリーゼロを入れ，混ぜる。
3 2の粗熱がとれたら1を入れ，混ぜる。
4 1の皮に3を流し込み，冷蔵庫で冷やし固める。1個を3等分に切る。

いちご入り淡雪かん

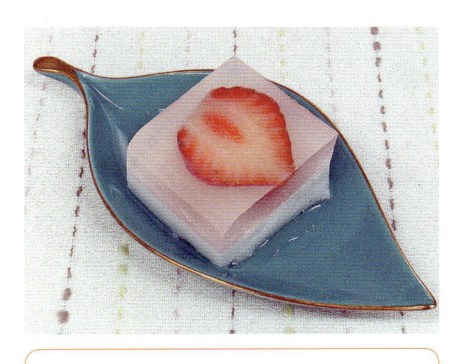

〈1人分〉　エネルギー/12 kcal　糖質/4.7 g
食物繊維/0.5 g　塩分/0.0 g

[材料/6人分]

いちご…3個（60 g）
粉寒天…1/2袋（2 g）
水…300 ml
卵白…1個分
パルスイート®（カロリー90％カット）…大さじ2

[作り方]

1　いちごは縦半分に切り，型に切り口を下にして並べる。
2　鍋に水を入れ，粉寒天をふり入れて火にかける。かき混ぜながら1～2分沸騰させる。火を止め，パルスイート®の半量を入れ，よく混ぜて溶かす。
3　乾いたボウルに卵白を入れてよく泡立てる。残りのパルスイート®を入れ，角が立つまでしっかり泡立てる。
4　3に2を2回に分けて注ぎ入れ，手早く混ぜて1の型に注ぎ入れる。粗熱がとれたら，冷蔵庫で冷やす。
5　固まったら型からはずし，6等分に切る。

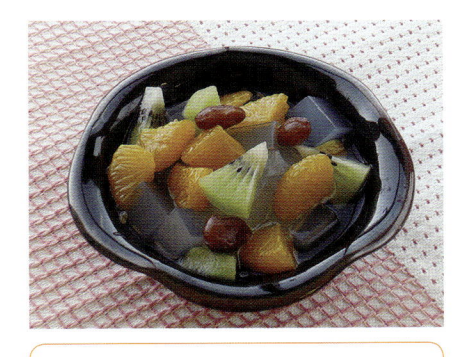

フルーツと寒天のみつ豆風

〈1人分〉　エネルギー/23 kcal　糖質/7.4 g
食物繊維/1.0 g　塩分/0.0 g

[材料/4人分]

┌ 粉寒天…1/2袋（2 g）
│ 水…250 ml
└ パルスイート®カロリーゼロ…小さじ1/2
みかん缶（果肉）…80 g
キウイフルーツ…1/2個（40 g）
赤いんげん豆の甘煮※…1/4袋分（約12粒）
Ⓐ ┌ 水…100 ml
　 │ パルスイート®カロリーゼロ…小さじ2
　 └ レモン果汁…小さじ1/2

[作り方]

1　鍋に水を入れ，粉寒天をふり入れて火にかける。かき混ぜながら1～2分沸騰させる。火を止め，パルスイート®カロリーゼロを入れ，混ぜる。型に流し，粗熱がとれたら冷蔵庫に入れて冷やし固める。さいの目に切る。
2　みかんは半分に切る。キウイフルーツも同じくらいの大きさに切る。
3　Ⓐを合わせてよく混ぜ，シロップを作る。
4　器に1～3を盛りつけ，赤いんげん豆の甘煮を飾る。

※赤いんげん豆の甘煮の作り方

[材料/作りやすい分量]
・レッドキドニー（赤いんげん豆）ドライパック…1袋（50 g）
・水…50 ml
・パルスイート®カロリーゼロ…小さじ1

[作り方]
鍋にすべての材料を入れて火にかける。豆が軟らかくなるまで弱火で煮含める。

Ⅲ　デザートレシピ集

ゆずゼリー

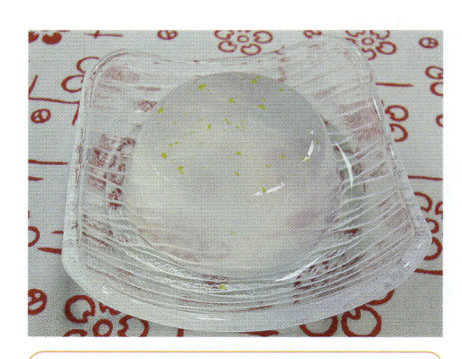

〈1人分〉 エネルギー/11 kcal 糖質/4.6 g
食物繊維/0.3 g 塩分/tr

[材料/6人分]

ゆず(しぼり汁)…大さじ1
ゆずの皮(すりおろし)…適量
粉寒天…1/2袋(2 g)
水…500 ml
パルスイート®カロリーゼロ…大さじ2
はちみつ…大さじ1

[作り方]

1 鍋に水を入れ，粉寒天をふり入れて火にかける。かき混ぜながら1〜2分沸騰させる。
2 火を止め，パルスイート®カロリーゼロ，はちみつを入れ，よく混ぜて溶かす。
3 粗熱がとれたら，ゆずのしぼり汁と皮のすりおろしを加えて，混ぜる。
4 型に流し入れ，冷やし固める。
5 固まったら型からはずし，器に盛りつける。

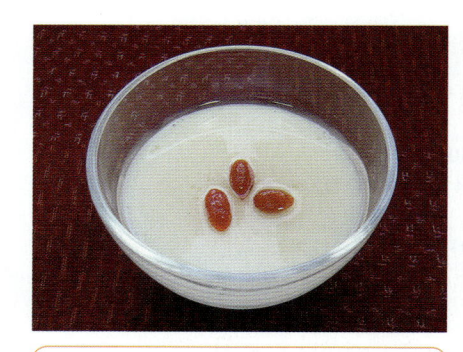

豆乳杏仁豆腐

〈1人分〉 エネルギー/32 kcal 糖質/3.8 g
食物繊維/0.4 g 塩分/tr

[材料/6人分]

粉寒天…1/2袋(2 g)
水…200 ml
パルスイート®カロリーゼロ…20 g
豆乳(無調整)…400 ml
アーモンドエッセンス…少々

A ┌ 水…100 ml
　├ パルスイート®カロリーゼロ…小さじ1
　└ クコの実(乾)※…18個

[作り方]

1 鍋に水を入れ，粉寒天をふり入れて火にかける。かき混ぜながら1〜2分沸騰させる。
2 火を止め，パルスイート®カロリーゼロ，豆乳，アーモンドエッセンスの順に加えて混ぜる。器に流し入れ，冷やし固める。
3 鍋にAを入れ，火にかける。パルスイート®カロリーゼロが溶けたら火を止め，冷やす。
4 食べる直前に，2に3をかける。

※クコの実
山野に自生する植物の果実。食用，薬用に利用される。

寒天寄せ

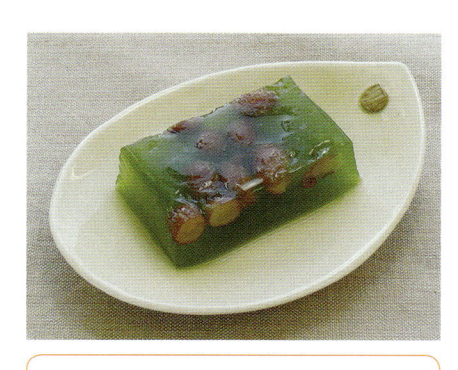

〈1人分〉 エネルギー/14 kcal 糖質/1.8 g
食物繊維/1.4 g 塩分/0.1 g

[材料/6人分]

A ┌ 抹茶…小さじ1
　└ 熱湯…小さじ2
粉寒天…1袋(4 g)
水…500 ml
パルスイート®カロリーゼロ…20 g
赤いんげん豆の甘煮※…1袋分

[作り方]

1. 小さな器にAを入れ，よく混ぜて溶かしておく。
2. 鍋に水を入れ，粉寒天をふり入れて火にかける。かき混ぜながら1～2分沸騰させ火を止める。パルスイート®カロリーゼロと1を加えて混ぜる。
3. 型に赤いんげん豆の甘煮を入れ，2を注ぎ入れる。
4. 粗熱がとれたら，冷蔵庫で冷やし固める。
5. 固まったら型からはずし，6等分に切る。

※赤いんげん豆の甘煮の作り方…p.85参照

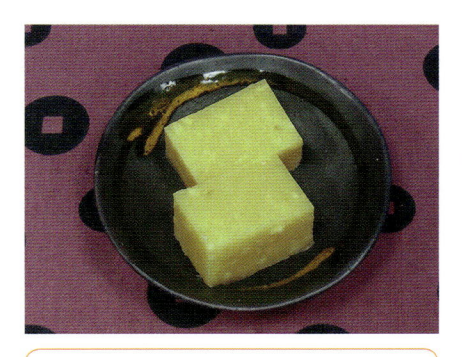

芋ようかん

〈1人分〉 エネルギー/50 kcal 糖質/12.2 g
食物繊維/1.1 g 塩分/0.0 g

[材料/8人分]

┌ さつま芋…1本(300 g)(皮つき400 g)
└ 塩…1 ml スプーン1/4(0.3 g)
粉寒天…1/2袋(2 g)
水…150 ml
パルスイート®カロリーゼロ…大さじ2

[作り方]

1. さつま芋は厚めに皮をむき，2 cmの輪切りにする。15分水にさらす。耐熱容器に入れてラップをかけ電子レンジで5分加熱する。塩を加え，木べらで細かく潰す。
2. 鍋に水を入れ，粉寒天をふり入れて火にかける。かき混ぜながら1～2分沸騰させ火を止める。パルスイート®カロリーゼロを加えて混ぜる。
3. 1に2を2回に分けて加え，均一になるまで混ぜる。型に流し，冷やし固める。
4. 固まったら型からはずし，8等分に切る。

Ⅲ デザートレシピ集

ゼラチンを使ったデザート

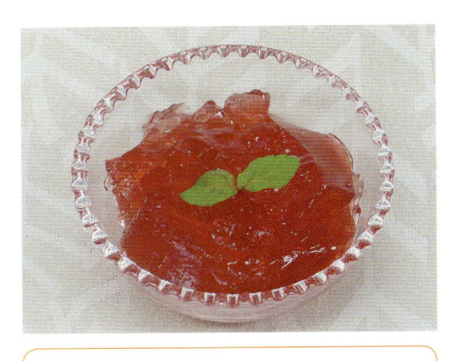

ハーブティーゼリー

〈1人分〉 エネルギー/5 kcal　糖質/1.9 g
食物繊維/tr　塩分/0.0 g

[材料/6人分]

- ティーバッグ（ローズヒップ＆ハイビスカスフラワー）…2袋
- 水…500 ml
- 粉ゼラチン…1袋（5 g）
- 水…大さじ2
- パルスイート®カロリーゼロ…20 g
- レモン果汁…小さじ1
- ミントの葉…適量

[作り方]

1. 小さな器に大さじ2の水を入れ，ゼラチンをふり入れて混ぜる。
2. 分量の水（500 ml）を沸かし，ティーバッグでハーブティーをいれる。
3. 2が熱いうちに1，パルスイート®カロリーゼロ，レモン果汁を加えてよく混ぜる。型に流し込み，冷やし固める。
4. 3をスプーンですくって器に盛り，ミントの葉を飾る。

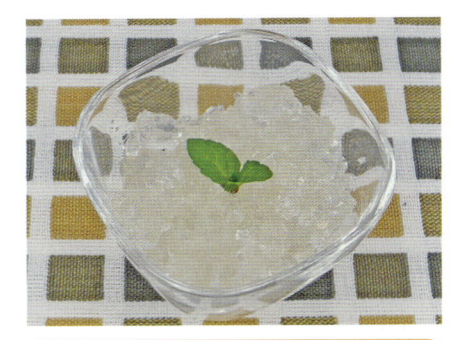

レモンスカッシュゼリー

〈1人分〉 エネルギー/17 kcal　糖質/5.3 g
食物繊維/tr　塩分/0.0 g

[材料/6人分]

- 粉ゼラチン…2袋（10 g）
- 水…80 ml
- パルスイート®カロリーゼロ…大さじ1
- はちみつ…大さじ1
- レモン果汁…大さじ3
- 炭酸水（無糖）…250 ml
- ミントの葉…適量

[作り方]

1. 耐熱容器に分量の水を入れ，ゼラチンをふり入れて混ぜる。電子レンジで30～40秒加熱する。
2. 1にパルスイート®カロリーゼロ，はちみつ，レモン果汁の順に加えてよく混ぜる。常温の炭酸水を入れて混ぜ，冷蔵庫で冷やし固める。
3. 2をフォークで崩して器に盛り，ミントの葉を飾る。

かんたんコーヒーゼリー

[材料/1人分]

A ┌ インスタントコーヒー…小さじ1
　├ 粉ゼラチン…1/4袋（約1g）
　└ マービー®（粉末）…大さじ1
熱湯…大さじ2
水…50 ml
コーヒーホワイトナー…1個

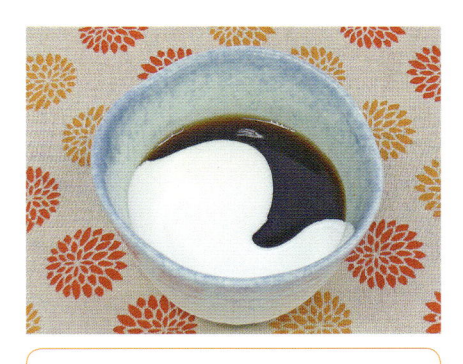

〈1人分〉　エネルギー/42 kcal　糖質/12.8 g
食物繊維/tr　塩分/0.0 g

[作り方]

1 器にAを入れ，熱湯を加えてよく混ぜ，完全に溶かす。水を加えて混ぜ，冷蔵庫で冷やし固める。
2 食べる直前にコーヒーホワイトナーをかける。

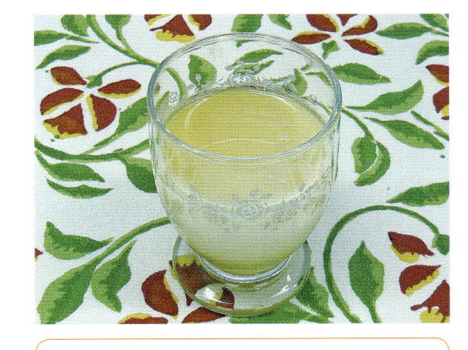

豆乳ふるふるゼリー

[材料/6人分]

┌ 粉ゼラチン…1袋（5g）
└ 水…大さじ2
豆乳（無調整）…200 ml
牛乳…100 ml
オリゴのおかげ®…大さじ1
メープルシロップ…小さじ1/2×6人分

〈1人分〉　エネルギー/46 kcal　糖質/6.4 g
食物繊維/0.1 g　塩分/0.0 g

[作り方]

1 小さな耐熱容器に水を入れ，ゼラチンをふり入れて混ぜる。電子レンジで20秒加熱する。
2 ボウルに豆乳と牛乳を合わせ，オリゴのおかげ®を入れてよく溶かす。
3 2に1を入れ，よく混ぜ合わせる。
4 3を器に流し，冷蔵庫で冷やし固める。
5 食べる直前にメープルシロップをかける。

Ⅲ　デザートレシピ集

かぼちゃプリン

[材料/4人分]

かぼちゃ…120 g
┌粉ゼラチン…1袋(5 g)
└水…大さじ2
牛乳…200 ml
パルスイート®カロリーゼロ…小さじ2
メープルシロップ…大さじ1
ミントの葉…適量

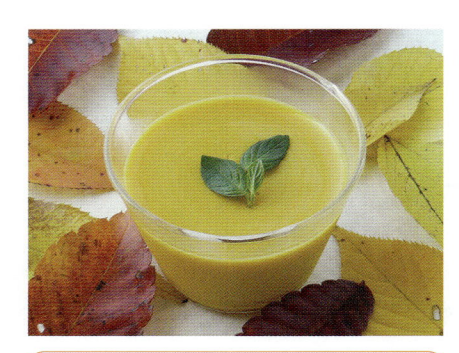

〈1人分〉 エネルギー/79 kcal 糖質/11.5 g 食物繊維/1.1 g 塩分/0.1 g

[作り方]

1 かぼちゃはわたと種と皮を除き，2～3 cmの角切りにする。耐熱容器に入れてラップをかけ，電子レンジで3～4分加熱する。
2 小さな耐熱容器に水を入れ，ゼラチンをふり入れて混ぜる。電子レンジで20秒加熱する。
3 ミキサーに1，2，牛乳，パルスイート®カロリーゼロ，メープルシロップを入れ，1分回す。器に流し，冷蔵庫で冷やし固める。
4 ミントの葉を飾る。

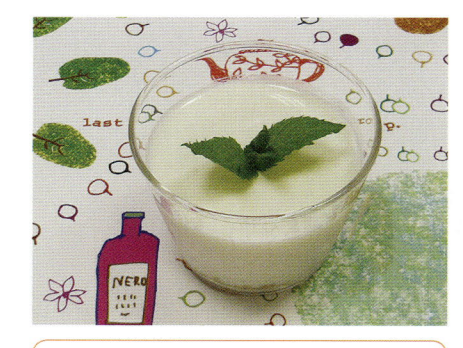

レアチーズケーキ

[材料/2人分]

┌粉ゼラチン…1/2袋(約3 g)
└水…大さじ1
胚芽入りビスケット…1枚(9 g)
Ⓐ ┌無糖ヨーグルト…100 g
  ├カッテージチーズ(うらごし)…50 g
  └パルスイート®カロリーゼロ…小さじ1/2
ラム酒…小さじ1/2(好みで)
ミントの葉…適量

〈1人分〉 エネルギー/85 kcal 糖質/6.3 g 食物繊維/0.1 g 塩分/0.4 g

[作り方]

1 小さな耐熱容器に水を入れ，ゼラチンをふり入れて混ぜる。電子レンジで20秒加熱する。
2 胚芽入りビスケットは粗く砕いて，2つの器にしき詰めておく。
3 Ⓐを泡だて器でなめらかになるまで混ぜ合わせる。1を加えてよく混ぜ合わせ，好みでラム酒を入れる。
4 2の器に3を静かに注ぎ入れ，冷蔵庫で冷やし固める。
5 ミントの葉を飾る。

鍋で作るデザート

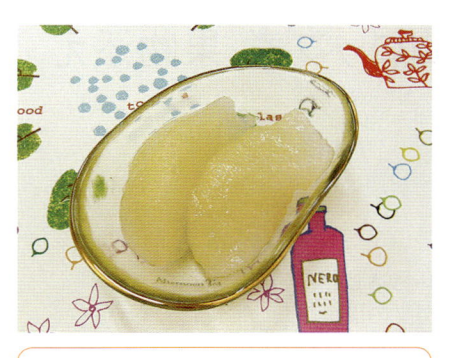

洋なしのコンポート

[材料/6人分]

洋なし…2個(360 g)
A ┌ 水…150 ml
  │ レモン果汁…大さじ1
  │ 白ワイン…大さじ1
  └ パルスイート®カロリーゼロ…小さじ2

[作り方]

1 洋なしは皮と芯を取り，1個を6等分のくし形切りにする。
2 鍋に1とAを入れて火にかける。落としぶたをし，焦げないように注意しながら弱火で20分煮る。

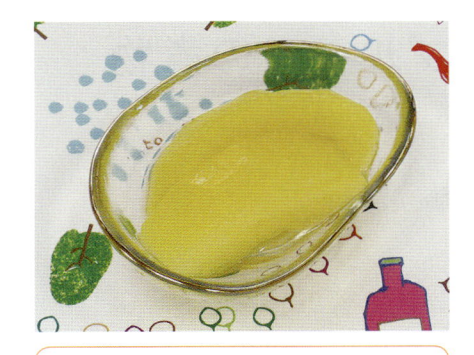

〈1人分〉 エネルギー/35 kcal　糖質/8.4 g　食物繊維/1.1 g　塩分/tr

りんごのコンポート

[材料/4人分]

りんご…1個(240 g)
A ┌ 水…200 ml
  │ レモン果汁…大さじ1/2
  └ パルスイート®カロリーゼロ…小さじ2

[作り方]

1 りんごは皮と芯を取り，8等分のくし形切りにする。
2 鍋に1とAを入れて火にかける。落としぶたをし，焦げないように注意しながら弱火で20分煮る。

〈1人分〉 エネルギー/33 kcal　糖質/9.8 g　食物繊維/0.9 g　塩分/0.0 g

白きくらげのシロップ煮 果物添え

[材料/2人分]

白きくらげ※(乾)…4g
いちご…3個(60g)
キウイフルーツ…60g
水…60ml
パルスイート®カロリーゼロ…小さじ2
レモン果汁…小さじ1

[作り方]

1. 白きくらげは水につけてもどし，石づきを除く。
2. いちごとキウイフルーツは，食べやすい大きさに切る。
3. 鍋に水，パルスイート®カロリーゼロ，1を入れて沸騰させ，弱火で2〜3分煮る。鍋を火から下ろし，レモン果汁を入れ，冷ます。
4. 器に盛りつけ，果物を添える。

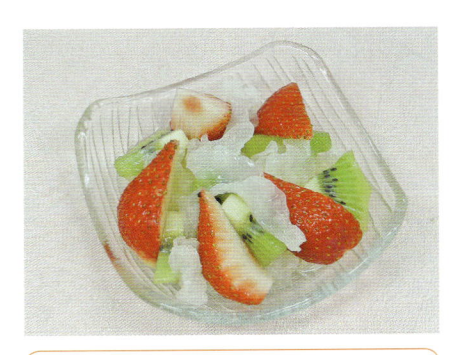

〈1人分〉 エネルギー/30kcal 糖質/7.1g 食物繊維/2.5g 塩分/0.0g

※白きくらげ
きのこの一種で，食物繊維が豊富。コリコリとした歯ざわりが特徴で，スープの具や酢の物，サラダ，炒め物などに利用される。デパートの食料品売り場や乾物屋で手に入る。

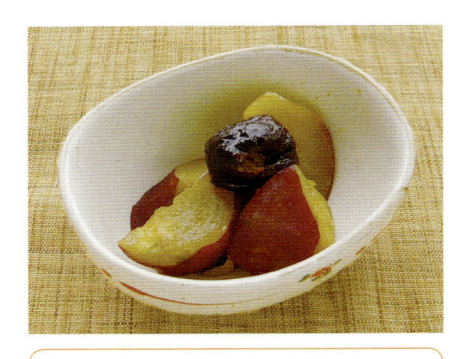

さつま芋とプルーンの煮物

[材料/2人分]

さつま芋(皮つき)…60g
ドライプルーン(種なし)…2個
バター…3g
水…ひたひた

[作り方]

1. さつま芋は皮をよく洗い，皮つきのまま乱切りにし，水にさらす。
2. 鍋にすべての材料を入れ，火にかける。落としぶたをして，さつま芋が軟らかくなるまで煮含める。

〈1人分〉 エネルギー/74kcal 糖質/14.3g 食物繊維/1.4g 塩分/0.0g

わらびもち

[材料/2人分]

わらびもち粉…20g
ラカントS®…大さじ1
水…100ml
A ┌きな粉…小さじ2
　└ラカントS®…小さじ1

[作り方]

1 鍋にわらびもち粉とラカントS®を入れ，水を少しずつ加え，よく混ぜて溶かす。火にかけ，木しゃもじで鍋底をこするように大きくかき混ぜる。底の方から透明感と粘りが出てきたら弱火にし，全体に透明感が出るまでよく練り上げる。
2 型の内側を水でぬらし，1を流し入れ，表面を平らにする。型ごと冷水に浸けて冷ます。
3 固まったら型からはずし，食べやすい大きさに切り，器に盛る。混ぜ合わせたAをふりかける。

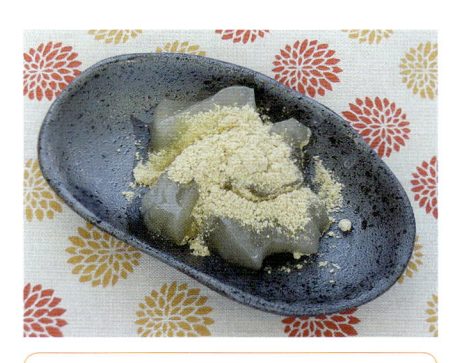

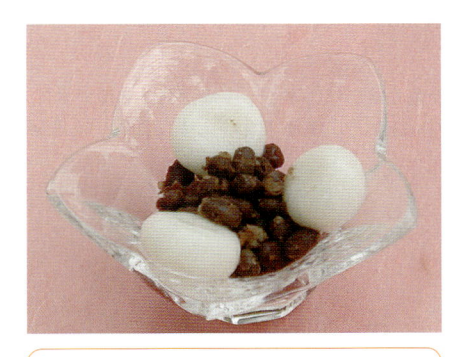

〈1人分〉 エネルギー/43 kcal　糖質/17.8 g
食物繊維/0.3 g　塩分/tr

あずき白玉

[材料/2人分]

白玉粉…20g
水…大さじ1強
ゆであずき※…大さじ1×2人分

[作り方]

1 白玉粉に水を加え，耳たぶぐらいのやわらかさにする。6個に分けて丸め，中央をくぼませる。
2 1をゆでて冷水にとり，ざるに上げておく。
3 器にゆであずきを入れ，白玉をのせる。

〈1人分〉 エネルギー/57 kcal　糖質/12.4 g
食物繊維/0.1 g　塩分/0.1 g

※ゆであずきの作り方

[材料/作りやすい分量]
・ゆであずき（砂糖が入っていないもの）…1袋（160 g）
・水…大さじ3
・パルスイート®カロリーゼロ…大さじ1・1/2

[作り方]
鍋にすべての材料を入れて火にかけ，弱火で混ぜながら煮詰める。

氷菓

低カロリーアイス いちごソース添え

[材料/2人分]

カロリーコントロールアイス®※
　（バニラ）…1個
いちご（飾り用）…2個（40g）
ミントの葉…適量

いちごのソース
┌ いちご…2個（40g）
└ パルスイート®カロリーゼロ
　　　　　　　　…小さじ1

[作り方]

1. 耐熱容器に細かく切ったいちごとパルスイート®カロリーゼロを入れてラップをかけ，電子レンジで1分加熱し，冷やしておく（いちごのソース）。
2. 飾り用のいちごは縦4等分のくし形に切る。器に1のソースをしき，横半分に切ったアイスクリームをのせ，いちごとミントの葉を飾る。

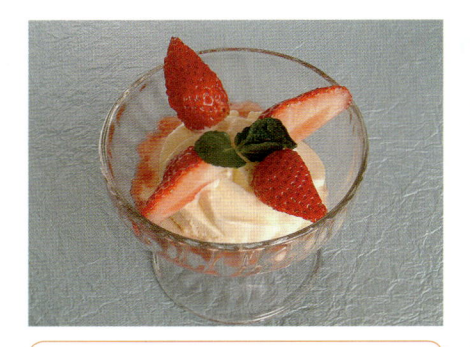

〈1人分〉　エネルギー/54 kcal　糖質/7.5 g
食物繊維/4.4 g　塩分/0.1 g

※カロリーコントロールアイス®（江崎グリコ）
低カロリー甘味料を使い，食物繊維を加えたアイスクリーム。普通のアイスクリームに比べてエネルギーが控えめで，血糖が上がりにくくなっている。

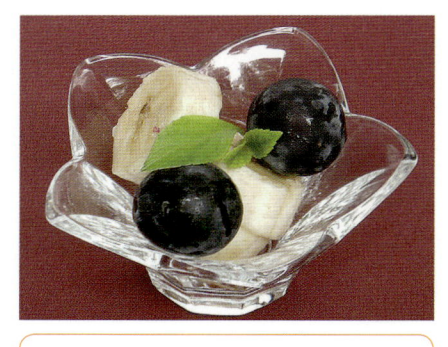

フルーツシャーベット

[材料/2人分]

バナナ…60 g
巨峰…40 g

[作り方]

1. バナナは皮をむき，1 cm幅の輪切りにする。巨峰は房からはずす。
2. バナナと巨峰を，ビニール袋などに重ならないように入れ，冷凍庫で凍らせる。
3. 器に2を盛りつける。

〈1人分〉　エネルギー/38 kcal　糖質/9.5 g
食物繊維/0.4 g　塩分/tr

フルーツジェラート

[材料/4人分]

メロン…200 g
牛乳…50 ml
ミントの葉…適量

[作り方]

1. メロンは一口大に切り，ビニール袋などに重ならないように入れ，冷凍庫で凍らせる。
2. フードプロセッサーに1を入れ，少し回して粗めに砕く。途中で牛乳を入れ，さらになめらかになるまで回す。
3. 器に2を盛りつけ，ミントの葉を飾る。

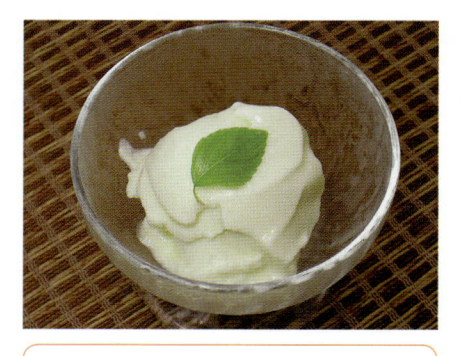

〈1人分〉　エネルギー/30 kcal　糖質/5.5 g
食物繊維/0.3 g　塩分/0.0 g

電子レンジで作るデザート

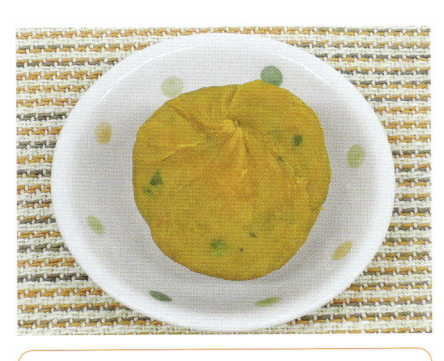

スイートパンプキン

［材料／2人分］

かぼちゃ…100 g
バター…5 g
パルスイート®カロリーゼロ…小さじ1

［作り方］

1. かぼちゃはわたと種と皮を除き、角切りにする。
2. 耐熱容器に1を入れ、ラップをかけ電子レンジで3分加熱する。（竹串がすっと通るくらいの軟らかさ）
3. 2をスプーンなどでつぶし、バター、パルスイート®カロリーゼロを加えてよく混ぜる。
4. 半量ずつラップに包み、茶巾にしぼる。

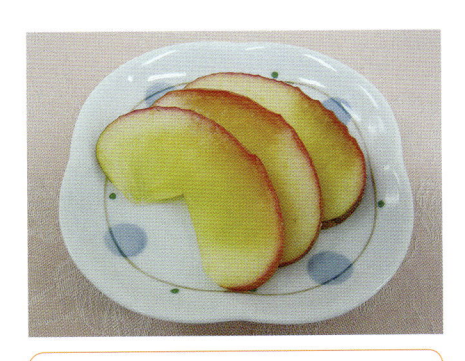

〈1人分〉 エネルギー／64 kcal 糖質／9.4 g 食物繊維／1.8 g 塩分／0.0 g

煮りんご しょうが風味

［材料／2人分］

りんご（皮つき）…1/3個（80 g）
しょうが汁…小さじ1/2
パルスイート®カロリーゼロ…小さじ2

［作り方］

1. りんごは皮をつけたまま2等分のくし形に切り芯をとる。1切れを3枚の薄切りにする。
2. 耐熱容器に1、しょうが汁、パルスイート®カロリーゼロを入れて混ぜ合わせる。
3. 電子レンジでラップをかけずに1分30秒加熱し、混ぜ合わせる。

〈1人分〉 エネルギー／22 kcal 糖質／7.1 g 食物繊維／0.6 g 塩分／tr

さつま芋シナモンスティック

［材料／2人分］

さつま芋（皮つき）…100 g
Ⓐ ┌ パルスイート®カロリーゼロ…小さじ1・1/2
　 └ シナモン…適量

［作り方］

1. さつま芋は皮をよく洗い、皮つきのまま5 cmの長さの拍子木切りにする。
2. 耐熱容器に1を並べ、ラップをかけ電子レンジで1分30秒加熱する。ペーパータオルで水気をふきとる。
3. ボウルにⒶを合わせ、2を入れて混ぜる。

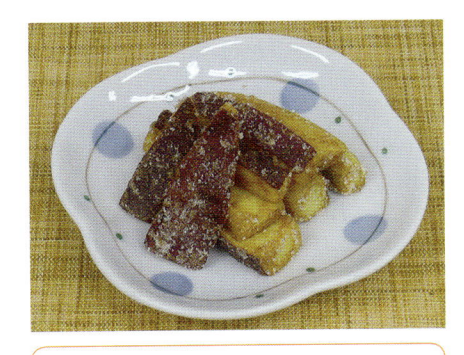

〈1人分〉 エネルギー／68 kcal 糖質／16.4 g 食物繊維／1.1 g 塩分／0.0 g

Ⅲ デザートレシピ集

焼き菓子

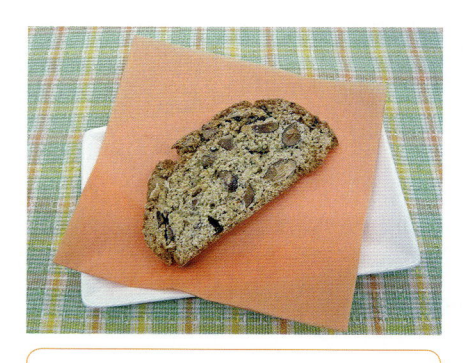

ビスコッティ

[材料/18 個分]

アーモンド（ホール）…50 g

A
- 全粒粉（薄力粉）…60 g
- 薄力粉…50 g
- ふすま…10 g
- ベーキングパウダー…小さじ 1/2

砂糖…45 g
卵（M）…1 個
オリーブ油…大さじ 1

〈1 人分〉 エネルギー/59 kcal 糖質/6.8 g
食物繊維/1.0 g 塩分/0.0 g

[作り方]

1 アーモンドは 150℃ のオーブンで 15 分焼き，粗くきざむ。
2 Aをボウルにふるい入れる。ふるいに残った全粒粉とふすまも，固まりを除いてボウルに入れる。
3 2 に砂糖，卵，オリーブ油，1 を加え，ムラがないように混ぜ合わせる。全体が均一に混ざったらひとまとめにし，オーブン用シートをしいた天板に置く。10 cm×20 cm のかまぼこ型に整え，表面に薄力粉（分量外）をふる。180℃ のオーブンで 20 分焼く。
4 3 の粗熱がとれたら，1 cm 厚さに切り分ける。（18 等分）
5 オーブン用シートをしいた天板に，4 を切り口を上にして並べ，150℃ のオーブンで 20 分焼く。

★本書で使用している低カロリー甘味料一覧

「パルスイート®カロリーゼロ」（味の素）
エネルギーがゼロの低カロリー甘味料。小さじ 1 杯で，砂糖大さじ 1 杯と同じ甘さになる。

「パルスイート®」（カロリー90％カット）（味の素）
砂糖と同じ甘さの使用量で，エネルギーが 90％カットできる甘味料。小さじ 1 杯弱で，砂糖大さじ 1 杯弱と同じ甘さになる。

「ラカント S®顆粒」（サラヤ）
羅漢果という果実から抽出したエキスと，低カロリー甘味料を合わせた商品。エネルギーがゼロの甘味料。砂糖と同じ重量で同じ甘さになる。果実由来のコクのある風味が特長。

「マービー®」（粉末）（H＋B ライフサイエンス）
デンプン由来の還元麦芽糖を使用した甘味料。砂糖に比べてエネルギーは約 1/2，甘さは約 8 割となる。

「オリゴのおかげ®」（塩水港精糖）
乳糖果糖オリゴ糖が主成分の甘味料。砂糖に比べてエネルギーは約 1/2，甘さは約 8 割となる。オリゴ糖は，腸の調子を整える効果もある。

＊流し型は 600 ml 容量（10 cm×15 cm×5 cm くらいの大きさ）のものを使用しています。

2章
資料編

資料解説

資料1-1　糖尿病の食事の基本(1)　→ p.110

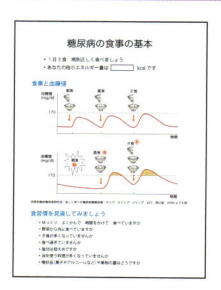

　糖尿病の食事の基本は,「1日3食できるだけ規則正しくバランスよく食べることである」と説明するための資料です。

　患者さんに自分の指示エネルギー量を意識してもらうために記入欄(医療者と一緒に書く,患者さん自身が書く)を設けています。「食事と血糖値」の図では,規則正しく食べた時とそうではない時に,血糖値がどのような変化をたどるかをイメージとして示しています。「食習慣を見直してみましょう」では,血糖値を乱す原因になる食べ方をしていないか振り返るリストを提示しています。

資料1-2　糖尿病の食事の基本(2)　→ p.111

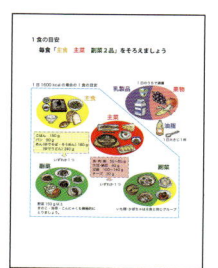

　バランスよく適量食べることを,わかりやすい方法(主食・主菜・副菜をそろえる)で説明するための資料です。

　提示例は1600 kcal/日を基準とした場合です。指示エネルギーがこれ以外の場合は,主食の重量を各人の適量に書き替えるなどして活用します。いも類やかぼちゃなど糖質が多く含まれる食品は,主食と同じ扱いであることを示すため,料理の背景の色が主食と同じ(黄色)であることを説明し,その他の野菜とは区別することを意識してもらいます。その他,1日の中でとる果物,油脂類などにも触れます。

資料2　目で見るバランスのよい食事　→ p.112

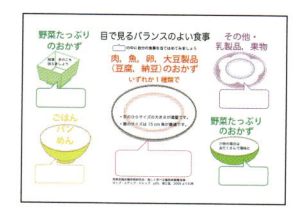

　糖尿病の食事の基本を,器を使ったイメージで確認・説明する資料です。

　料理を盛る器を,ランチョンマットの上に置いたイメージで,主食・主菜・副菜(2品～)を器を使って説明し,自分の食事を振り返ってもらいます。吹き出しの中に記入するつもりで,昨日(もしくは最近)の食事を思い出してもらいます。主食・主菜・副菜の器のうち,使わない器,1つでは足りない器があれば,それによって自分の食事のアンバランスに気づいてもらいます。

資料3　栄養素が血糖に変わる速度　→ p.113

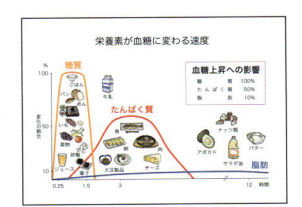

食品に含まれる三大栄養素(糖質・たんぱく質・脂肪)のそれぞれで、血糖が上がる程度と速さが違うことを説明するための資料です。

摂取した糖質は速やかに100％血糖に変化するのに対して、たんぱく質は50％、脂肪は10％未満変化すると言われていることを説明します。しかし、脂肪は、糖質を含む食品と一緒にとると血糖値が上がった状態が長びくことを説明します(例：ごはんとフライのおかず)。また、これらの栄養素がどのような食品に多く含まれているか、代表的な食品をイラストで示してあるので、よく利用する食品の特徴を理解してもらうようにします。

資料4　食べる順番による食後血糖値の変化　→ p.114

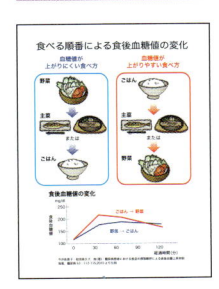

食事をする時、何から食べ始めるかが重要であることを説明するための資料です。

野菜から食べ始めた時と主食からの時では、血糖値が上がる程度や速さが違います。それを実証した研究の内容をイラストと血糖変化のイメージ図で示しています。これを説明し、患者さんに食べる順番を意識して食事をするように促します。

資料5　よくかんで食べることのメリット　→ p.115

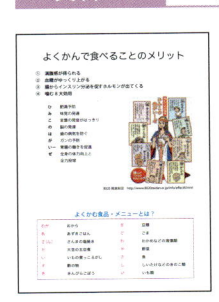

よくかんで食べることが糖尿病の患者さんにとって、なぜ良いのかを説明した資料です。

さらに、一般に言われているメリットとかむ必要がある料理、かみごたえがある料理の例を提示しています。

| 資料6 | 糖尿病食事療法のための食品交換表　第7版の使い方 | ➡ p.116〜119 |

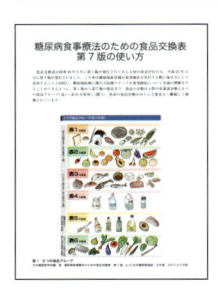

「糖尿病食事療法のための食品交換表 第7版」を活用する際に理解しておきたい事柄などが書かれた資料です。交換表の基本的な考え方や使い方が，医療者向けに解説されています。

| 資料7 | 目で見る糖質の多い代表的な食品 | ➡ p.120 |

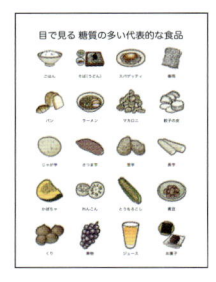

糖質を多く含む代表的な食品を説明するための資料です。

ごはん，めん，パンなどの他，餃子や春巻きの皮，野菜の中でも糖質の多いものなどをイラストで示しています。これらを材料として使った料理を食べる時には，主食を調整し，糖質過多にならないように食べることが大切であると説明します（ただし，かぼちゃ，れんこん，グリンピース，そら豆は，少量ならば含まれている糖質量を，それほど気にする必要はないことも合わせて伝えます）。糖質の多い食品のうち食品交換表の表1，2，4の食品の糖質量は**資料27**に掲載しています。

| 資料8 | 1食のごはんの量に相当するめん類の量 | ➡ p.121 |

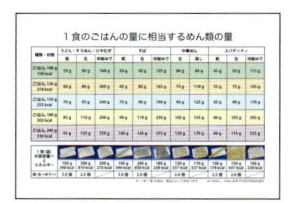

めん類の重量とエネルギーを一覧に示した表です。主食として食べるめん類の適量を，患者さんのごはんの量（適量とする）に照らし合わせて説明する資料です。

めん類（うどん・そうめん・ひやむぎ，そば，中華麺，スパゲッティ）を，加工状態（乾，生，ゆで）別に掲載しています。患者さんが食べているごはんの量（適量とする；表のいちばん左側の欄）を見つけ，その段を右にたどっていくと，それぞれ（乾，生，ゆで）の麺の適量がわかります。

資料9　1回に食べる果物の目安量　➡ p.122, 123

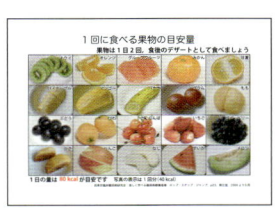

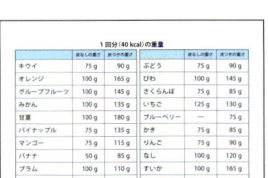

果物の1回に食べる目安量を説明するための資料です。

「糖尿病食事療法のための食品交換表　第7版」の献立例に示されている果物の1回量を参考に，代表的な果物の40 kcal（0.5単位）に相当する分量を写真で示しています。目で見て概量を確認することができます。説明の際には，食べるタイミング（食間は避け，できるだけ食直後）にもふれます。

重量は，皮なしと皮つきの両方を示しています。果物が好きで食べ過ぎやすい患者さんには実際に量ってもらうとよく理解してもらえます。

資料10　肉料理　調理の工夫　➡ p.124

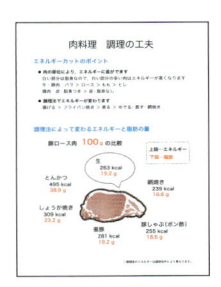

同じ素材でも調理方法によってエネルギーが変わることを説明するための資料です。

ゆでる，焼く，煮る，揚げるという各調理方法によって，同じ重量の生肉のエネルギーや脂肪量がどのくらい変化するかを示しています。

しゃぶしゃぶ料理など肉をゆでる料理では，エネルギー量や脂肪量は生肉の時に比べてほとんど変化しません。ゆでるとエネルギー量や脂肪量がとても減ると考えている患者さんなどへの説明に活用できます。

資料11　肉の種類・部位とエネルギー　➡ p.125

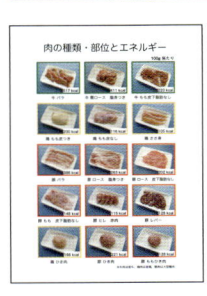

牛・豚・鶏肉の代表的な部位の100 g当たりのエネルギーを説明するための資料です。

脂肪の多い部位と少ない部位，同じ部位でも脂肪や皮などがついているか否かでエネルギーが異なります。食材としてどの部位を選ぶか，脂肪部分や皮を除くか否かで調理した時のエネルギーが変わってくることを説明します。

資料解説

資料12　魚料理　調理の工夫　→ p.126

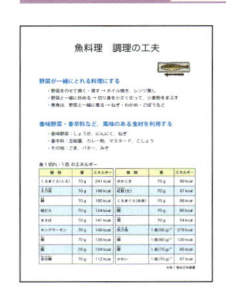

魚料理の工夫を示した資料です。

魚は肉よりも野菜の付け合わせが付けにくい，調理方法や味付けが同じようになりやすいなどの難点があります。資料の前半ではこれらへの対策や工夫を示しています。後半では魚の1切れ（やや小ぶり）・1尾の概量とエネルギーを示しています。

資料13　見える油脂と見えない油脂　→ p.127

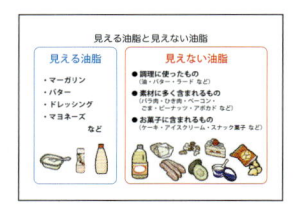

どのような食品や料理に油脂が多く含まれているのかを説明するための資料です。

ひと目で油脂が多いとわかる食品がある一方，油脂が多いとは認識しにくい食品や料理があります。調理に使われたもの，素材に脂肪が多いもの（ナッツ類，アボカド），お菓子の中の脂肪など，見逃しやすいものを確認してもらいます。

資料14　油の種類別　脂肪酸の割合　→ p.128

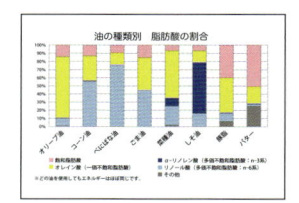

代表的な油脂に含まれる各種脂肪酸（飽和，不飽和，多価不飽和）の割合を説明するための資料です。

動脈硬化を進展させるといわれる飽和脂肪酸がどのような油脂に多く含まれているか，見てわかるように示しています。

資料15　素材や料理に含まれる油脂の量　→ p.129

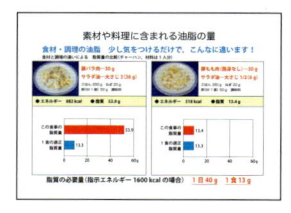

同じように見える料理でも，使用している素材や油の量によってエネルギーが大きく異なることを説明するための資料です。

素材や油の使用量が異なる2つのチャーハンでは，料理に含まれる脂質量が全く異なります。脂質が多い方では1日分の基準量を上回り，少ない方ではほぼ1食分相当であることを示しています。それはそのままエネルギーの差になります。食材を選び，油の使用量に気をつけることでエネルギーをかなり抑えられることを理解してもらいます。なお，油の多い方は，外食のチャーハンの油の使用量を想定して作っています。

資料16　とれていますか？　食物繊維　→ p.130

　食物繊維が多く含まれる食品，食物繊維をとる利点，1日の目安量を説明するための資料です。

　食物繊維の量は食品の常用量に含まれる量で示しています。写真では，海藻類，きのこ類，こんにゃくなど食物繊維を多く含む代表的な食品と日常よく使われる食品のエネルギーと食物繊維量を示しています。また主食のうち，白米と玄米，そばとうどん，普通の食パンとライ麦パンなどを同様の方法で示しています。食物繊維量を今よりも多くするための具体的な方法，①食物繊維を多く含む食品を知りそれらを取り入れる，②日々一定量食べる主食で食物繊維を多く含む物を利用するという2つの方法を解説するのに役立ちます。

資料17　食品に含まれる塩分量　→ p.131

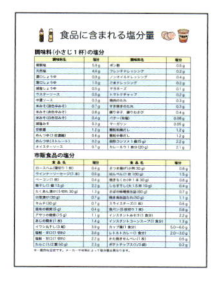

　日常よく使う調味料と市販品に含まれる塩分量を説明するための資料です。

　調味料は，小さじ1杯の塩分量，食品は1枚，1切れなど常用量に含まれる塩分量を示しています。この資料を用いて，どのくらいの塩分を調味料や食品から摂取しているか，塩分の多い食品を多用していないかを確認できます。

資料18　減塩の工夫　→ p.132

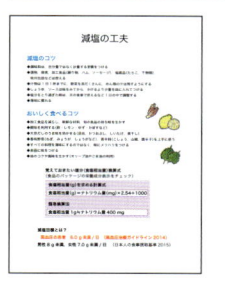

　塩分を減らすためのさまざまな工夫を紹介するための資料です。

　日常での具体的な減塩の工夫，減塩してもおいしく食べられるよう香味野菜などを使う提案などが記載されています。栄養成分表示では食塩相当量が表示されていない場合もあるので，ナトリウム表示から食塩相当量に換算するにはどのようにすればよいか，換算式を紹介しています。

資料19　外食・中食・惣菜のエネルギーと塩分量　→ p.133

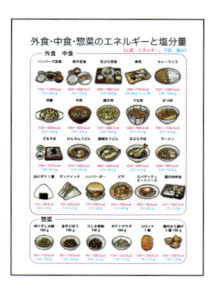

　外食・中食・惣菜のエネルギーと塩分の概量を説明するための資料です。

　これらの料理は，患者さんが考えている以上にエネルギーが高かったり塩分を多く含んでいたりします。外食や購入したものを食べる機会が多い患者さんには，嗜好だけで選ぶのではなく，自分の指示エネルギーを踏まえて，栄養表示などがあればそれを活用して食事や食品を選ぶことを助言します。提示した資料の数値は概量であり，料理の大きさや内容量によって，数値にかなり幅があることも伝えます。

資料解説　103

| 資料20 | お寿司を食べる時のポイント | ➡ p.134 |

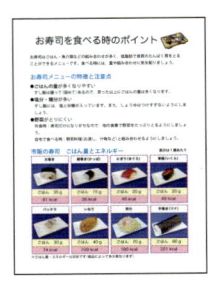

お寿司を食べる時に注意したい点を，①ごはんの量，②すし飯の塩分・糖分量，③献立として野菜がとりにくいという点から説明するための資料です。

また，握り寿司や巻き寿司，茶巾など日常でよく食べられる寿司の1個当たりのごはんの概量とエネルギーを示しています。

| 資料21 | おせち料理の工夫 | ➡ p.135 |

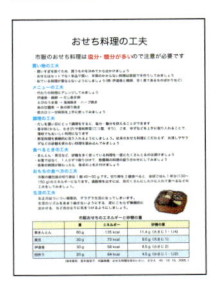

年末からお正月にかけて，おせちを食べる季節を上手に過ごせるように色々な工夫を提案した資料です。

おせちについては，買い方・メニューの決め方・調理の工夫を説明しています。食べる時の工夫や正月休みの過ごし方など生活全般について解説しています。また，市販のおせちのエネルギーとそれらに含まれている砂糖の概量を示しています。

| 資料22-1 | お弁当を作る時のポイント(1) | ➡ p.136 |

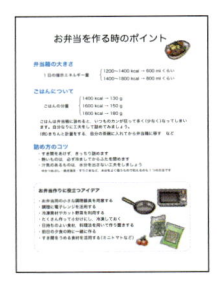

お弁当を手作りする時のポイントのうち，お弁当箱の大きさやごはんの量を，指示エネルギーから考える方法を解説した資料です。また長く作り続けるためのコツやアイデアも記載しています。

| 資料22-2 | お弁当を作る時のポイント(2) | ➡ p.137 |

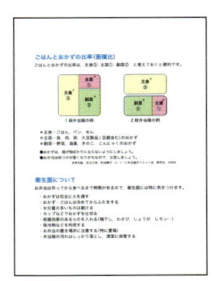

お弁当を手作りする時のポイントのうち，弁当箱の表面積を主食・主菜・副菜に対し一定の割合で分割して詰める方法を提案した資料です。

主食あるいは主菜ばかりが多くならず，バランスがとれたお弁当を作るためのヒントになります。衛生面に対する注意も記載しています。

資料23-1　食品成分表示を読む（1）　➡ p.138

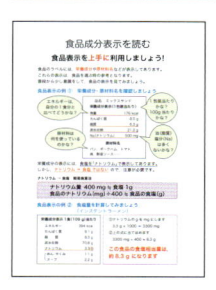

食品成分表示の内容を確認し，食品を選ぶ時にその情報を活かしてもらうための資料です。

サンドイッチを例にどんな点に注意しながら，食品ラベルに書かれている情報（1包当たりか100g当たりか，エネルギーや塩分，原材料等）を読めばよいか解説しています。また，ラーメンの例では，食塩相当量ではなくナトリウム表示の場合，どのくらいの食塩相当量になるかを簡易換算による例で示しています。

資料23-2　食品成分表示を読む（2）　➡ p.139

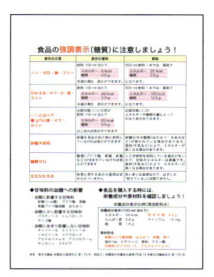

食品成分表示のうち糖質の強調表示について解説するための資料です。

ノン・控え目・オフ・砂糖不使用など，わかりにくい表現を一覧にし，それぞれの意味を解説しています。甘味料については，血糖に影響するもの，少し影響するもの，あまり影響しないものなど，甘いものを好む患者さんにはぜひ知っておいてほしい情報を掲載しました。

資料24　あると便利な食材　➡ p.140

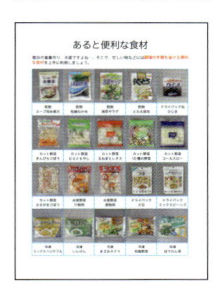

調理時間を短くしたい時，手間をかけずに料理をしたい時，食品を余らせたくない時（あるいはそういう人）に向く食材を列挙した資料です。

買っても使いきれず捨ててしまう，材料を余らせたくないなどの気持ちは，料理することを妨げる原因の1つになります。下処理が必要のない野菜，食べ切りサイズの食品，保存のきくドライパックの食品などそれぞれの生活スタイルに応じて紹介できるよう代表的なものを掲載しています。

資料解説

| 資料 25 | 電子レンジの使い方 | ➡ p.141 |

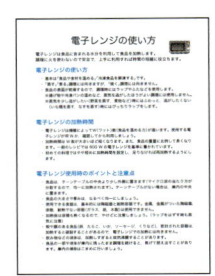

電子レンジの様々な使い方，使うポイントと注意点などを解説するための資料です。

火を使わずに調理ができる，1人分など少量の調理が短時間でできるなど，温め機能だけではない有効なレンジの活用方法を紹介しています。文章が多く，やや見にくいかもしれませんが，使用上の注意点は，熱傷の防止などのために丁寧に解説すべきポイントです。

| 資料 26-1 | カーボカウントについて(1) | ➡ p.142 |

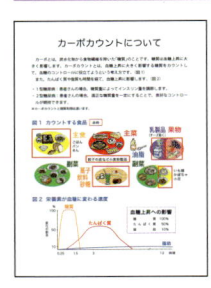

カーボカウントの考え方を説明するための資料です。

図1では，カーボカウントで実際の食事の中でカウント(計算)すべき食品に赤枠をつけて示しています。

図2では，摂取した糖質は速やかに100%血糖に変化するのに対して，たんぱく質は50%，脂肪は10%未満の変化であることを表しています。ただし，脂肪は，糖質を含む食品と一緒にとると血糖が上がった状態を長びかせることを説明します。この図から，食事の内容によっては，インスリンを打つタイミングを変える必要があることなどを理解してもらいます。

| 資料 26-2 | カーボカウントについて(2) | ➡ p.143 |

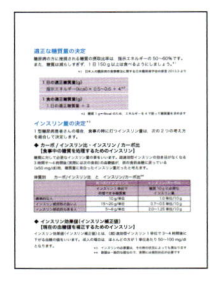

カーボカウントを行う上で基本となる，適正な糖質量(1日)を決める根拠と算出の方法を説明するための資料です。

また，カーボカウントを行う上で必要となる用語(インスリン効果値，カーボ/インスリン比，インスリン/カーボ比)について，その考え方と内容を説明しています。

資料 27-1　食品の炭水化物等の量（ごはん・パン）　➡ p.144

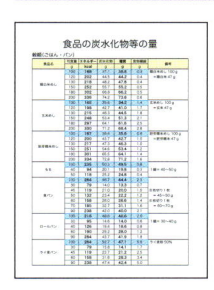

カーボカウントに関連して，普段よく食べる主食の糖質量などを表で示した資料です。

食品名を表の左側に配し，食べる重量ごとにエネルギー，炭水化物量，糖質量，食物繊維量の順で掲載しています。

資料 27-2　食品の炭水化物等の量（めん類・小麦粉）　➡ p.145

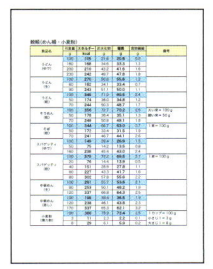

カーボカウントに関連して，普段よく食べるめん類・小麦粉の糖質量などを表で示した資料です。

掲載要領は 26-1 と同じです。

資料 27-3　食品の炭水化物等の量（いも類・糖質の多い野菜　果実類）　➡ p.146

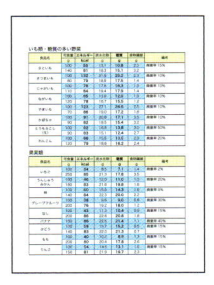

カーボカウントに関連して，普段よく食べるいも類・糖質の多い野菜・果実類の糖質量などを表で示した資料です。

掲載要領は 26-1 と同じです。

資料 27-4　食品の炭水化物等の量（乳類）　➡ p.147

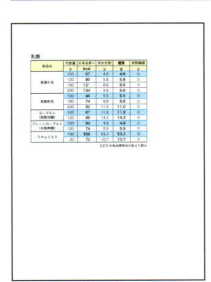

カーボカウントに関連して，普段よくとる乳・乳製品の糖質量などを表で示した資料です。

掲載要領は 26-1 と同じです。

資料解説

資料28-1　おやつは上手に楽しみましょう(1) ➡ p.148

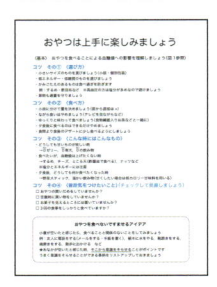

　血糖値を上げ過ぎずに楽しむことができるおやつの食べ方を考えるための資料です。

　おやつの選び方，食べ方，こんな時にはこんなものといったシーン別のおすすめ品などを紹介しています。また，普段の自分の食べ方を振り返るチェック欄や，おやつを食べないですませるアイデアも記載しています。患者さんの状況によって提供するアイデアを選び，それについてどう考えるかなどを話し合う事が大切です。患者さん自身がセルフコントロールして，おやつを楽しんで食べることができるようになることを目指しています。

資料28-2　おやつは上手に楽しみましょう(2) ➡ p.149

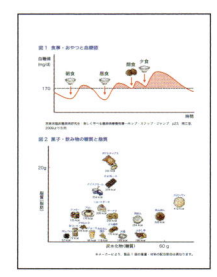

　図1は，お菓子を間食に食べた時，血糖値がどのように変化するかイメージしてもらうための資料です。

　図2は，お菓子・飲み物に含まれる糖分の量と脂肪の量の関係を個々にイラストで示した資料です。例えば，メロンパンは，脂質はそれほど多くはないものの，炭水化物（主には砂糖）はかなり多いお菓子といえます。

　これらの資料を使って，お菓子を食べた時の自分の血糖値の変化をイメージしてもらい，血糖をコントロールすることとお菓子を食べることについて，どう折り合いをつけていくかを考えるきっかけにしてもらいます。

資料29　食パンと菓子パンの比較 ➡ p.150

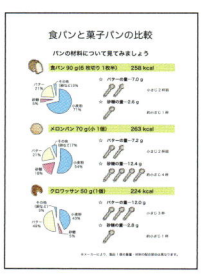

　食パンと菓子パンの素材の違いを解説した資料です。

　食パンと菓子パンに含まれている砂糖やバターをその重量と全材料に対する割合で示しています。両者では，砂糖やバターの含有量がかなり違うことがわかります。菓子パンは嗜好品の「お菓子」であって，主食にはなりえないことを理解してもらいます。

資料30　アルコールのエネルギーと炭水化物量 ➡ p.151

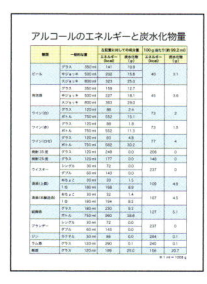

　アルコール飲料のエネルギーと含まれる炭水化物量を説明するための資料です。

　飲酒量のコントロールが難しい患者さんに提示し，摂取しているエネルギーと炭水化物量を認識してもらいます。同時に，アルコールがエネルギーはあるものの栄養素をほとんど含まないエンプティカロリーの食品であること，血糖コントロールに影響すること，服薬している場合には，薬効に対して影響することなどにも触れます。

ケース目次

	よく聞かれる質問や伝えたい事（ケース内容）	資料番号
1	糖尿病の知識のない患者さんに，大切な食習慣や食事の基本を説明したい	1-1, 2 (p.110, 111)
2	「何をどのくらい食べたらよいの？」という患者さんの質問への解説	1-2 (p.111)
3	自分の食事内容を振り返り，バランスがとれているかを確認してもらいたい	2 (p.112)
4	炭水化物（糖質）は他の栄養素よりも血糖値が上がりやすいことを説明したい	3 (p.113)
5	「血糖値が上がりにくい食べ方とは？」という質問への解説	4 (p.114)
6	早食いの患者さんに，よくかんで食べることのメリットを説明したい	5 (p.115)
7	糖質を多く含む食品（芋・かぼちゃなど）を意識してもらいたい	7 (p.120)
8	めん好きの患者さんに，自分のごはん量に相当するめんの量を解説したい	8 (p.121)
9	肉料理のエネルギーが調理方法によってどのくらい違うかを説明したい	10 (p.124)
10	魚の種類とエネルギーを解説したい	12 (p.126)
11	見逃しやすい多脂肪食品を意識させたい（ごま・アボカド・ナッツ類）	13 (p.127)
12	食品による脂肪酸組成の違いを説明し，動脈硬化のリスクなどについて解説したい	14 (p.128)
13	「食物繊維はどのくらいとればよいの？」という質問への解説	16 (p.130)
14	「加工食品（練り製品）にはどのくらいの塩分が入っているの？」という質問への解説	17 (p.131)
15	ナトリウムの食塩相当量への換算方法を説明したい	18 (p.132)
16	「寿司は何個くらい食べてよい？」という質問への解説（寿司1個当たりのエネルギー）	20 (p.134)
17	お正月の上手な過ごし方（食事のとり方・生活の仕方）を説明したい	21 (p.135)
18	「飲料のノン・ゼロ・フリー・オフの違いは？」という質問への解説	23-2 (p.139)
19	血糖上昇に影響する甘味料，あまり影響しない甘味料について説明したい	23-2 (p.139)
20	1人暮らしの人・多忙な人・料理をするのが面倒な人に短時間で調理できる食材（カット野菜・パック素材）を紹介したい	24 (p.140)
21	調理に不慣れな人・1人暮らしの人・レンジを温めにしか使わない人に電子レンジを使うメリットを説明したい	25 (p.141)
22	菓子パンを主食代わりにしている人に，食パンと菓子パンの違いを説明したい（砂糖やバターの含まれている量等）	29 (p.150)

資料 1-1

糖尿病の食事の基本

- 1日3食　規則正しく食べましょう
- あなたの指示エネルギー量は　□□□□　kcal です

食事と血糖値

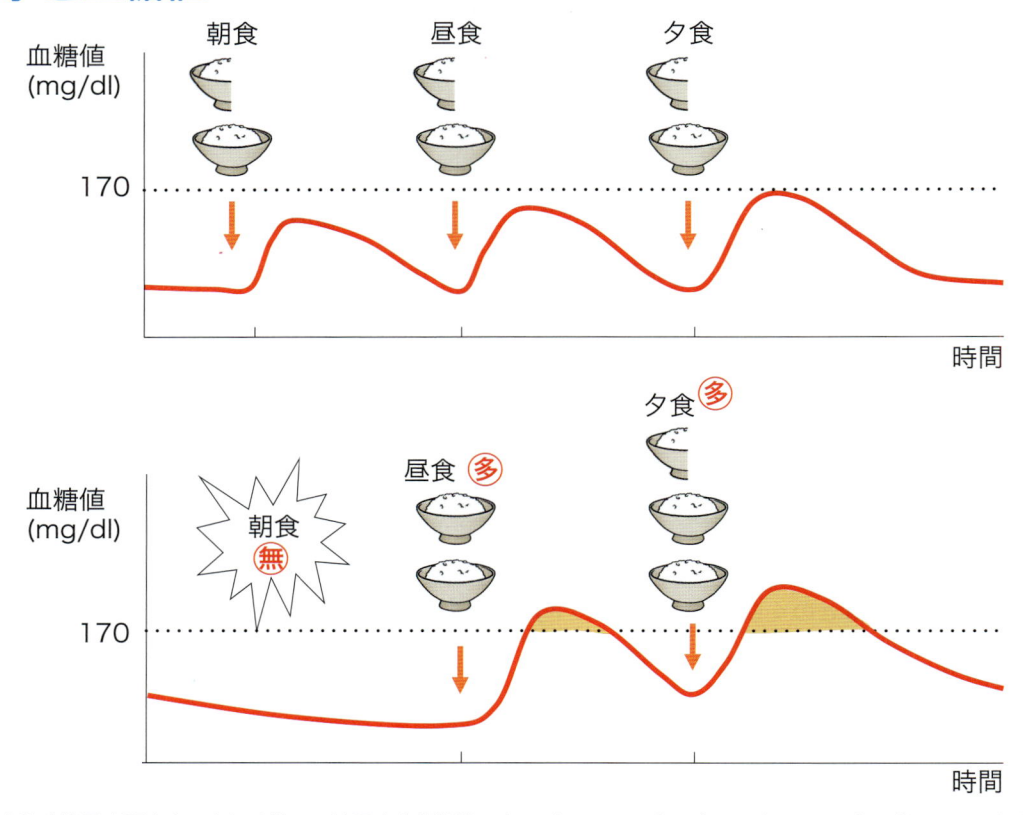

西東京臨床糖尿病研究会：楽しく学べる糖尿病療養指導—ホップ・ステップ・ジャンプ．p27，南江堂，2009 より引用

食習慣を見直してみましょう

- ゆっくり　よくかんで　時間をかけて　食べていますか
- 野菜から先に食べていますか
- 夕食が多くなっていませんか
- 食べ過ぎていませんか
- 塩分は控えめですか
- 油を使う料理が多くなっていませんか
- 嗜好品（菓子やアルコールなど）や果物の量はどうですか

資料 1-2

1食の目安

毎食「主食　主菜　副菜2品」をそろえましょう

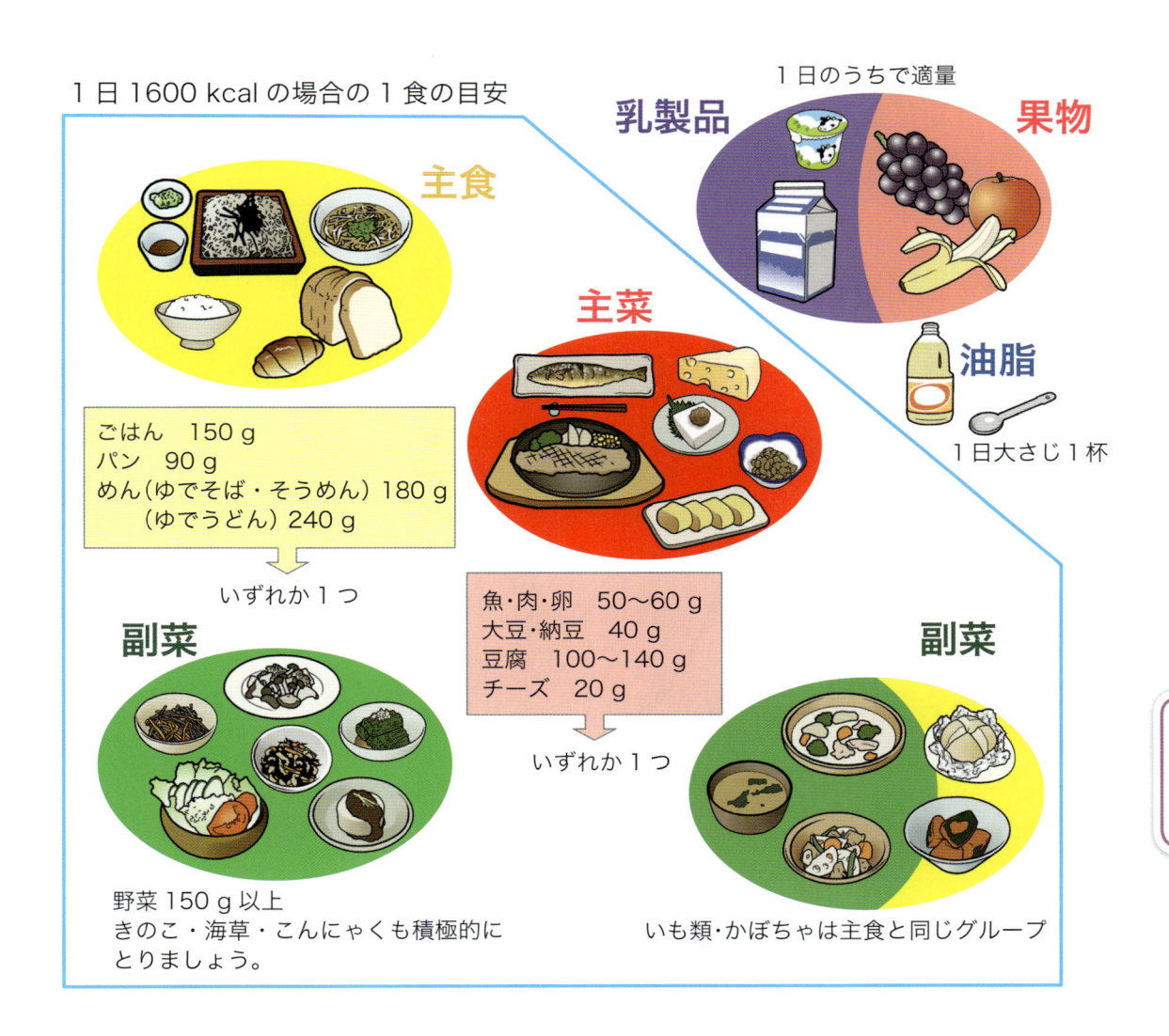

1日1600 kcalの場合の1食の目安

主食

ごはん　150 g
パン　90 g
めん（ゆでそば・そうめん）180 g
　　（ゆでうどん）240 g

いずれか1つ

主菜

魚・肉・卵　50〜60 g
大豆・納豆　40 g
豆腐　100〜140 g
チーズ　20 g

いずれか1つ

1日のうちで適量

乳製品　**果物**

油脂

1日大さじ1杯

副菜

野菜150 g以上
きのこ・海草・こんにゃくも積極的にとりましょう。

副菜

いも類・かぼちゃは主食と同じグループ

資料2

目で見るバランスのよい食事

☐ の中に自分の食事を当てはめてみましょう

その他・乳製品、果物

野菜たっぷりのおかず

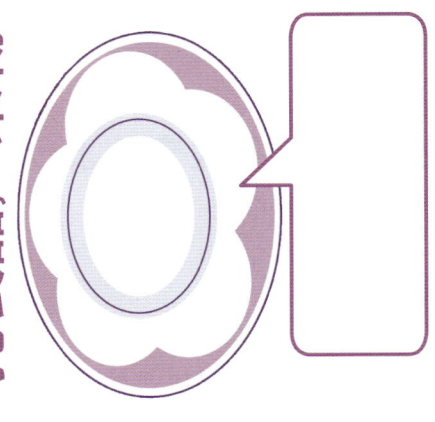

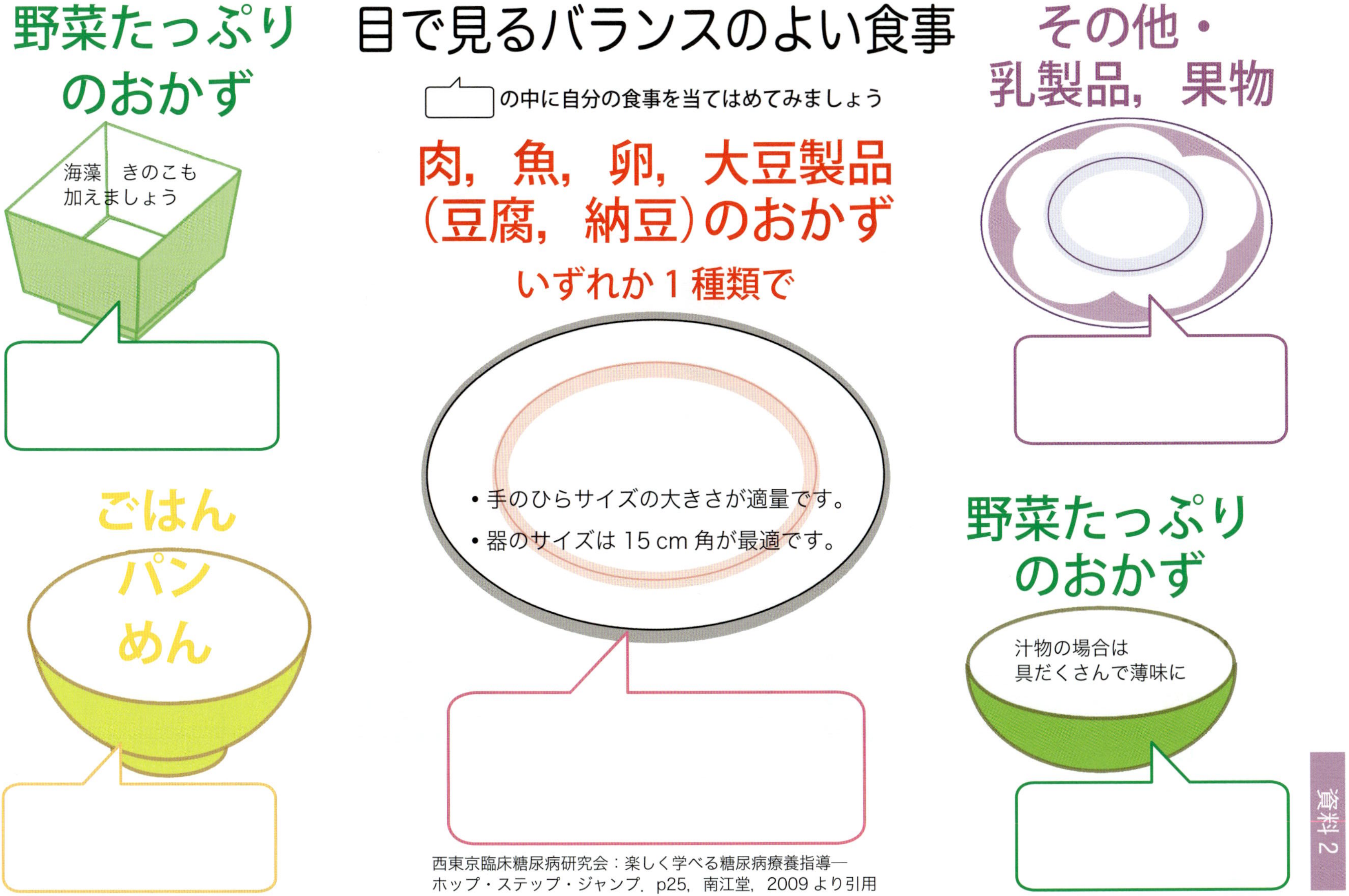

汁物の場合は具だくさんで薄味に

肉, 魚, 卵, 大豆製品(豆腐, 納豆)のおかず
いずれか1種類で

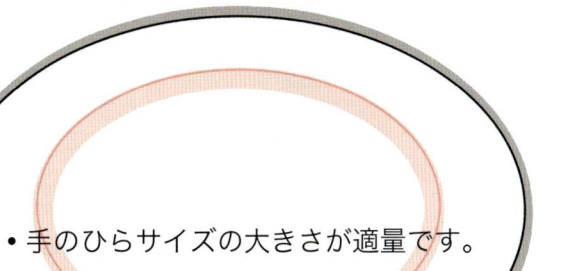

- 手のひらサイズの大きさが適量です。
- 器のサイズは15cm角が最適です。

野菜たっぷりのおかず

きのこも
海藻も
加えましょう

ごはん / パン / めん

西東京臨床糖尿病研究会：楽しく学べる糖尿病療養指導―ホップ・ステップ・ジャンプ．p25，南江堂，2009より引用

112　2章　資料編

栄養素が血糖に変わる速度

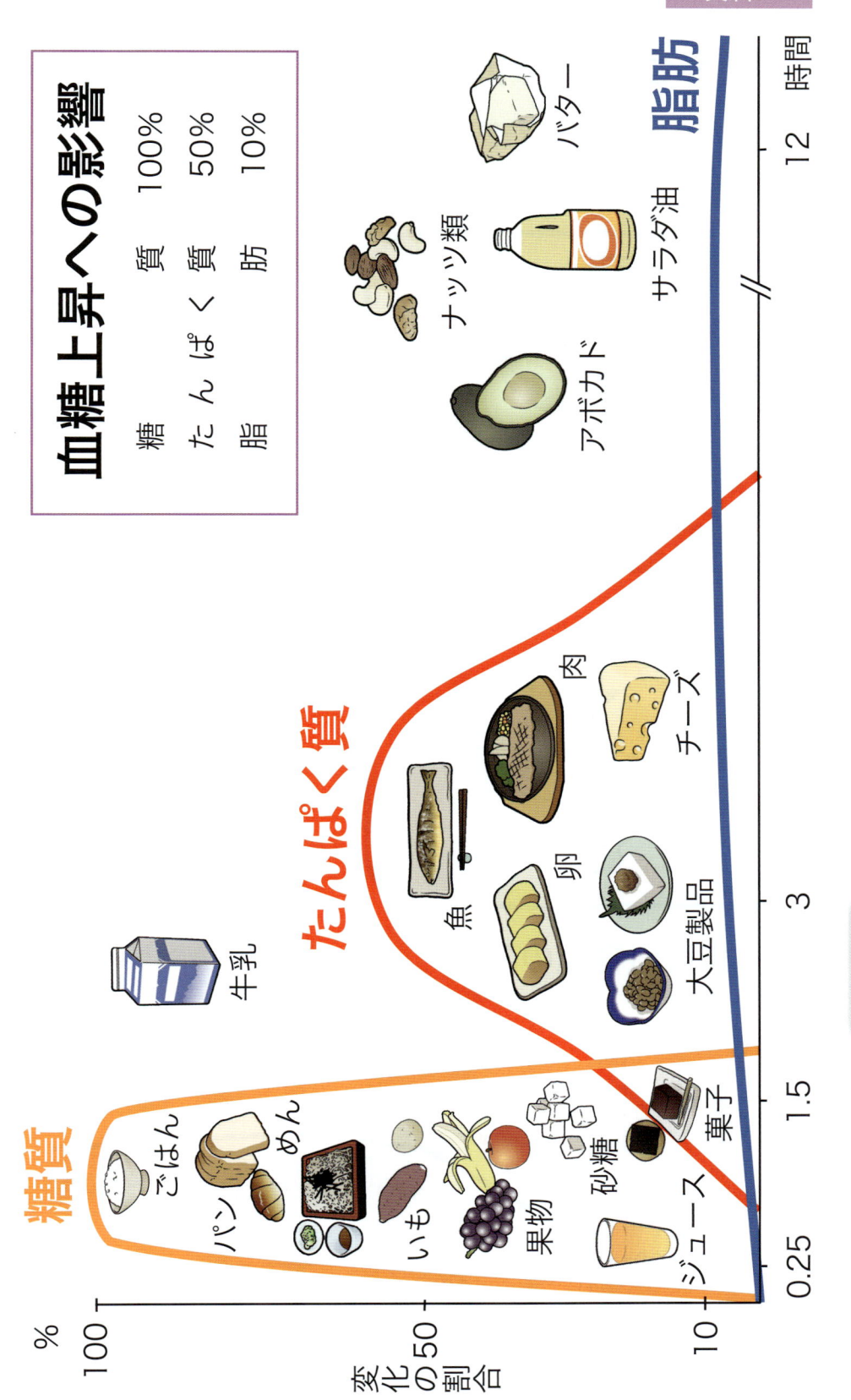

資料3

糖質 / **たんぱく質** / **脂肪**

糖質の食品例：ごはん、パン、めん、いも、バナナ、果物、砂糖、菓子、ジュース
たんぱく質の食品例：牛乳、魚、卵、大豆製品、肉、チーズ
脂肪の食品例：アボカド、ナッツ類、サラダ油、バター

血糖上昇への影響

糖質	100%
たんぱく質	50%
脂肪	10%

縦軸：変化の割合（%）　10／50／100
横軸：時間　0.25　1.5　3　12

資料 2・3

資料 113

資料4

食べる順番による食後血糖値の変化

血糖値が上がりにくい食べ方

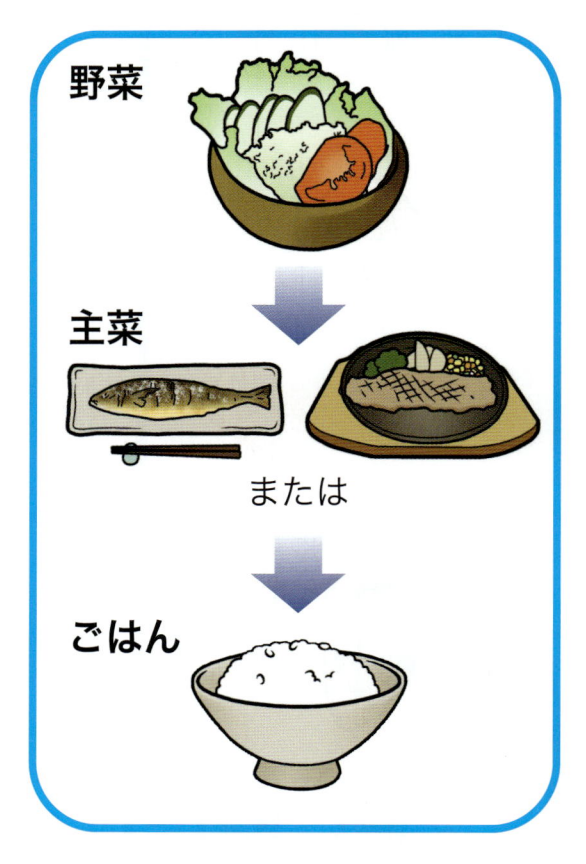

野菜
↓
主菜
↓（または）
ごはん

血糖値が上がりやすい食べ方

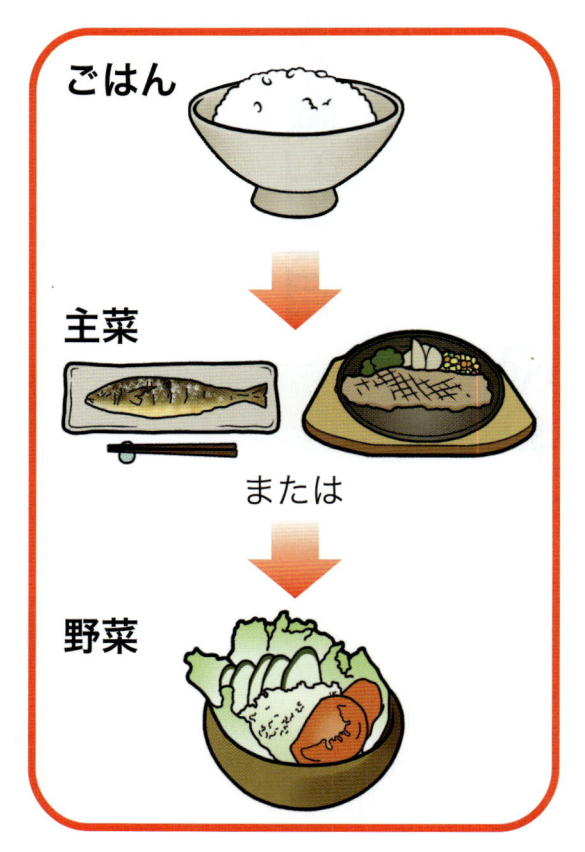

ごはん
↓
主菜
↓（または）
野菜

食後血糖値の変化

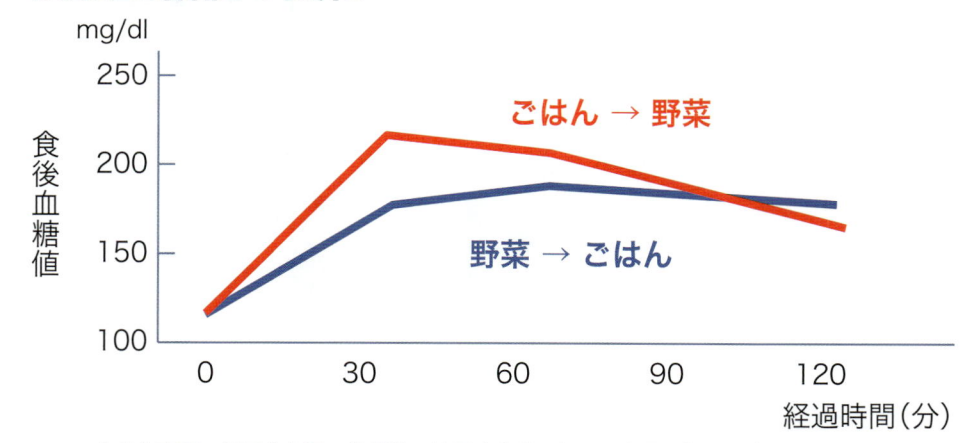

ごはん → 野菜
野菜 → ごはん

縦軸：食後血糖値（mg/dl）
横軸：経過時間（分）

今井佐恵子・松田美久子，他（著）：糖尿病患者における食品の摂取順序による食後血糖上昇抑制効果．糖尿病 53：112-115,2010 より引用

114　2章　資料編

資料5

よくかんで食べることのメリット

① 満腹感が得られる
② 血糖がゆっくり上がる
③ 腸からインスリン分泌を促すホルモンが出てくる
④ 噛む8大効用

ひ	肥満予防
み	味覚の発達
こ	言葉の発音がはっきり
の	脳の発達
は	歯の病気を防ぐ
が	ガンの予防
いー	胃腸の働きを促進
ぜ	全身の体力向上と全力投球

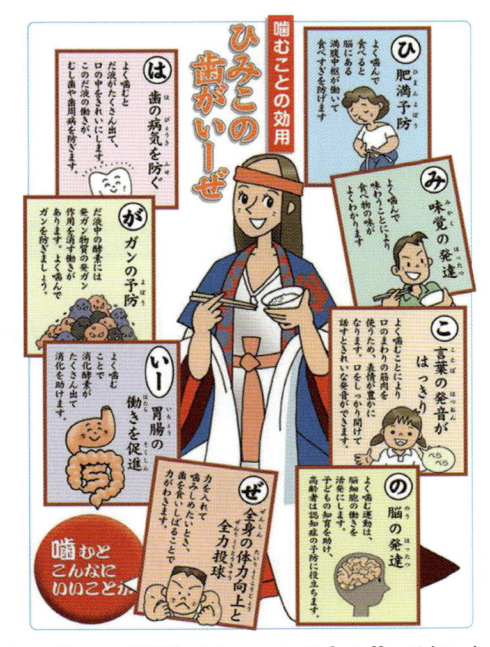

8020推進財団　http://www.8020zaidan.or.jp/info/effect8.html

よくかむ食品・メニューとは？

おか	おから	ま	豆類
あ	あずきごはん	ご	ごま
さ(ん)	さんまの塩焼き	わ	わかめなどの海藻類
だ	大豆の五目煮	や	野菜
い	いもの煮っころがし	さ	魚
す	酢の物	し	しいたけなどのきのこ類
き	きんぴらごぼう	い	いも類

資料6

糖尿病食事療法のための食品交換表 第7版の使い方

　食品交換表は昭和40年9月に第1版が発行されてから6回の改定が行われ，平成25年11月に第7版が発行されました．この本は糖尿病患者様が食事療法を実行する際に毎日手にして活用することと同時に，糖尿病医療に携わる医療スタッフが食事療法について共通の理解をすることができるように，第1版から第7版の現在まで，食品の分類は4群の栄養素分類と6つの食品グループ（表1～表6）を使用し（図1），各表の食品分類はほとんど変更なく継続して掲載されています．

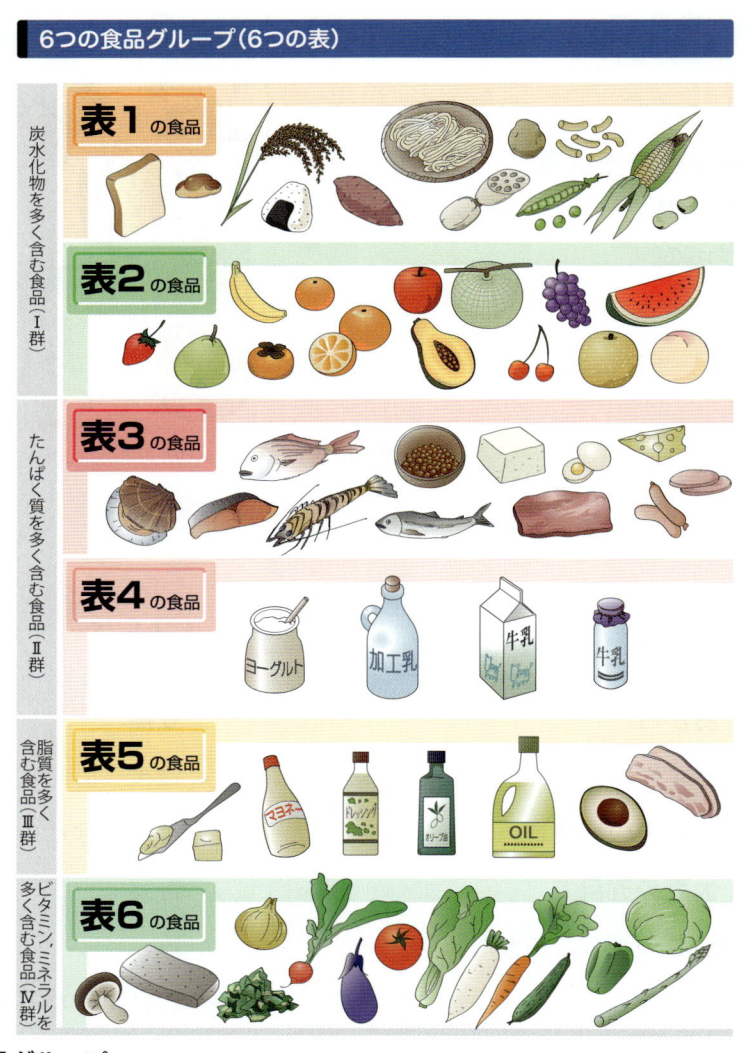

図1　6つの食品グループ
日本糖尿病学会編・著：糖尿病食事療法のための食品交換表　第7版．p.12 日本糖尿病協会・文光堂，2013より引用

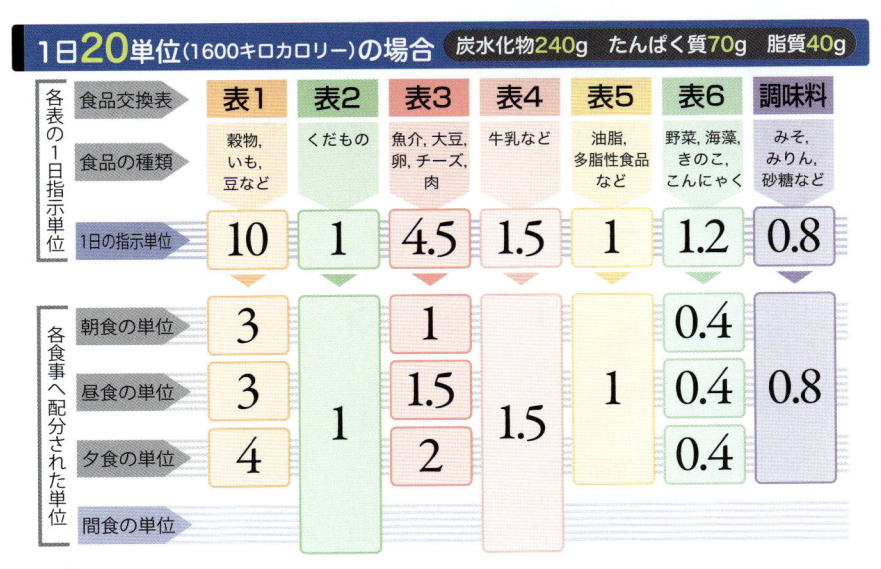

この糖尿病食品交換表に掲載されている食品は，いずれの食品も1単位≒80 kcalの重量(グラム：g)を示しています．例えば，表1は主食を主とした食品のグループで，ごはん50 g(1単位≒80 kcal)，食パン30 g(1単位≒80 kcal)などが写真付きで掲載されています．この他にも表2は果物のグループで，バナナ100 g(1単位≒80 kcal)，表3はメイン料理を主とした食品のグループで，鯵60 g(1単位≒80 kcal)，鶏ささみ肉80 g(1単位≒80 kcal)，表4は乳製品のグループで，普通牛乳120 ml(1単位≒80 kcal)，表5は油のグループで，サラダ油10 g(1単位≒80 kcal)，表6は野菜類等のグループで，全体で300 g(1単位≒80 kcal)などが示されています．その他にも調味料でエネルギーが多いもの(砂糖，みりん，カレールウなど)も1単位の重量を示しています．したがって，この食品交換表を活用して，献立を立てることで，その献立のエネルギー量がおおむね計算できるということになります．また，食品の重量を計量して摂取することにより，摂取エネルギーがおおむね容易に計算できる(例：5単位摂取すれば5×80 kcal≒400 kcal，7.5単位摂取すれば7.5×80 kcal≒600 kcal)ということにもなります．

　ただし，どの表から何単位でも使用してもよいということではありません．なぜなら栄養素のバランスが乱れてしまい，一部の栄養素の過剰や不足がおきてしまうからです．そこで，この食品交換表では各表からの適正な単位配分も示されています．1人ひとり違う1日の目標エネルギー量(1200 kcal，1600 kcalなど)を，バランスよく摂取するための最適な単位配分(例：表1-10単位，表2-1単位，表3-4.5単位，表4-1.5単位，表5-1単位，表6-1.2単位，調味料-0.8単位，合計20単位≒1600 kcal/炭水化物60％の場合など)が示されています(図2)．

図2　単位配分表
〔1日20単位(1600kcal)炭水化物60％の場合〕
日本糖尿病学会編・著：糖尿病食事療法のための食品交換表　第7版．p.29 日本糖尿病協会・文光堂，2013 より引用

炭水化物の割合を55％にすると，たんぱく質が標準体重1kgあたり1.2gを超える場合があります。腎症3期以降の方は使用できないことが多く注意が必要です。

a：炭水化物55％

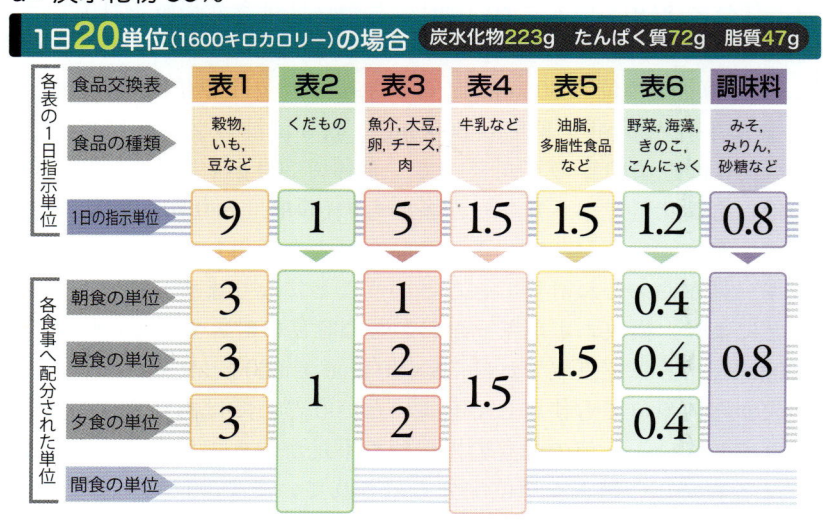

1日20単位(1600キロカロリー)の場合　炭水化物223g　たんぱく質72g　脂質47g

食品交換表	表1	表2	表3	表4	表5	表6	調味料
食品の種類	穀物,いも,豆など	くだもの	魚介,大豆,卵,チーズ,肉	牛乳など	油脂,多脂性食品など	野菜,海藻,きのこ,こんにゃく	みそ,みりん,砂糖など
1日の指示単位	9	1	5	1.5	1.5	1.2	0.8
朝食の単位	3		1			0.4	
昼食の単位	3	1	2	1.5	1.5	0.4	0.8
夕食の単位	3		2			0.4	
間食の単位							

炭水化物の割合を50％にすると，たんぱく質が標準体重1kgあたり1.2gを超える場合があります。腎症3期以降の方は使用できないことが多く注意が必要です。

b：炭水化物50％

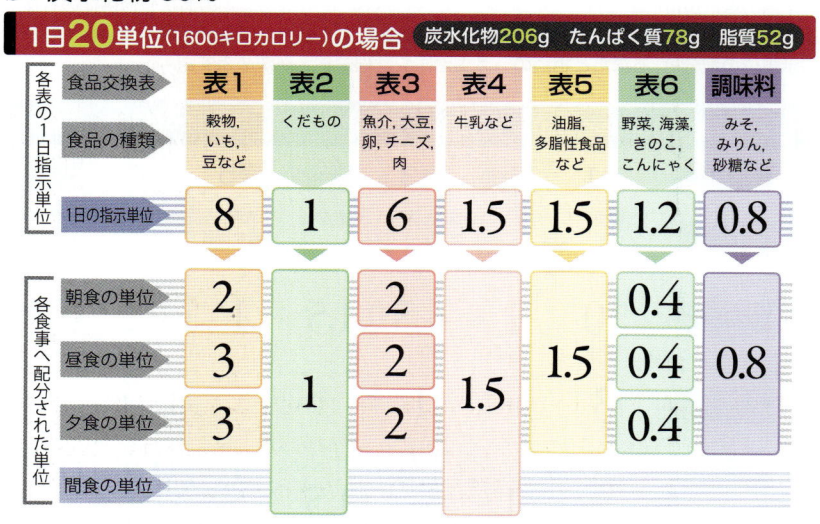

1日20単位(1600キロカロリー)の場合　炭水化物206g　たんぱく質78g　脂質52g

食品交換表	表1	表2	表3	表4	表5	表6	調味料
食品の種類	穀物,いも,豆など	くだもの	魚介,大豆,卵,チーズ,肉	牛乳など	油脂,多脂性食品など	野菜,海藻,きのこ,こんにゃく	みそ,みりん,砂糖など
1日の指示単位	8	1	6	1.5	1.5	1.2	0.8
朝食の単位	2		2			0.4	
昼食の単位	3	1	2	1.5	1.5	0.4	0.8
夕食の単位	3		2			0.4	
間食の単位							

図3　単位配分表
〔1日20単位(1600kcal)の場合〕
日本糖尿病学会編・著：糖尿病食事療法のための食品交換表
第7版．p.31, 33 日本糖尿病協会・文光堂，2013より引用

第6版までの食品交換表では1日に必要な医師の指示エネルギー量における炭水化物の比率は60％のみを示していましたが，第7版の食品交換表では，患者個々の食習慣や病態に対応できるように50％，55％，60％の3段階で示しています(図3)。(※糖尿病のタイプや腎症の病期など合併症により，50％，55％の配分には十分な注意が必要になるので，主治医や管理栄養士の指示に従ってください。)さらに，この食品交換表は，患者と糖尿病医療に携わるメディカルスタッフのために，糖尿病の成り立ちやインスリンの作用，合併症や治療方針など，食事療法を理解するために必要な様々な内容がイラストでわかりやすく掲載されているので，繰り返し熟読していただきたいと思います。

目で見る 糖質の多い代表的な食品

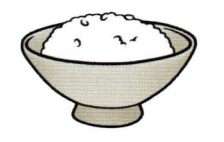

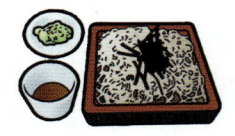

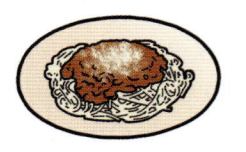

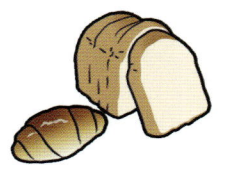

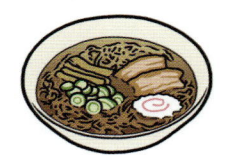

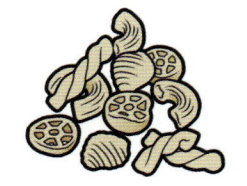

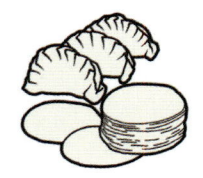

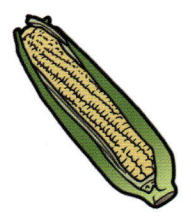

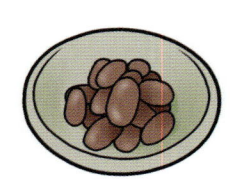

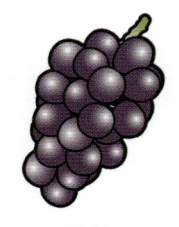

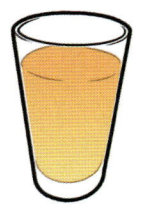

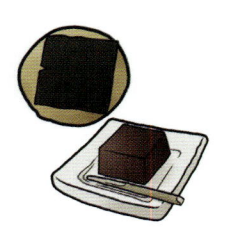

資料7

ごはん	そば(うどん)	スパゲッティ	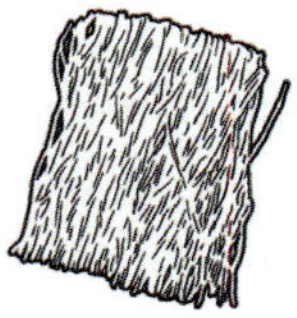 春雨
パン	ラーメン	マカロニ	餃子の皮
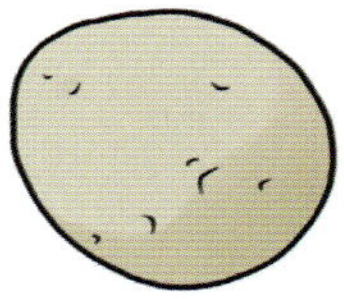 じゃが芋	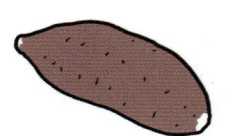 さつま芋	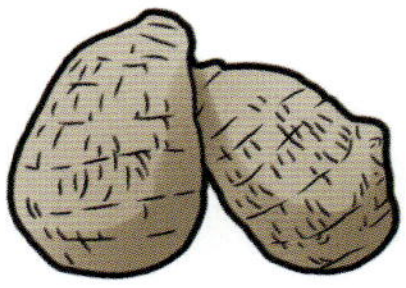 里芋	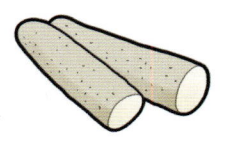 長芋
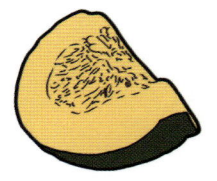 かぼちゃ	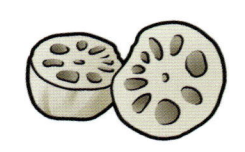 れんこん	とうもろこし	煮豆
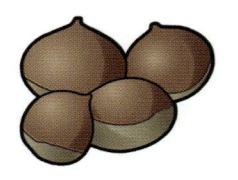 くり	果物	ジュース	お菓子

1食のごはんの量に相当するめん類の量

資料8

種類・状態	うどん・そうめん・ひやむぎ 乾	うどん・そうめん・ひやむぎ 生	うどん・そうめん・ひやむぎ 市販ゆで	そば 乾	そば 生	そば 市販ゆで	中華めん 生	中華めん 蒸し	スパゲッティ 乾	スパゲッティ 生	スパゲッティ 市販ゆで
ごはん 100 g 168 kcal	50 g	60 g	160 g	50 g	60 g	125 g	60 g	85 g	45 g	60 g	115 g
ごはん 130 g 218 kcal	60 g	80 g	205 g	65 g	80 g	165 g	75 g	110 g	55 g	75 g	145 g
ごはん 150 g 252 kcal	70 g	95 g	240 g	75 g	90 g	190 g	90 g	125 g	65 g	90 g	170 g
ごはん 180 g 302 kcal	85 g	110 g	290 g	90 g	110 g	230 g	105 g	155 g	80 g	105 g	205 g
ごはん 200 g 336 kcal	95 g	125 g	320 g	100 g	125 g	255 g	120 g	170 g	90 g	115 g	225 g

	うどん・そうめん・ひやむぎ 乾	生	市販ゆで	そば 乾	生	市販ゆで	中華めん 生	蒸し	スパゲッティ 乾	生	市販ゆで
1束(1袋)の目安量*1 とエネルギー	100 g 348 kcal	300 g 810 kcal	200 g 210 kcal	100 g 344 kcal	240 g 658 kcal	180 g 238 kcal	120 g 337 kcal	170 g 337 kcal	100 g 378 kcal	150 g 437 kcal	160 g 238 kcal
乾・生→ゆで*2	3.0倍	2.5倍		3.0倍	2.0倍		2.0倍		2.5倍	2.0倍	

*1 1束(1袋)の量は，製品によって異なります
*2 乾めん・生めんをゆでた時の重量の変化

資料9

1回に食べる果物の目安量

果物は1日2回、食後のデザートとして食べましょう

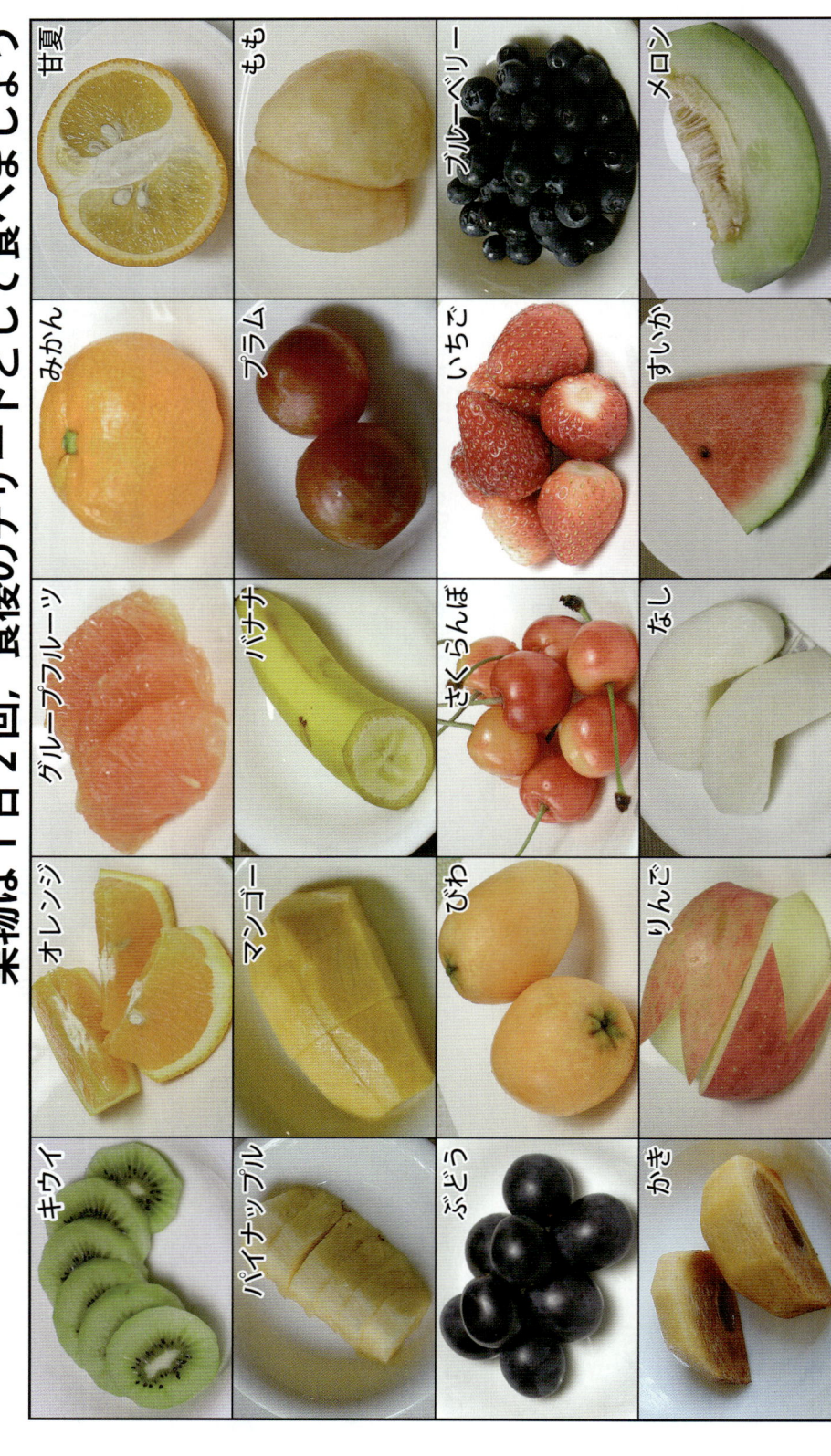

甘夏	もも	ブルーベリー	メロン
みかん	プラム	いちご	すいか
グレープフルーツ	バナナ	さくらんぼ	なし
オレンジ	マンゴー	びわ	りんご
キウイ	パイナップル	ぶどう	かき

1日の量は80kcalが目安です 写真の表示は1回分（40kcal）

西東京臨床糖尿病研究会：楽しく学べる糖尿病療養指導―ホップ・ステップ・ジャンプ．p23，南江堂，2009 より引用

1回分（40 kcal）の重量

	皮なしの重さ	皮つきの重さ		皮なしの重さ	皮つきの重さ
キウイ	75 g	90 g	ぶどう	75 g	90 g
オレンジ	100 g	165 g	びわ	100 g	145 g
グレープフルーツ	100 g	145 g	さくらんぼ	75 g	85 g
みかん	100 g	135 g	いちご	125 g	130 g
甘夏	100 g	180 g	ブルーベリー	—	75 g
パイナップル	75 g	135 g	かき	75 g	85 g
マンゴー	75 g	115 g	りんご	75 g	90 g
バナナ	50 g	85 g	なし	100 g	120 g
プラム	100 g	110 g	すいか	100 g	165 g
もも	100 g	120 g	メロン	100 g	200 g

資料9

肉料理　調理の工夫

資料10

エネルギーカットのポイント

- **肉の部位により，エネルギーに差がでます**
  白い部分は脂身なので，白い部分の多い肉はエネルギーが高くなります
  牛・豚肉　バラ ＞ ロース ＞ もも ＞ ヒレ
  鶏肉　皮・脂身つき ＞ 皮・脂身なし

- **調理法でエネルギーが変わります**
  揚げる ＞ フライパン焼き ＞ 煮る ＞ ゆでる・蒸す・網焼き

調理法によって変わるエネルギーと脂肪の量

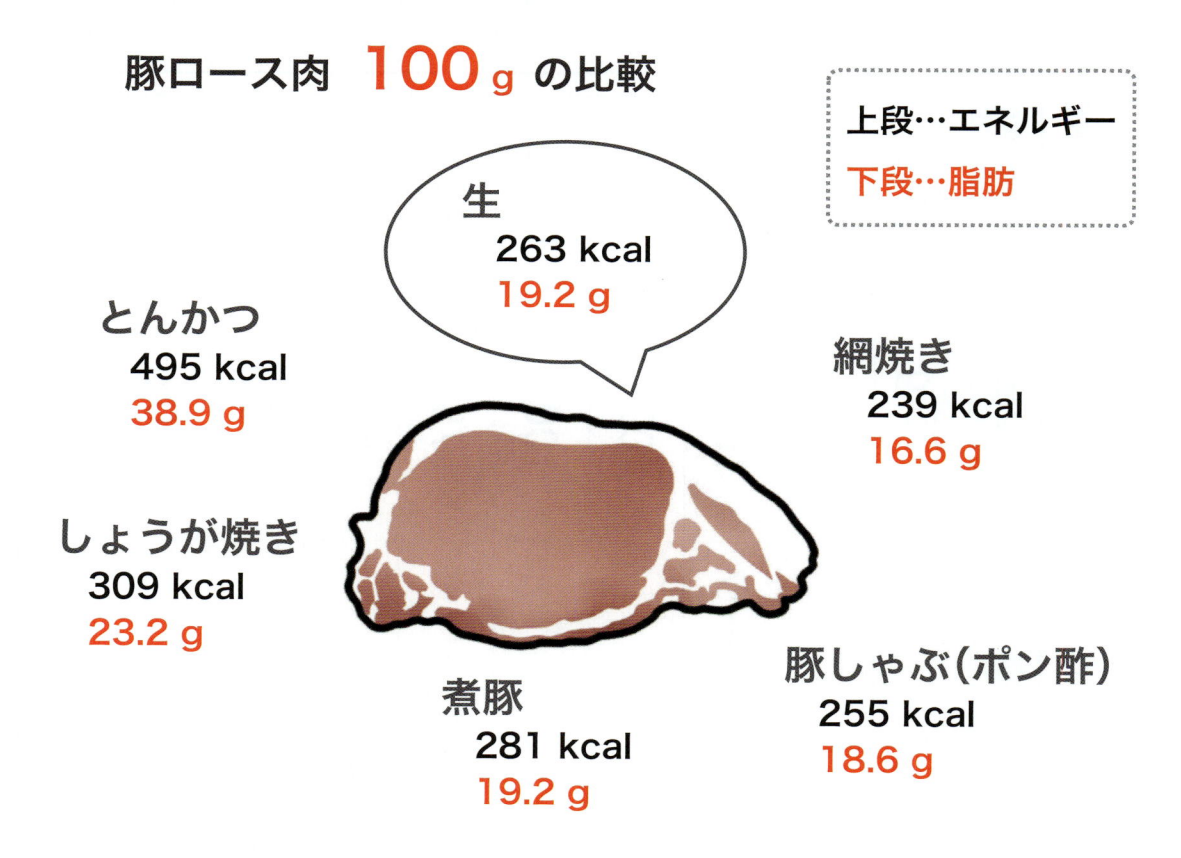

豚ロース肉 **100 g** の比較

上段…エネルギー
下段…脂肪

生
263 kcal
19.2 g

とんかつ
495 kcal
38.9 g

網焼き
239 kcal
16.6 g

しょうが焼き
309 kcal
23.2 g

煮豚
281 kcal
19.2 g

豚しゃぶ（ポン酢）
255 kcal
18.6 g

※調理後のエネルギーは調理条件により異なります。

資料11

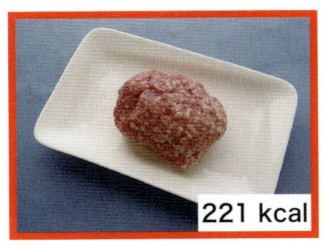

肉の種類・部位とエネルギー

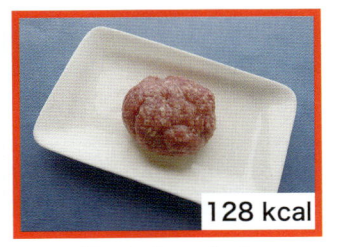

100g 当たり

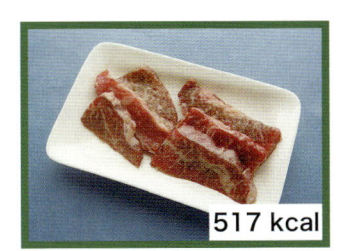

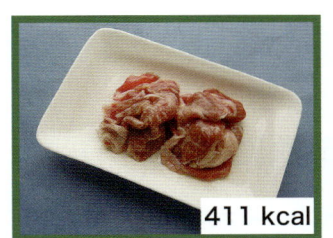

517 kcal 牛 バラ	411 kcal 牛 肩ロース 脂身つき	220 kcal 牛 もも 皮下脂肪なし
200 kcal 鶏 もも 皮つき	116 kcal 鶏 もも 皮なし	105 kcal 鶏 ささ身
386 kcal 豚 バラ	263 kcal 豚 ロース 脂身つき	202 kcal 豚 ロース 皮下脂肪なし
148 kcal 豚 もも 皮下脂肪なし	115 kcal 豚 ヒレ 赤肉	128 kcal 豚 レバー
166 kcal 鶏 ひき肉	221 kcal 豚 ひき肉	128 kcal 豚 ももひき肉

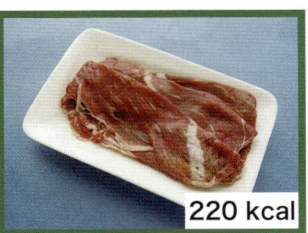

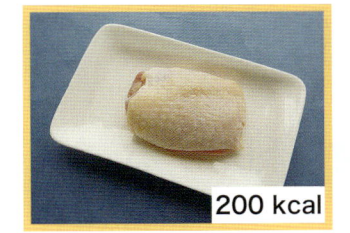

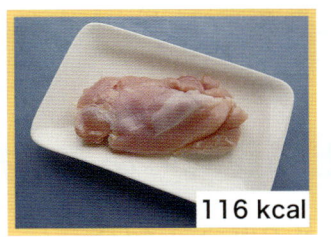

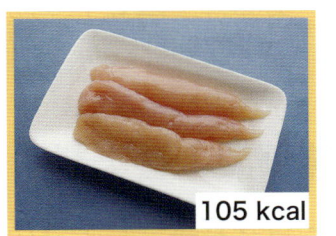

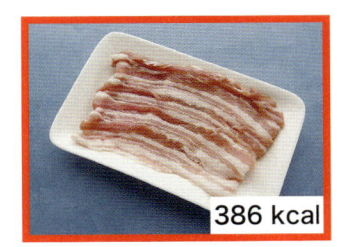

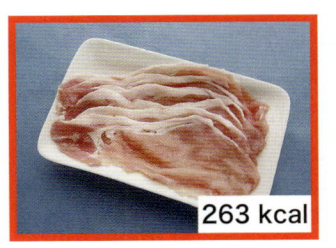

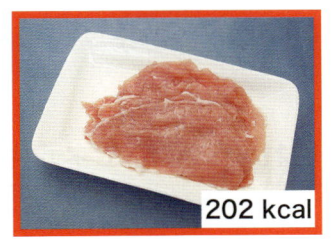

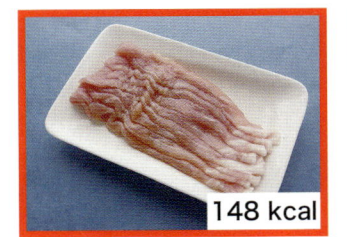

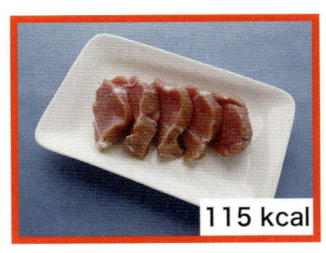

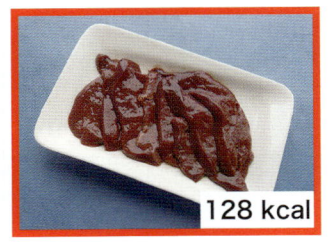

※牛肉は和牛，鶏肉は若鶏，豚肉は大型種肉

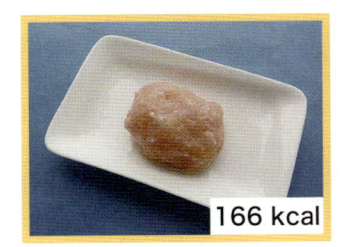

魚料理　調理の工夫

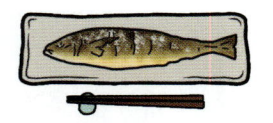

野菜が一緒にとれる料理にする

- 野菜をのせて焼く・蒸す → ホイル焼き，レンジ蒸し
- 野菜と一緒に炒める → 切り身を小さく切って，小麦粉をまぶす
- 煮魚は，野菜と一緒に煮る → ねぎ・わかめ・ごぼうなど

香味野菜・香辛料など，風味のある食材を利用する

- 香味野菜：しょうが，にんにく，ねぎ
- 香辛料：豆板醤，カレー粉，マスタード，こしょう
- その他：ごま，バター，みそ

魚1切れ・1匹 のエネルギー

種　類	量	エネルギー
くろまぐろ（とろ）	70 g	241 kcal
太刀魚（たちうお）	70 g	186 kcal
鰤（ぶり）	70 g	180 kcal
銀だら	70 g	154 kcal
まさば	70 g	141 kcal
キングサーモン	70 g	140 kcal
鯛（たい）	70 g	136 kcal
鰆（さわら）	70 g	124 kcal
金目鯛（きんめだい）	70 g	112 kcal

種　類	量	エネルギー
めかじき	70 g	99 kcal
紅鮭（生）（べにさけ）	70 g	97 kcal
くろまぐろ（赤身）	70 g	88 kcal
鰹（かつお）	70 g	80 kcal
鱈（たら）	70 g	54 kcal
秋刀魚（さんま）	1尾（90 g）※	279 kcal
鰯（いわし）	1尾（60 g）※	130 kcal
鯵（あじ）	1尾（70 g）※	85 kcal
かれい	1尾（70 g）※	67 kcal

※魚1尾は正味重量

資料13

見える油脂と見えない油脂

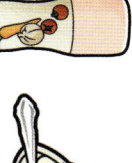

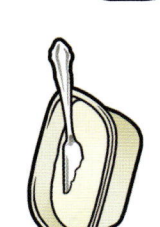

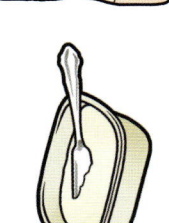

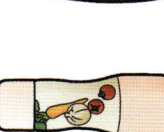

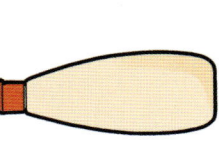

見えない油脂

- 調理に使ったもの
  （油・バター・ラード など）
- 素材に多く含まれるもの
  （バラ肉・ひき肉・ベーコン・ごま・ピーナッツ・アボカド など）
- お菓子に含まれるもの
  （ケーキ・アイスクリーム・スナック菓子 など）

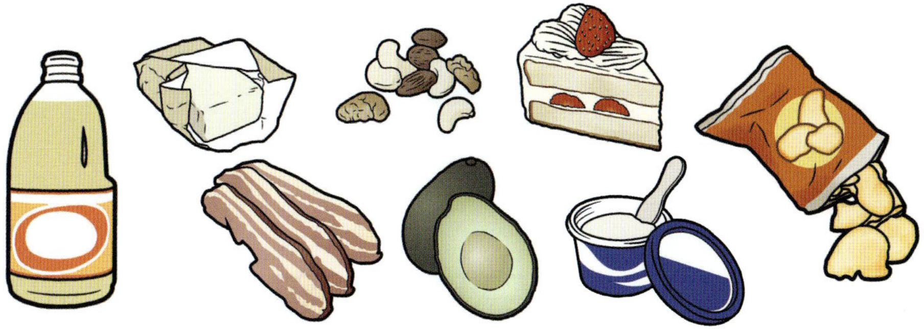

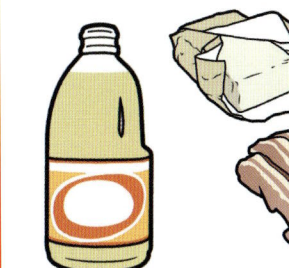

見える油脂

- マーガリン
- バター
- ドレッシング
- マヨネーズ など

油の種類別　脂肪酸の割合

資料14

油の種類（上から下）：バター、豚脂、しそ油、綿実油、ごま油、なたね油、コーン油、オリーブ油

凡例：
- 飽和脂肪酸
- オレイン酸（一価不飽和脂肪酸）
- α-リノレン酸（多価不飽和脂肪酸：n-3系）
- リノール酸（多価不飽和脂肪酸：n-6系）
- その他

※どの油を使用してもエネルギーはほぼ同じです。

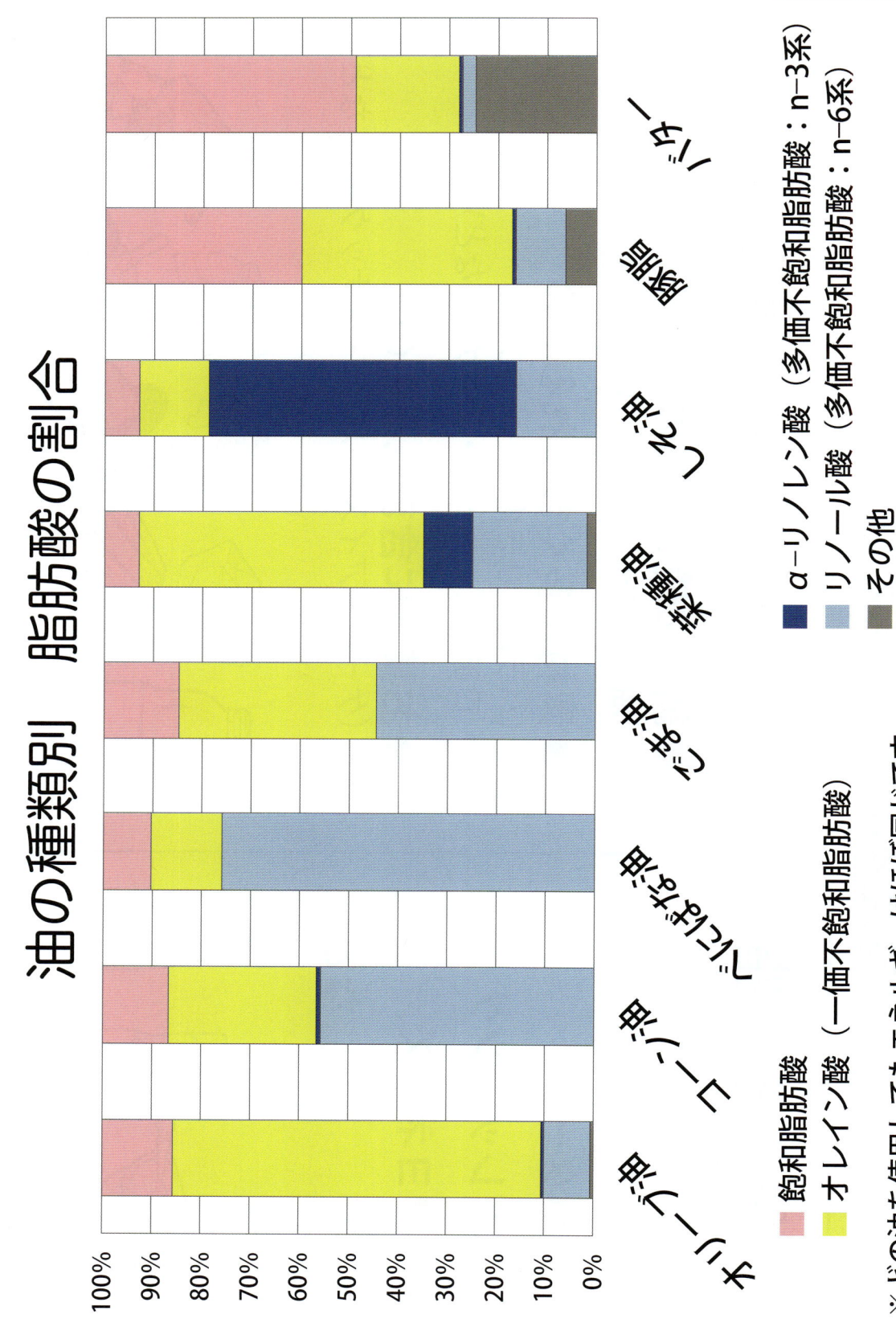

128　2章　資料編

資料 15

素材や料理に含まれる油脂の量

食材・調理の油脂　少し気をつけるだけで、こんなに違います！

食材と調理の違いによる　脂質量の比較（チャーハン、材料は 1 人分）

豚バラ肉…30 g
サラダ油…大さじ 3（36 g）
ごはん 200 g　ねぎ 20 g
卵（M 1 個）50 g　調味料

● エネルギー　882 kcal　● 脂質　53.9 g

- この食事の脂質量：53.9
- 1 食の適正脂質量：13.3

豚もも肉（脂身なし）…30 g
サラダ油…大さじ 1/2（6 g）
ごはん 200 g　ねぎ 20 g
卵（M 1 個）50 g　調味料

● エネルギー　518 kcal　● 脂質　13.4 g

- この食事の脂質量：13.4
- 1 食の適正脂質量：13.3

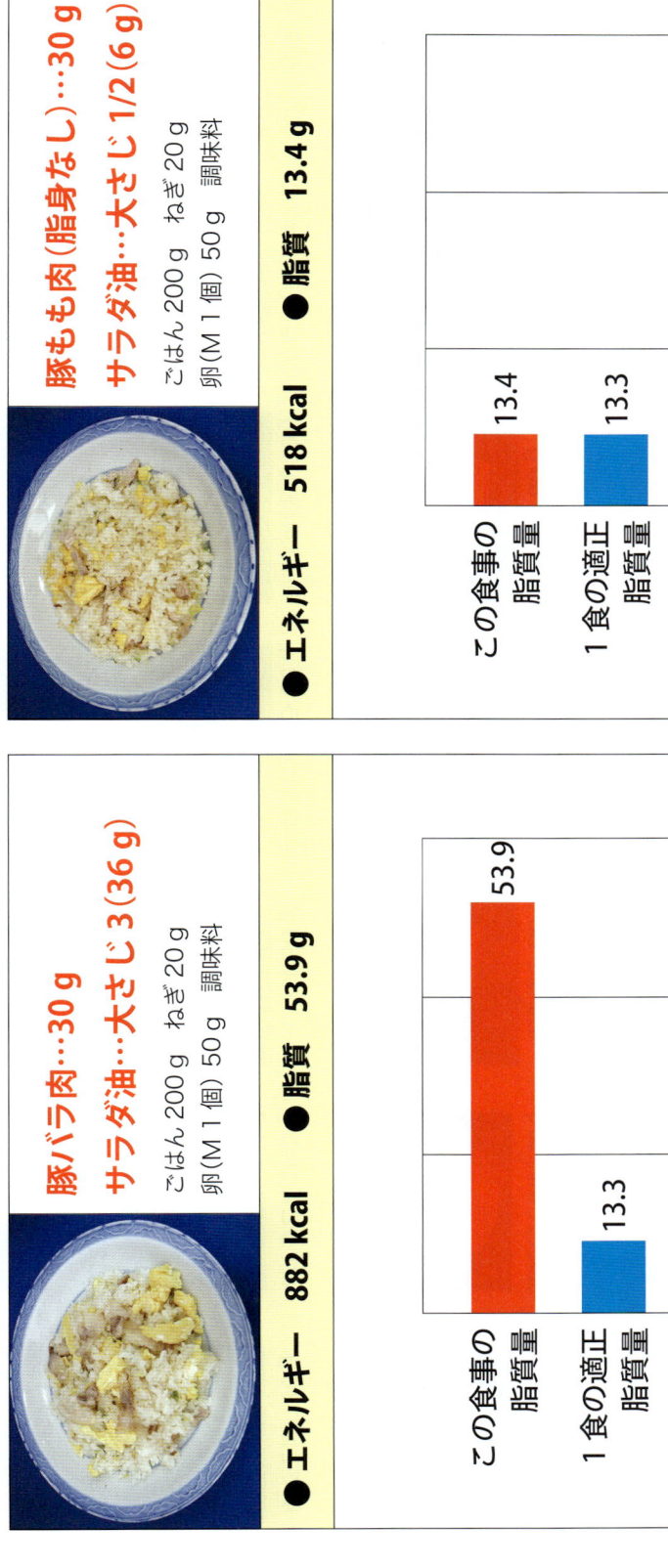

脂質の必要量（指示エネルギー 1600 kcal の場合）　1 日 40 g　1 食 13 g

資料16

とれていますか？ 食物繊維

食物繊維は、糖の吸収をゆっくりにします

食物繊維をとる利点は？
食後高血糖の予防、便秘やがんの予防、血中コレステロールを下げる

1日の目安はどのくらい？
食物繊維として 20〜25 g 以上 → 野菜 1日 350 g 以上＋海藻・きのこ・こんにゃく

食品	エネルギー	食物繊維
こんにゃく 80 g	4 kcal	1.8 g
絹ごし豆腐 100 g	56 kcal	0.3 g
納豆 40 g（1パック）	80 kcal	2.7 g
生わかめ 20 g	3 kcal	0.7 g
ひじき（戻し）40 g	7 kcal	2.2 g
生しいたけ 20 g	4 kcal	0.7 g
ごぼう 60 g	39 kcal	3.4 g
切干大根（乾燥）10 g	28 kcal	2.1 g
エリンギ 40 g（大1本）	10 kcal	1.7 g
ブロッコリー 40 g	13 kcal	1.8 g
ほうれんそう 80 g	16 kcal	2.2 g
かぼちゃ 70 g	64 kcal	2.5 g
たまねぎ 80 g	30 kcal	1.3 g
レタス 50 g	6 kcal	0.6 g
じゃがいも 100 g	76 kcal	1.3 g
玄米入りごはん 150 g	250 kcal	1.2 g
ゆでうどん 240 g	252 kcal	1.9 g
ライ麦パン（6枚切1枚）	158 kcal	3.4 g
白ごはん 150 g	252 kcal	0.5 g
ゆでそば 180 g	238 kcal	3.6 g
食パン（6枚切1枚）	158 kcal	1.4 g

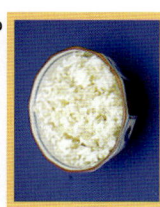

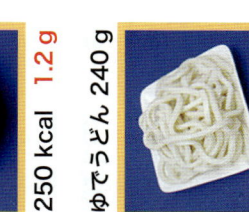

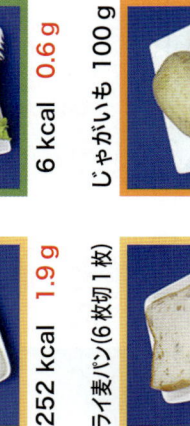

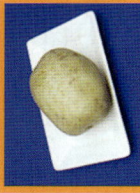

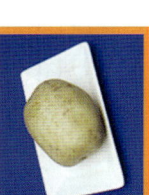

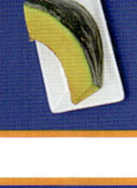

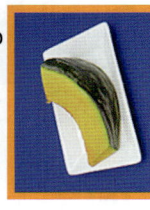

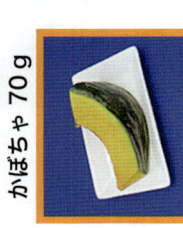

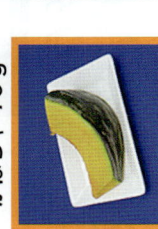

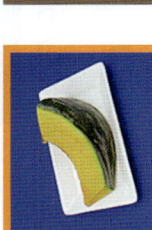

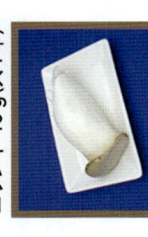

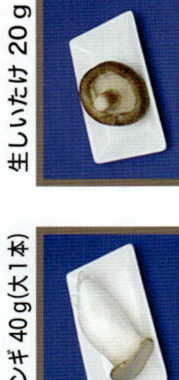

左：エネルギー 右：食物繊維

西東京臨床糖尿病研究会：楽しく学べる糖尿病療養指導―ホップ・ステップ・ジャンプ．p23，南江堂，2009 より引用

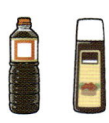

食品に含まれる塩分量

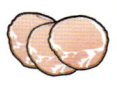

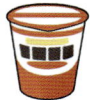

調味料（小さじ1杯）の塩分

調味料名	塩分	調味料名	塩分
精製塩	5.9 g	ポン酢	0.5 g
天然塩	4.6 g	フレンチドレッシング	0.2 g
濃口しょうゆ	0.9 g	ノンオイルドレッシング	0.4 g
薄口しょうゆ	1.0 g	ごまドレッシング	0.2 g
減塩しょうゆ	0.5 g	マヨネーズ	0.1 g
ウスターソース	0.5 g	トマトケチャップ	0.2 g
中濃ソース	0.3 g	焼肉のたれ	0.3 g
米みそ（淡色辛みそ）	0.7 g	すき焼きのたれ	0.3 g
米みそ（赤色辛みそ）	0.8 g	練り辛子，練りわさび	0.4 g
米みそ（白色甘みそ）	0.4 g	バター（有塩）	0.08 g
減塩みそ	0.3 g	マーガリン	0.05 g
豆板醤	1.2 g	顆粒和風だし	1.2 g
めんつゆ（3倍濃縮）	0.6 g	顆粒中華だし	1.2 g
めんつゆ（ストレート）	0.2 g	固形コンソメ1個（5 g）	2.2 g
オイスターソース	0.7 g	カレールウ1皿分（20 g）	2.1 g

市販食品の塩分

食品名	塩分	食品名	塩分
ロースハム（薄切り1枚）	0.4 g	さつま揚げ（小判30 g）	0.6 g
ウインナーソーセージ（1本）	0.5 g	はんぺん（1枚100 g）	1.5 g
ベーコン（1枚）	0.4 g	焼きちくわ（中1本30 g）	0.6 g
梅干し（1個13 g）	2.2 g	しらす干し（大1.5杯10 g）	0.4 g
たくあん漬け（5切れ30 g）	1.3 g	さばの味噌煮缶詰（60 g）	0.7 g
白菜漬け（30 g）	0.7 g	焼き鳥缶詰たれ（50 g）	1.1 g
キムチ（30 g）	0.7 g	スライスチーズ（1枚）	0.5 g
昆布の佃煮（5 g）	0.4 g	食パン（6枚切り1枚）	0.8 g
アサリの佃煮（15 g）	1.1 g	インスタントみそ汁（1食分）	2.2 g
あじの開き（1枚）	1.4 g	インスタントコーンスープ（1食分）	1.3 g
イワシ丸干し（3尾）	3.9 g	カップ麺（1食分）	5.0〜6.0 g
塩鮭・辛口（1切れ）	3.8 g	レトルトカレー（1食分）	2.0〜3.0 g
塩鮭・甘口（1切れ）	2.2 g	かた焼きせんべい（1枚）	0.5 g
たらこ（1/2腹50 g）	2.3 g	ポテトチップス（1/3袋）	0.2 g

※一般的な目安です。メーカーや材料によって塩分量は異なります。

資料18

減塩の工夫

減塩のコツ

◆調味料は，目分量ではなく計量する習慣をつける
◆漬物，佃煮，加工食品（練り物，ハム，ソーセージ），塩蔵品（たらこ，干物類），味付缶詰などは控える
◆汁物は1日1杯までに，野菜を具だくさんに，めん類の汁は残すようにする
◆しょうゆ，ソースは味をみてから，かけるより少量を皿に入れてつける
◆塩分をとり過ぎた時は，次の食事で控えるなど1日の中で調整する
◆薄味に慣れる

おいしく食べるコツ

◆加工食品を減らし，新鮮な材料，旬の食品の持ち味を生かす
◆酸味を利用する（酢・レモン・ゆず・かぼすなど）
◆天然だしのうま味を効かせる（昆布，かつおぶし，しいたけ，煮干し）
◆香味野菜（ねぎ，みょうが，しょうがなど），香辛料（こしょう，山椒，唐辛子）を上手に使う
◆すべての料理を薄味にするのではなく，味にメリハリをつける
◆表面に味をつける
◆油のコクや風味を生かす（オリーブ油やごま油の利用）

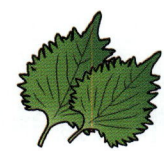

覚えておきたい塩分（食塩相当量）換算式
（食品のパッケージの栄養成分表示をチェック）

食塩相当量(g)を求める計算式

食塩相当量(g) ＝ ナトリウム量(mg) × 2.54 ÷ 1000

簡易換算法

食塩相当量 1g ≒ ナトリウム量 400 mg

減塩目標とは？

高血圧の患者　6.0g未満／日　（高血圧治療ガイドライン2014）

男性8g未満，女性7.0g未満／日　（日本人の食事摂取基準2015）

資料 19

外食・中食・惣菜のエネルギーと塩分量

（上段：エネルギー　下段：塩分）

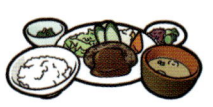

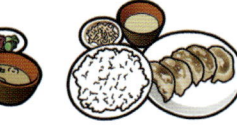

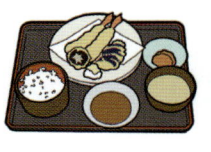

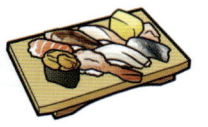

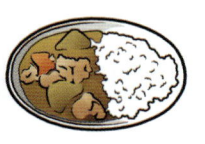

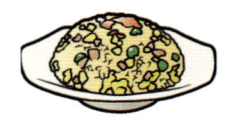

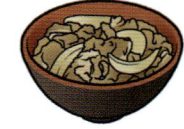

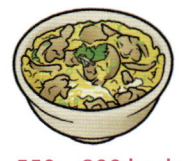

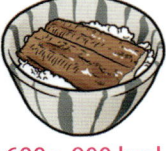

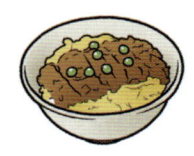

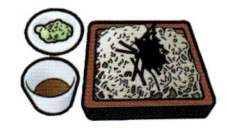

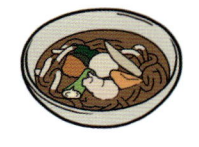

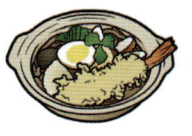

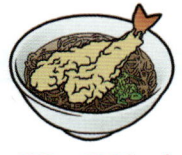

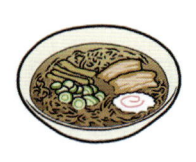

外食　中食

料理	エネルギー	塩分
ハンバーグ定食	750〜1200 kcal	3.5〜6.0 g
餃子定食	600〜800 kcal	3.5〜5.0 g
天ぷら定食	800〜900 kcal	3.0〜6.0 g
寿司	400〜550 kcal	2.0〜4.0 g ＋しょうゆ
カレーライス	550〜1000 kcal	3.0〜10.0 g
炒飯	450〜800 kcal	2.0〜5.0 g
牛丼	500〜800 kcal	3.0〜5.5 g
親子丼	550〜800 kcal	2.0〜4.0 g
うな丼	600〜900 kcal	2.5〜5.5 g
かつ丼	700〜1100 kcal	3.5〜4.0 g
ざるそば	300〜350 kcal	2.0〜4.5 g
けんちんうどん	350〜500 kcal	3.5〜5.5 g
鍋焼きうどん	400〜600 kcal	2.5〜6.5 g
天ぷらそば	450〜600 kcal	2.5〜5.5 g
ラーメン	400〜900 kcal	5.0〜10.0 g
おにぎり1個	170〜200 kcal	1.0〜1.5 g
サンドイッチ	230〜600 kcal	1.3〜2.5 g
ハンバーガー	250〜600 kcal	1.3〜2.8 g
ピザ	450〜700 kcal	1.5〜4.0 g
スパゲッティミートソース	450〜700 kcal	2.5〜4.5 g
幕の内弁当	550〜1000 kcal	2.5〜5.0 g

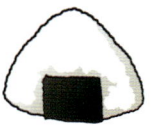

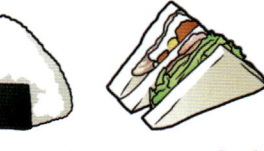

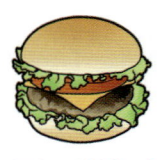

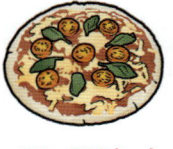

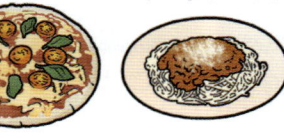

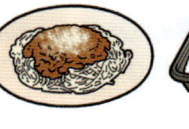

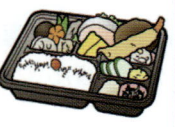

惣菜

料理	エネルギー	塩分
切り干し大根 100 g	80〜120 kcal	1.0〜2.0 g
金平ごぼう 100 g	80〜150 kcal	1.0〜2.0 g
ひじき煮物 100 g	90〜200 kcal	0.8〜2.5 g
ポテトサラダ 100 g	150〜250 kcal	1.0〜1.5 g
コロッケ 1個	100〜250 kcal	1.0〜1.2 g
鶏のから揚げ 3個 100 g	250〜500 kcal	1.0〜2.0 g

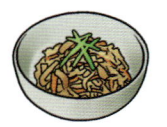

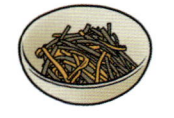

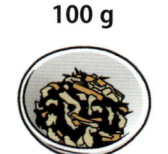

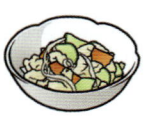

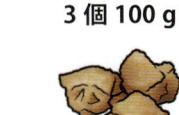

お寿司を食べる時のポイント

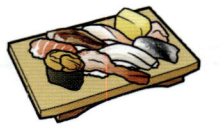

資料20

お寿司はごはん・魚介類などの組み合わせが多く，低脂肪で良質のたんぱく質をとることができるメニューです。食べる時には，量や組み合わせに気を配りましょう。

お寿司メニューの特徴と注意点

●**ごはんの量**が多くなりやすい
　すし飯は握って（固めて）あるので，思った以上にごはんの量は多くなります。

●**塩分・糖分**が多い
　すし飯には，塩と砂糖が入っています。また，しょうゆはつけすぎないようにしましょう。

●**野菜**がとりにくい
　外食時：寿司だけになりがちなので，他の食事で野菜をたっぷりとるようにしましょう。
　自宅で食べる時：野菜料理（お浸し，汁物など）と組み合わせるようにしましょう。

市販の寿司　ごはん量とエネルギー

表示は1個あたり

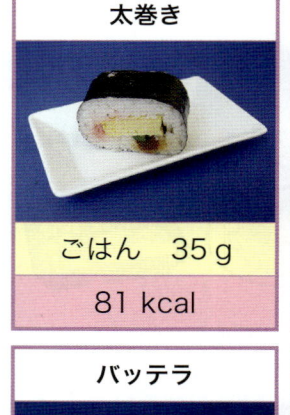

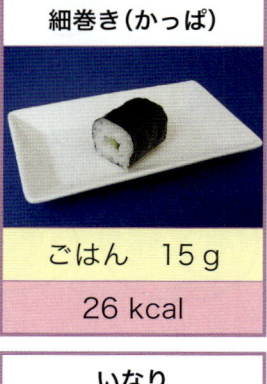

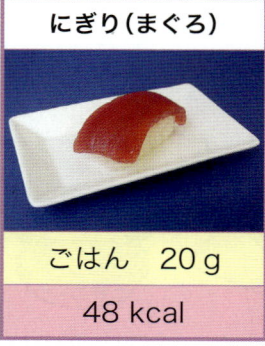

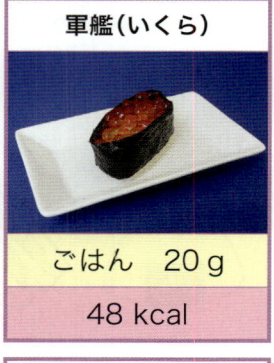

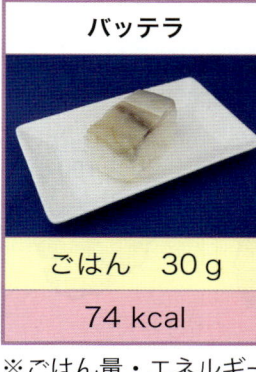

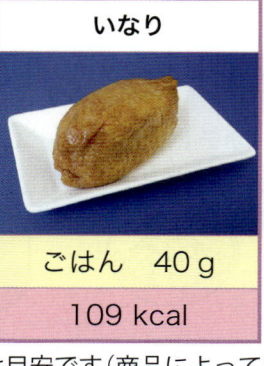

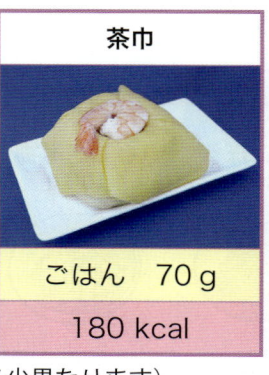

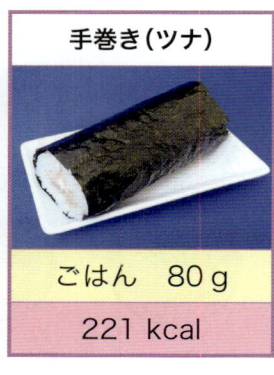

太巻き	細巻き（かっぱ）	にぎり（まぐろ）	軍艦（いくら）
ごはん　35g	ごはん　15g	ごはん　20g	ごはん　20g
81 kcal	26 kcal	48 kcal	48 kcal

バッテラ	いなり	茶巾	手巻き（ツナ）
ごはん　30g	ごはん　40g	ごはん　70g	ごはん　80g
74 kcal	109 kcal	180 kcal	221 kcal

※ごはん量・エネルギーは目安です（商品によって多少異なります）

おせち料理の工夫

市販のおせち料理は**塩分・糖分が多い**ので注意が必要です

買い物の工夫
- 買いすぎを防ぐため，買うものを決めてから出かけましょう
- おせちはセットでなく単品で買い，手間のかからない料理は家庭で手作りしてみましょう
- 似ている料理が重ならないようにしましょう（例：伊達巻と錦卵，甘く煮てあるものばかりなど）

メニューの工夫
- 代わりの料理にアレンジしてみましょう
  伊達巻・錦卵 → だし巻き卵
  えびのうま煮 → 鬼殻焼き・ハーブ焼き
  魚の甘露煮 → 魚の照り焼き
- 低カロリー甘味料を上手に使ってみましょう

調理の工夫
- だしを濃い目にとって調理をすると，塩分・糖分を控えることができます
- 香辛料（からし，わさび）や香味野菜（三つ葉，せり），ごま，ゆずなどを上手に取り入れることで，薄味でもおいしい料理になります
- 野菜料理を積極的に取り入れるようにしましょう。従来のおせち料理にこだわらず，お浸しやサラダなどの砂糖を使わない料理を組み込んでみましょう

食べるときの工夫
- きんとん・黒豆など，砂糖を多く使っている料理を一度にたくさんとるのは避けましょう
- お重ではなく，1人分ずつ取り分けて，数種類の料理の盛り合わせにしてみましょう
- 食事の時間が終わったら，食卓の上を片付けましょう

おもちの食べ方の工夫
市販の個包装の切り餅は1個45～50gです。切り餅を2個食べると，ほぼごはん1杯分（130～150g）のエネルギーになります。満腹感を出すには，具だくさんにした汁に入れて食べるなどの工夫をしてみましょう。

生活の工夫
お正月はついつい朝寝坊，ダラダラ生活になってしまいます。
生活のリズムをあまり崩さないようにする，家にこもらず積極的に出かける，など自分なりに気をつけるようにしましょう。

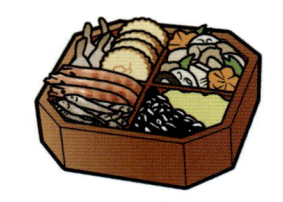

市販おせちのエネルギーと砂糖の量

	量	エネルギー	砂糖の量
栗きんとん	60 g	135 kcal	11.4 g（大さじ1・1/4）
黒豆	30 g	73 kcal	9.0 g（大さじ1）
伊達巻	30 g	58 kcal	6.5 g（小さじ2）
田作り	20 g	64 kcal	4.5 g（小さじ1・1/2）

（参考資料：宮本佳世子，村越美穂：おせち料理を味わいたい．さかえ 45：18-19, 2005．）

資料 22-1

お弁当を作る時のポイント

弁当箱の大きさ

1日の指示エネルギー量　$\begin{cases} 1200〜1400 \text{ kcal} \to 600 \text{ ml くらい} \\ 1400〜1800 \text{ kcal} \to 800 \text{ ml くらい} \end{cases}$

ごはんについて

ごはんの分量　$\begin{cases} 1400 \text{ kcal} \to 130 \text{ g} \\ 1600 \text{ kcal} \to 150 \text{ g} \\ 1800 \text{ kcal} \to 180 \text{ g} \end{cases}$

ごはんは弁当箱に詰めると，いつものカンが狂って多く（少なく）なってしまいます。自分なりに工夫をして詰めてみましょう。

（例）きちんと計量をする，自分の茶碗に入れてから弁当箱に移す　など

詰め方のコツ

・すき間をあけず，きっちり詰めます
・熱いものは，必ず冷ましてからふたを閉めます
・汁気のあるものは，水分を出さない工夫をしましょう
　※かつおぶし・焼き海苔・すりごまなど，水分をよく吸うもので和えるのも1つの方法です

お弁当作りに役立つアイデア

・お弁当用の小さな調理器具を用意する
・調理に電子レンジを活用する
・冷凍素材やカット野菜を利用する
・たくさん作って小分けにし，冷凍しておく
・日持ちのよい食材，料理法を用いて作り置きする
・前日の夕食の時に一緒に作る
・すき間をうめる食材を活用する（ミニトマトなど）

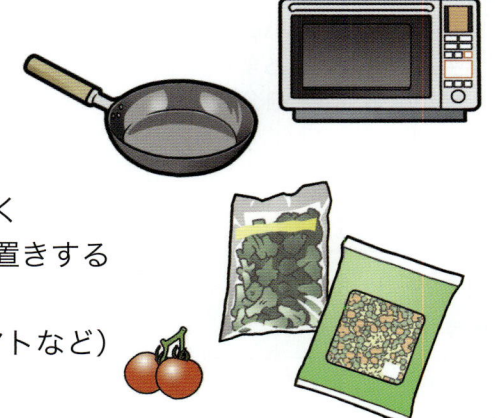

ごはんとおかずの比率（面積比）

ごはんとおかずの比率は，主食③：主菜①：副菜②　と覚えておくと便利です。

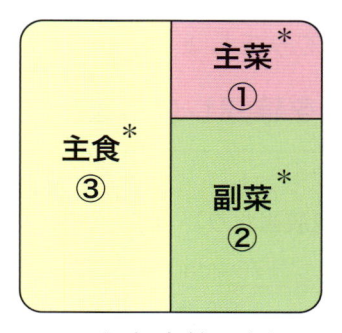

1段弁当箱の例 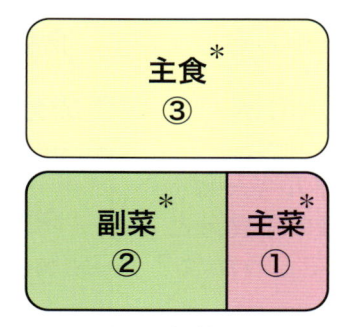　　　　2段弁当箱の例

＊主食…ごはん，パン，めん
＊主菜…魚，肉，卵，大豆製品（豆腐含む）のおかず
＊副菜…野菜，海藻，きのこ，こんにゃくのおかず

●おかずは，揚げ物ばかりにならないようにしましょう。
●お弁当は味つけが濃くなりがちなので，注意しましょう。

参考文献：足立己幸，針谷順子：3・1・2弁当箱ダイエット法．群羊社，2004．

衛生面について

お弁当は作ってから食べるまで時間があるので，衛生面には特に気をつけます。

- おかずは完全に火を通す
- おかず・ごはんは冷めてからふたをする
- 水分量の多いものは避ける
- カップなどでおかずを仕切る
- 殺菌効果のあるものを入れる（梅干し，わさび，しょうが，レモン…）
- 保冷剤などを利用する
- お弁当の置き場所に注意する（特に夏場）
- 弁当箱の汚れはしっかり落とし，清潔に保管する

食品成分表示を読む

食品表示を上手に利用しましょう!

食品のラベルには，栄養成分や原材料名などが表示してあります。
これらの表示は，食品を選ぶ時の参考となります。
普段から少し意識をして，食品の表示を見てみましょう。

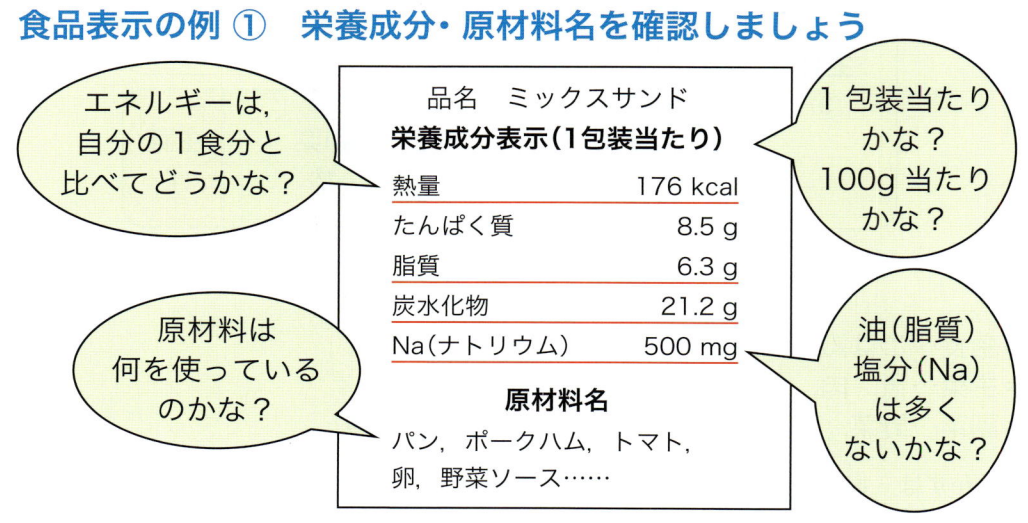

食品表示の例 ①　栄養成分・原材料名を確認しましょう

- エネルギーは，自分の1食分と比べてどうかな？
- 1包装当たりかな？100g当たりかな？
- 原材料は何を使っているのかな？
- 油（脂質）塩分（Na）は多くないかな？

品名　ミックスサンド
栄養成分表示（1包装当たり）

熱量	176 kcal
たんぱく質	8.5 g
脂質	6.3 g
炭水化物	21.2 g
Na（ナトリウム）	500 mg

原材料名
パン，ポークハム，トマト，卵，野菜ソース……

栄養成分の表示には，食塩を「ナトリウム」で表示してあります。
しかし，ナトリウム ＝ 食塩 ではない ので，注意が必要です。

ナトリウム → 食塩　簡易換算法

ナトリウム量 400 mg ≒ 食塩 1g
食品のナトリウム（mg）÷400 ≒ 食品の食塩（g）

食品表示の例 ②　食塩量を計算してみましょう
（インスタントラーメン）

栄養成分表示 1食（109 g）当たり

エネルギー	394 kcal
たんぱく質	9.1 g
脂　質	8.3 g
炭水化物	70.8 g
ナトリウム	3.3 g
めん・やくみ	1.1 g
スープ	2.2 g

①ナトリウムのgをmgにします
　3.3 g × 1000 ＝ 3300 mg
②上の式に当てはめます
　3300 mg ÷ 400 ≒ 8.3 g

この食品の食塩相当量は，約 8.3 g になります

資料 23-2

食品の強調表示(糖質)に注意しましょう!

表示の文言	表示の意味	解説
ノン・ゼロ・無・フリー	飲料 100 ml 当たり エネルギー　5 kcal 糖類　　　　0.5 g 未満の場合、表示ができます。	500 ml 飲料 1 本では、最高で エネルギー　25 kcal 糖類　　　　2.5 g になります。
ひかえめ・オフ・少・低・ライト	飲料 100 ml 当たり エネルギー　20 kcal 糖類　　　　2.5 g 未満の場合、表示ができます。	500 ml 飲料 1 本では、最高で エネルギー　100 kcal 糖類　　　　12.5 g になります。
○○と比べて ●g(%)減・オフ・カット	比較対象○○との差が 飲料 100 ml 当たり エネルギー　20 kcal 糖類　　　　2.5 g 以上あれば表示ができます	比較対象○○の エネルギーや糖類の量によって、 かなり差が出てきます。
砂糖不使用	砂糖を食品の加工時に使用していなければ表示ができます	砂糖以外の糖類(はちみつ・水あめなど)が使われている場合があります。素材(牛乳など)により、エネルギーが高くなる場合があります。
糖類ゼロ	糖類(ブドウ糖、果糖、砂糖など)が含まれていなければ表示ができます	人工甘味料を利用している場合が多いので、甘味のエネルギーは微量です。素材(牛乳など)により、エネルギーが高くなる場合があります。
甘さひかえめ	味覚に関する表示の基準は定められていません	あいまいな表現なので、必ずしも「控えている」とは限りません。

◆ 甘味料の血糖への影響

・血糖に影響する甘味料
　　砂糖(ショ糖)　ブドウ糖　果糖
　　果糖ブドウ糖液糖　はちみつ
・血糖に少し影響する甘味料
　　パラチノース　トレハロース
　　オリゴ糖
・血糖にあまり影響しない甘味料
　　キシリトール　エリスリトール
　　ソルビトール　スクラロース
　　アセスルファム K　アスパルテーム
　　サッカリン　ステビア

◆ 食品を購入する時には、
　栄養成分や原材料を確認しましょう!

栄養成分表示の例(清涼飲料水)

栄養成分表示(100 ml 当たり)
エネルギー　34 kcal　　炭水化物　4.3 g
たんぱく質　0.6 g　　　ナトリウム　13 mg
脂　　質　　1.6 g

原材料名
果糖ぶどう糖液糖、はちみつ、砂糖、果汁、
塩化 Na、ビタミン C、香料、クエン酸、
甘味料(スクラロース、アセスルファム K)

参考:厚生労働省 栄養表示基準告示 第 176 号一部改正 / 消費者庁栄養表示基準(平成 15 年厚生労働省告示 第 176 号)

資料24

あると便利な食材

毎日の食事作り，大変ですよね…。そこで，忙しい時などには調理の手間を省ける便利な食材を上手に利用しましょう。

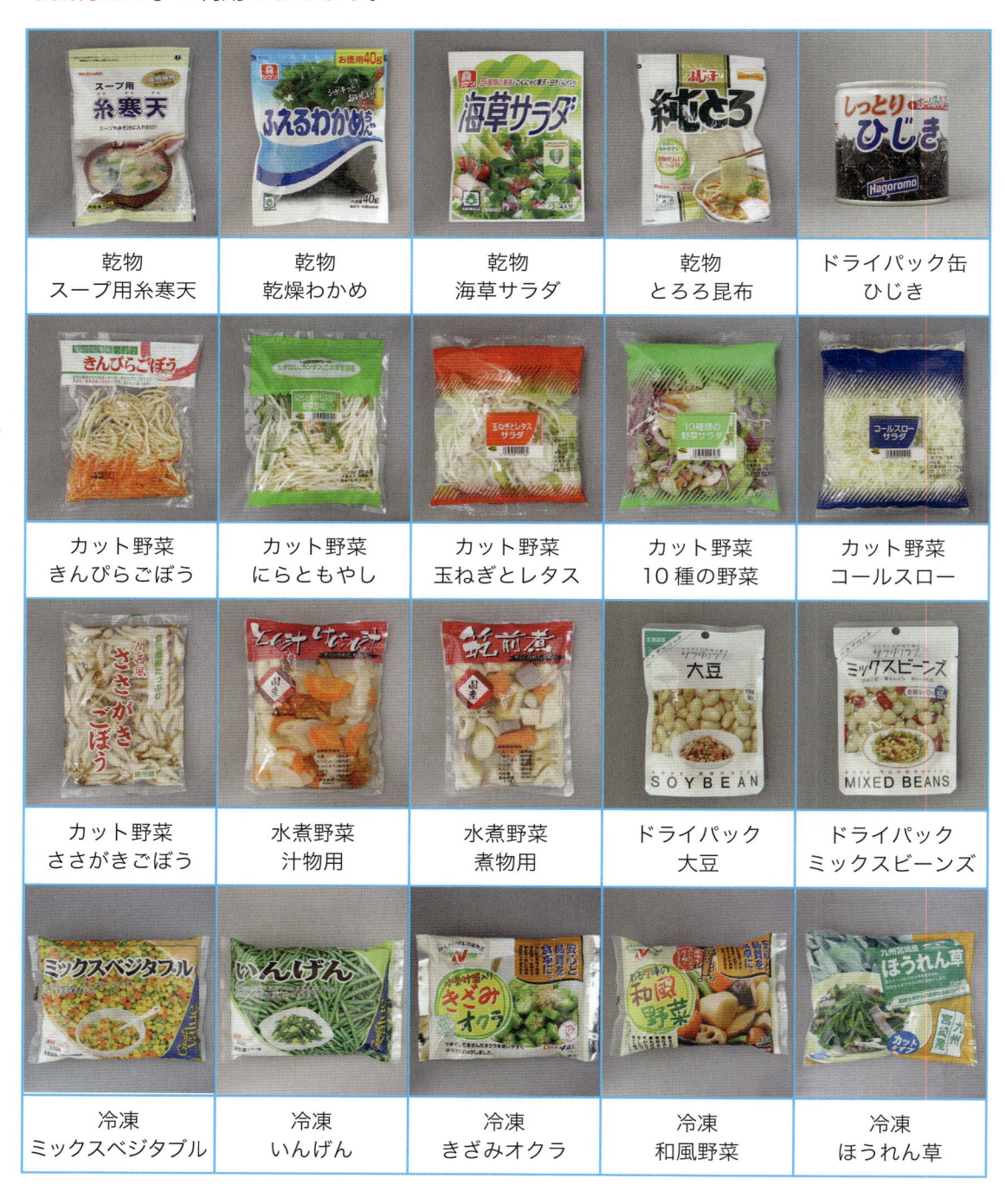

乾物 スープ用糸寒天	乾物 乾燥わかめ	乾物 海草サラダ	乾物 とろろ昆布	ドライパック缶 ひじき
カット野菜 きんぴらごぼう	カット野菜 にらともやし	カット野菜 玉ねぎとレタス	カット野菜 10種の野菜	カット野菜 コールスロー
カット野菜 ささがきごぼう	水煮野菜 汁物用	水煮野菜 煮物用	ドライパック 大豆	ドライパック ミックスビーンズ
冷凍 ミックスベジタブル	冷凍 いんげん	冷凍 きざみオクラ	冷凍 和風野菜	冷凍 ほうれん草

140　2章　資料編

資料 25

電子レンジの使い方

電子レンジは食品に含まれる水分を利用して食品を加熱します。
調理に火を使わないので安全で，上手に利用すれば時間の短縮に役立ちます。

電子レンジの使い方

- 基本は「食品や食材を温める」「冷凍食品を解凍する」です。
- 「蒸す」「煮る」調理には向きますが，「焼く」調理には向きません。
- 食品の表面が乾燥するので，調理時にはラップやふたなどを使用します。
  ※揚げ物や冷凍パンの温めなど，蒸気を逃がしたほうがよい調理には使用しません。
  ※蒸気を少し逃がしたい（野菜を蒸す，煮物など）時にはふわっと，逃がしたくない（いも類を蒸す，なすを蒸す）時にはぴっちりラップをします。

電子レンジの加熱時間

- 電子レンジは機種によってW（ワット）数（食品を温める力）が違います。使用する電子レンジが何Wか，確認してから利用しましょう。
- 加熱時間はW数が大きいほど短くなります。また，食品の重量に比例して長くなります。一般のレシピでは600Wの電子レンジを基準に書かれています。
- 初めての料理ではやや短めに加熱時間を設定し，足りなければ再加熱するようにします。

電子レンジ使用時のポイントと注意点

- 食品は，ターンテーブルの中央より少し外側に置きます（マイクロ波の当たり方が分散するので，均一に加熱されます）。ターンテーブルがない場合は，庫内の中央に置きます。
- 食品の大きさや厚みは，なるべく均一にしましょう。
- 使用できる食器は，基本的には陶磁器と耐熱容器です。金属，金属がついた陶磁器，漆器，耐熱でない容器（ガラス，紙，木製）は使用できません。
- 加熱後は容器も熱くなるので，やけどに注意しましょう。（ラップをはずす時も蒸気に注意）
- 殻や膜のある食品（卵，たらこ，いか，ソーセージ，くりなど），密封された容器は，加熱すると破裂することがあるので，電子レンジでの加熱には向きません。
- 飲み物などの液体は，加熱しすぎると突然沸騰することがあります。
- 食品の一部や液体が庫内に残ったまま調理を続けると，焦げて燃え出すことがあります。庫内の掃除はこまめに行いましょう。

資料 24・25

資料 26-1

カーボカウントについて

　カーボとは，炭水化物から食物繊維を除いた「糖質」のことです。糖質は血糖上昇に大きく影響します。カーボカウントとは，血糖上昇に大きく影響する糖質をカウントして，血糖のコントロールに役立てようという考え方です。（図1）

　また，たんぱく質や脂質も時間を経て，血糖上昇に影響します。（図2）

- 1型糖尿病：患者さんの場合，糖質量によってインスリン量を調節します。
- 2型糖尿病：患者さんの場合，適正な糖質量を一定にすることで，良好なコントロールが期待できます。

※カーボカウントと糖質制限は違います。

図1　カウントする食品　赤枠

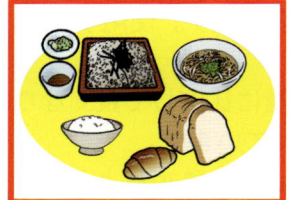

主食　ごはん　パン　めん

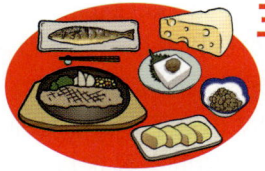

主菜　餃子の皮など小麦粉製品

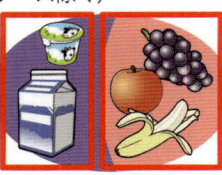

乳製品（チーズ除く）　**果物**

油脂

副菜

菓子　飲料　砂糖

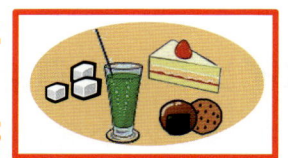

副菜　いも類　かぼちゃ　小豆

図2　栄養素が血糖に変わる速度

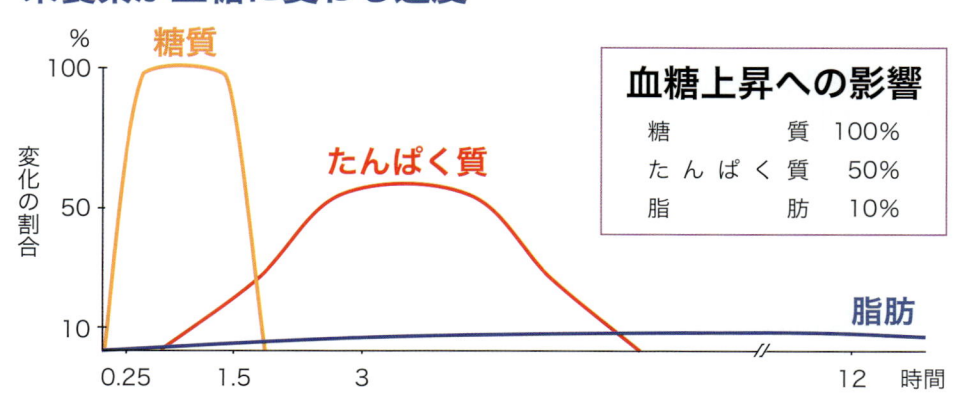

変化の割合（%）

糖質　たんぱく質　脂肪

血糖上昇への影響	
糖　　　　質	100%
たんぱく質	50%
脂　　　　肪	10%

時間：0.25　1.5　3　12

資料 26-2

適正な糖質量の決定

糖尿病の方に推奨される糖質の摂取比率は，指示エネルギーの 50〜60%です。また，糖質は減らしすぎず，1 日 150 g 以上は食べるようにしましょう。[*1]

*1 日本人の糖尿病の食事療法に関する日本糖尿病学会の提言 2013.3 より

1 日の適正糖質量（g）
指示エネルギー（kcal）× 0.5〜0.6 ÷ 4 [*2]

1 食の適正糖質量（g）
1 日の適正糖質量 ÷ 3

*2 糖質 1 g＝4kcal のため，エネルギーを 4 で割って糖質量を求めます

インスリン量の決定 [*3]

1 型糖尿病患者さんの場合，食事の時に打つインスリン量は，次の 2 つの考え方を総合して決定します。

◆ カーボ / インスリン比・インスリン / カーボ比
【食事中の糖質を処理するためのインスリン】

糖質に対して必要なインスリン量の事をいいます。超速効型インスリンの効き目がなくなる 3 時間半〜4 時間後（実際には次の食前）の血糖値が，前の食前血糖に戻っている（±50 mg/dl）時，糖質量に見合ったインスリン量だったと考えます。

体質別　　カーボ/インスリン比　と　インスリン/カーボ比 [*4]

	カーボ/インスリン比 インスリン 1 単位で 処理できる糖質量	インスリン/カーボ比 糖質 10 g に必要な インスリン量
標準的な人	10 g/単位	1.0 単位/10 g
インスリン感受性の良い人	15〜20 g/単位	0.7〜0.5 単位/10 g
インスリン抵抗性のある人	5〜8 g/単位	2.0〜1.25 単位/10 g

◆ インスリン効果値（インスリン補正値）
【現在の血糖値を補正するためのインスリン】

インスリン効果値（インスリン補正値）とは，（超）速効型インスリン 1 単位で 3〜4 時間後に下がる血糖の値をいいます。成人の場合は，ほとんどの方が 1 単位あたり 50〜100 mg/dl となります。

*3 インスリンの必要量は，その時の状況によっても異なります
*4 数値は一般的な値なので、実際には個別対応が必要です

食品の炭水化物等の量

穀類（ごはん・パン）

食品名	可食量 g	エネルギー kcal	炭水化物 g	糖質 g	食物繊維 g	備考
精白米めし	100	168	37.1	36.8	0.3	精白米めし100g ＝精白米47g
	120	202	44.5	44.2	0.4	
	130	218	48.2	47.8	0.4	
	150	252	55.7	55.2	0.5	
	180	302	66.8	66.2	0.5	
	200	336	74.2	73.6	0.6	
玄米めし	100	165	35.6	34.2	1.4	玄米めし100g ＝玄米47g
	120	198	42.7	41.0	1.7	
	130	215	46.3	44.5	1.8	
	150	248	53.4	51.3	2.1	
	180	297	64.1	61.6	2.5	
	200	330	71.2	68.4	2.8	
胚芽精米めし	100	167	36.4	35.6	0.8	胚芽精米めし100g ＝胚芽精米47g
	120	200	43.7	42.7	1.0	
	130	217	47.3	46.3	1.0	
	150	251	54.6	53.4	1.2	
	180	301	65.5	64.1	1.4	
	200	334	72.8	71.2	1.6	
もち	100	235	50.3	49.5	0.8	1個＝40〜50g
	40	94	20.1	19.8	0.3	
	50	118	25.2	24.8	0.4	
食パン	100	264	46.7	44.4	2.3	8枚切り1枚 ＝45〜50g 6枚切り1枚 ＝60〜70g
	30	79	14.0	13.3	0.7	
	45	119	21.0	20.0	1.0	
	50	132	23.4	22.2	1.2	
	60	158	28.0	26.6	1.4	
	70	185	32.7	31.1	1.6	
	90	238	42.0	40.0	2.1	
ロールパン	100	316	48.6	46.6	2.0	1個＝30〜40g
	30	95	14.6	14.0	0.6	
	40	126	19.4	18.6	0.8	
	60	190	29.2	28.0	1.2	
	90	284	43.7	41.9	1.8	
ライ麦パン	100	264	52.7	47.1	5.6	ライ麦粉50%
	30	79	15.8	14.1	1.7	
	45	119	23.7	21.2	2.5	
	60	158	31.6	28.3	3.4	
	90	238	47.4	42.4	5.0	

資料 27-2

穀類（めん類・小麦粉）

食品名	可食量 g	エネルギー kcal	炭水化物 g	糖質 g	食物繊維 g	備考
うどん（ゆで）	100	105	21.6	20.8	0.8	
	160	168	34.6	33.3	1.3	
	200	210	43.2	41.6	1.6	
	230	242	49.7	47.8	1.8	
うどん（生）	100	270	56.8	55.6	1.2	
	60	162	34.1	33.4	0.7	
	90	243	51.1	50.0	1.1	
うどん（乾）	100	348	71.9	69.5	2.4	
	50	174	36.0	34.8	1.2	
	70	244	50.3	48.7	1.7	
そうめん（乾）	100	356	72.7	70.2	2.5	太い束＝100g 細い束＝50g
	50	178	36.4	35.1	1.3	
	70	249	50.9	49.1	1.8	
そば（乾）	100	344	66.7	63.0	3.7	1束＝100g
	50	172	33.4	31.5	1.9	
	70	241	46.7	44.1	2.6	
スパゲッティ（ゆで）	100	149	28.4	26.9	1.5	
	50	75	14.2	13.5	0.8	
	160	238	45.4	43.0	2.4	
スパゲッティ（乾）	100	378	72.2	69.5	2.7	1束＝100g
	20	76	14.4	13.9	0.5	
	40	151	28.9	27.8	1.1	
	60	227	43.3	41.7	1.6	
	80	302	57.8	55.6	2.2	
中華めん（生）	100	281	55.7	53.6	2.1	
	90	253	50.1	48.2	1.9	
	120	337	66.8	64.3	2.5	
中華めん（蒸し）	100	198	38.4	36.5	1.9	
	120	238	46.1	43.8	2.3	
	170	337	65.3	62.1	3.2	
小麦粉（薄力粉）	100	368	75.9	73.4	2.5	1カップ＝100g 小さじ1＝3g 大さじ1＝8g
	3	11	2.3	2.2	0.1	
	8	29	6.1	5.9	0.2	

いも類・糖質の多い野菜

食品名	可食量 g	エネルギー kcal	炭水化物 g	糖質 g	食物繊維 g	備考
さといも	100	58	13.1	10.8	2.3	廃棄率 15%
	140	81	18.3	15.1	3.2	
さつまいも	100	132	31.5	29.2	2.3	廃棄率 10%
	60	79	18.9	17.5	1.4	
じゃがいも	100	76	17.6	16.3	1.3	廃棄率 10%
	110	84	19.4	17.9	1.4	
ながいも	100	65	13.9	12.9	1.0	廃棄率 10%
	120	78	16.7	15.5	1.2	
やまいも	100	123	27.1	24.6	2.5	廃棄率 10%
	70	86	19.0	17.2	1.8	
かぼちゃ	100	91	20.6	17.1	3.5	廃棄率 10%
	90	82	18.5	15.4	3.2	
とうもろこし（生）	100	92	16.8	13.8	3.0	廃棄率 50%
	90	83	15.1	12.4	2.7	
れんこん	100	66	15.5	13.5	2.0	廃棄率 20%
	120	79	18.6	16.2	2.4	

果実類

食品名	可食量 g	エネルギー kcal	炭水化物 g	糖質 g	食物繊維 g	備考
いちご	100	34	8.5	7.1	1.4	廃棄率 2%
	250	85	21.3	17.8	3.5	
うんしゅうみかん	100	46	12.0	11.0	1.0	廃棄率 20%
	180	83	21.6	19.8	1.8	
柿	100	60	15.9	14.3	1.6	廃棄率 9%
	140	84	22.3	20.0	2.2	
グレープフルーツ	100	38	9.6	9.0	0.6	廃棄率 30%
	200	76	19.2	18.0	1.2	
なし	100	43	11.3	10.4	0.9	廃棄率 15%
	200	86	22.6	20.8	1.8	
バナナ	100	86	22.5	21.4	1.1	廃棄率 40%
ぶどう	100	59	15.7	15.2	0.5	廃棄率 15%
	140	83	22.0	21.3	0.7	
もも	100	40	10.2	8.9	1.3	廃棄率 15%
	200	80	20.4	17.8	2.6	
りんご	100	54	14.6	13.1	1.5	廃棄率 15%
	150	81	21.9	19.7	2.3	

乳類

食品名	可食量 g	エネルギー kcal	炭水化物 g	糖質 g	食物繊維 g
普通牛乳	100	67	4.8	4.8	0
普通牛乳	120	80	5.8	5.8	0
普通牛乳	180	121	8.6	8.6	0
普通牛乳	200	134	9.6	9.6	0
低脂肪乳	100	46	5.5	5.5	0
低脂肪乳	160	74	8.8	8.8	0
低脂肪乳	200	92	11.0	11.0	0
ヨーグルト（脱脂加糖）	100	67	11.9	11.9	0
ヨーグルト（脱脂加糖）	120	80	14.3	14.3	0
プレーンヨーグルト（全脂無糖）	100	62	4.9	4.9	0
プレーンヨーグルト（全脂無糖）	120	74	5.9	5.9	0
スキムミルク	100	359	53.3	53.3	0
スキムミルク	20	72	10.7	10.7	0

五訂日本食品標準成分表より算出

資料 28-1

おやつは上手に楽しみましょう

〈基本〉 おやつを食べることによる血糖値への影響を理解しましょう（図1参照）

コツ　その①　〈選び方〉
- 小さいサイズのものを選びましょう（小袋・個別包装）
- 低エネルギー・低糖質のものを選びましょう
- かみごたえのあるものは食べ過ぎを防ぎます
  例：するめ・酢昆布など　※高血圧の方は塩分が多めなので避けましょう
- 果物も適量を守りましょう

コツ　その②　〈食べ方〉
- 小皿に分けて量を決めましょう（袋から直接は ×）
- ながら食いはやめましょう（テレビを見ながらなど）
- ゆっくりと味わって食べましょう（食物繊維入りお茶などと一緒に）
- 夕食後に食べるのはできるだけやめましょう
- 食間より食後のデザートに少し食べるようにしましょう

コツ　その③　〈こんな時にはこんなもの〉
- どうしても甘いものが欲しい時
  →０（ゼロ）ゼリー，０（ゼロ）寒天，０（ゼロ）の飲み物
- 食べたいが，血糖値は上げたくない時
  →するめ，チーズ，ところ天（酢醤油で食べる），ナッツなど
  ※塩分とエネルギーには注意
- 夕食後，どうしても何か食べたくなった時
  →野菜スティック，温かい飲み物（甘くしたい場合は低カロリー甘味料を用いる）

コツ　その④　〈普段気をつけたいこと〉（チェックして見直しましょう）
- □ おやつの買いだめをしていませんか？
- □ 空腹時に買い物をしていませんか？
- □ お菓子を見えるところには置いていませんか？
- □ ３回の食事をしっかりと食べていますか？

おやつを食べないですませるアイデア

小腹が空いたと感じたら，食べることと関係のないことをしてみましょう
例：友人に電話をする（メールをする・手紙を書く），植木に水をやる，靴磨きをする，歯磨きをする，散歩に出かける　など
★おなかが空いたと感じた時，そこから意識をそらせることがポイントです
うまく意識をそらせることができる事柄をリストアップしておきましょう

資料 28-2

図1 食事・おやつと血糖値

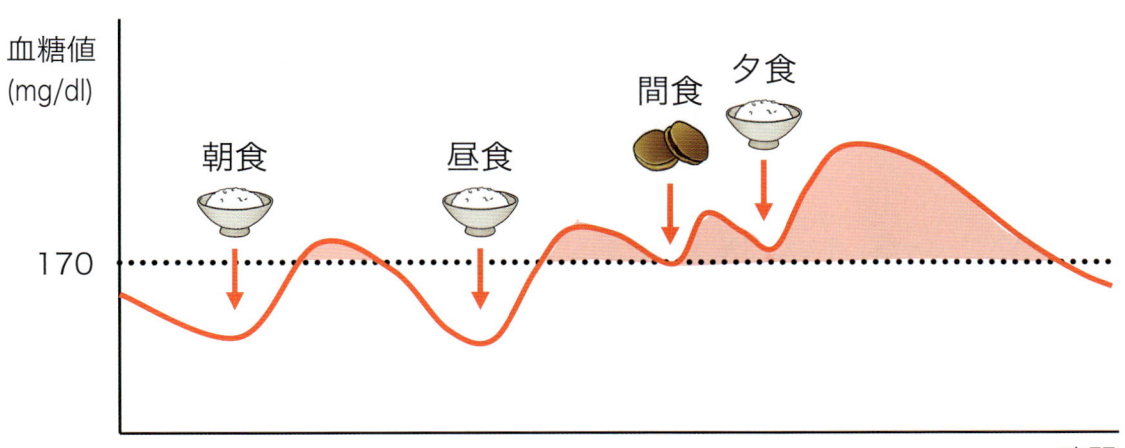

血糖値 (mg/dl)

170 ------- 朝食　昼食　間食　夕食

時間

西東京臨床糖尿病研究会：楽しく学べる糖尿病療養指導—ホップ・ステップ・ジャンプ．p23，南江堂，2009より引用

図2 菓子・飲み物の糖質と脂質

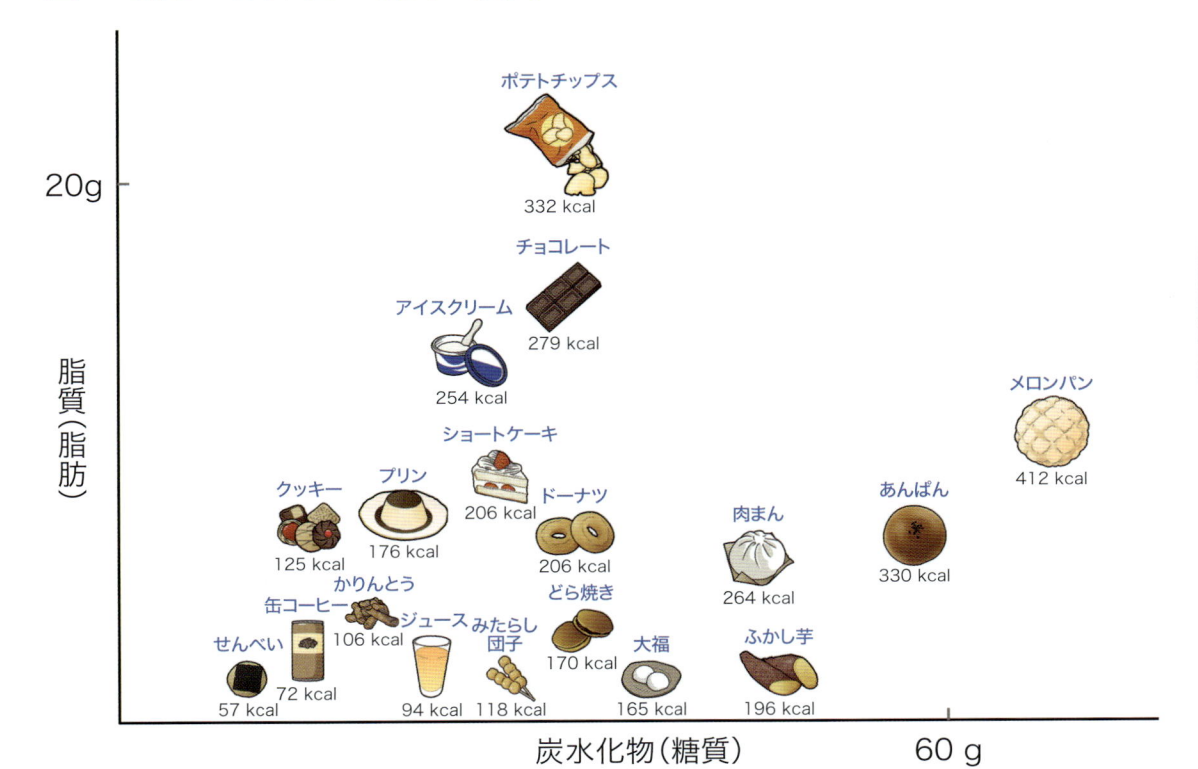

脂質（脂肪）

20g

- ポテトチップス 332 kcal
- チョコレート 279 kcal
- アイスクリーム 254 kcal
- メロンパン 412 kcal
- ショートケーキ 206 kcal
- クッキー 125 kcal
- プリン 176 kcal
- ドーナツ 206 kcal
- 肉まん 264 kcal
- あんぱん 330 kcal
- かりんとう 106 kcal
- 缶コーヒー 72 kcal
- ジュース 94 kcal
- みたらし団子 118 kcal
- どら焼き 170 kcal
- 大福 165 kcal
- ふかし芋 196 kcal
- せんべい 57 kcal

炭水化物（糖質）　60 g

※メーカーにより，製品1個の重量・材料の配合割合は異なります。

資料 28

食パンと菓子パンの比較

パンの材料について見てみましょう

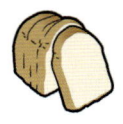

食パン 90 g（6枚切り1枚半）　　258 kcal

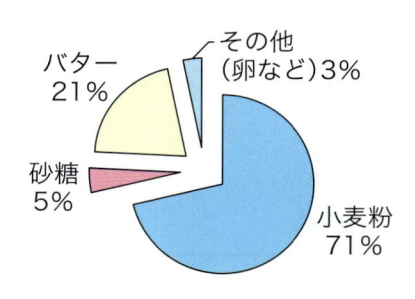

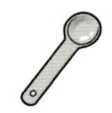

- その他（卵など）3%
- バター 21%
- 砂糖 5%
- 小麦粉 71%

☆ バターの量…7.0 g 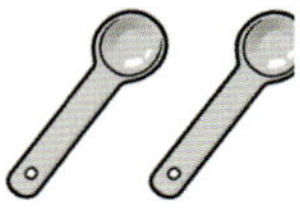　小さじ2杯弱

☆ 砂糖の量…2.6 g　約小さじ1杯

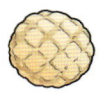

メロンパン 70 g（小1個）　　263 kcal

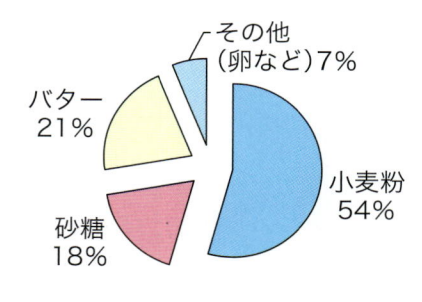

- その他（卵など）7%
- バター 21%
- 砂糖 18%
- 小麦粉 54%

☆ バターの量…7.2 g 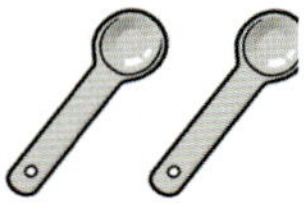　小さじ2杯弱

☆ 砂糖の量…12.4 g　約小さじ4杯

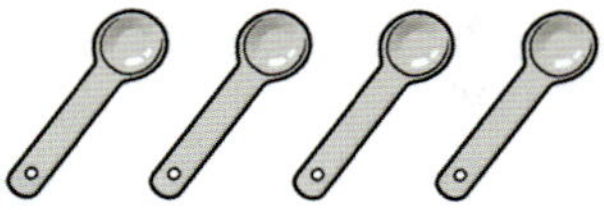

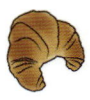

クロワッサン 50 g（1個）　　224 kcal

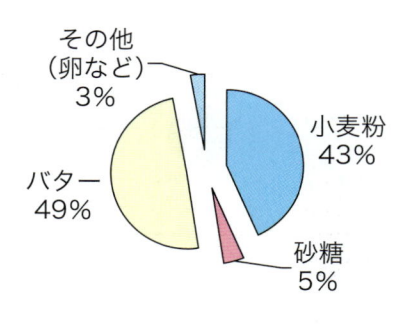

- その他（卵など）3%
- バター 49%
- 砂糖 5%
- 小麦粉 43%

☆ バターの量…12.0 g　小さじ3杯

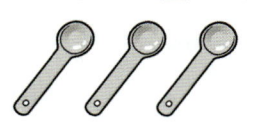

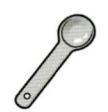

☆ 砂糖の量…2.8 g　約小さじ1杯

※メーカーにより、製品1個の重量・材料の配合割合は異なります。

資料30

アルコールのエネルギーと炭水化物量

種類	一般的な量		左記量に対しての成分量		100g当たり（約99.2ml）	
			エネルギー (kcal)	炭水化物 (g)	エネルギー (kcal)	炭水化物 (g)
ビール	グラス	350 ml	141	10.9	40	3.1
	中ジョッキ	500 ml	202	15.6		
	大ジョッキ	800 ml	323	25.0		
発泡酒	グラス	350 ml	159	12.7	45	3.6
	中ジョッキ	500 ml	227	18.1		
	大ジョッキ	800 ml	363	29.0		
ワイン(白)	グラス	120 ml	88	2.4	73	2
	ボトル	750 ml	552	15.1		
ワイン(赤)	グラス	120 ml	88	1.8	73	1.5
	ボトル	750 ml	552	11.3		
ワイン(ロゼ)	グラス	120 ml	93	4.8	77	4
	ボトル	750 ml	582	30.2		
焼酎35度	グラス	120 ml	249	0.0	206	0
焼酎25度	グラス	120 ml	177	0.0	146	0
ウイスキー	シングル	30 ml	72	0.0	237	0
	ダブル	60 ml	143	0.0		
清酒(上撰)	おちょこ	30 ml	33	1.5	109	4.9
	1合	180 ml	198	8.9		
清酒(本醸造酒)	おちょこ	30 ml	32	1.4	107	4.5
	1合	180 ml	194	8.2		
紹興酒	グラス	180 ml	230	9.3	127	5.1
	ボトル	750 ml	960	38.6		
ブランデー	シングル	30 ml	72	0.0	237	0
	ダブル	60 ml	143	0.0		
ジン	カクテル	30 ml	86	0.0	284	0.1
ラム酒	グラス	120 ml	290	0.1	240	0.1
梅酒	グラス	120 ml	189	25.0	156	20.7

※ 1 ml = 1.008 g

資料29・30

参考文献

1) 日本糖尿病学会（編・著）：糖尿病治療ガイド 2014-2015．文光堂，2014.【資料 1，16】
2) 西東京臨床糖尿病研究会：楽しく学べる糖尿病療養指導—ホップ・ステップ・ジャンプ．南江堂，2009.【資料 1，2，9，16，23，28】
3) ADA（発行），池田義雄（監訳）：Life with Diabetes 糖尿病教室パーフェクトガイド．医歯薬出版，2001.【資料 3，26】
4) 今井佐恵子，松田美久子，藤本さおり，ほか：糖尿病患者における食品の摂取順序による食後血糖上昇抑制効果．糖尿病 53：112-115, 2010.【資料 4】
5) 噛む 8 大効用：8020 推進財団　http://www.8020zaidan.or.jp/info/effect8.html【資料 5】
6) 安達恵利子，武田孝之，林揚春：嚼育—口腔からはじめるサクセスフルエイジングのために．医歯薬出版，2013.【資料 5】
7) 日本糖尿病学会（編・著）：糖尿病食事療法のための食品交換表 第 7 版．日本糖尿病協会・文光堂，2013.【資料 6，15】
8) 香川芳子（監）：新しい「日本食品標準成分表 2010」による食品成分表 改訂最新版．女子栄養大学出版部，2011.【資料 8，9，10～12，27，28-2，29，30】
9) 松本仲子（監）：調理のためのベーシックデータ 第 4 版．女子栄養大学出版部，2012.【資料 11】
10) 文部科学省：脂肪酸組成表　http//www.mext.go.jp/b_menu/shingi/gijyutu/gijyutsu3/toushin/05031801/003.htm【資料 14】
11) 牧野直子（監）：塩分早わかり 第 3 版．女子栄養大学出版部，2014.【資料 17】
12) 松本仲子（監）：調理に必要なデータがわかる下ごしらえと調理のコツ便利帳．成美堂出版，2012.【資料 17】
13) 菱田明，佐々木敏（監）：日本人の食事摂取基準（2015 年版）．第一出版，2014.【資料 18】
14) 日本高血圧学会高血圧治療ガイドライン作成委員会（編）：高血圧治療ガイドライン 2014．ライフサイエンス出版，2014.【資料 18】
15) 牧野直子，竹内冨貴子：携帯版 メタボのためのカロリーガイド．女子栄養大学出版部，2009.【資料 19】
16) 香川芳子（監）：新 毎日の食事のカロリーガイドブック．女子栄養大学出版部，2002.【資料 19】
17) 香川芳子（監）：新 外食・テイクアウトのカロリーガイドブック．女子栄養大学出版部，2002.【資料 19】
18) 香川芳子（監）：五訂増補 外食のカロリーガイド．女子栄養大学出版部，2012.【資料 19】
19) 宮本佳代子，村越美穂：おせち料理を味わいたい．さかえ 45：18-19, 2005.【資料 21】
20) 足立己幸，針谷順子：3・1・2 弁当箱ダイエット法．群羊社，2004【資料 22】
21) 厚生労働省　栄養表示基準告示　第 176 号一部改正【資料 23】
22) 消費者庁栄養表示基準（平成 15 年厚生労働省告示第 176 号）　http://www.caa.go.jp/foods/pdf/shokuhin1098.pdf【資料 23】
23) 大阪市立大学大学院医学研究科発達小児医学教室，大阪市立大学医学部附属病院栄養部（編）：糖尿病のあなたへ　かんたんカーボカウント～豊かな食生活のために～改訂版．医薬ジャーナル社，

2013.【資料26】
24）杉本正毅（監）：医師と栄養士と患者のためのカーボカウンティング実践ガイド．医薬ジャーナル社，2009【資料26】
25）日本人の糖尿病の食事療法に関する日本糖尿病学会の提言〜糖尿病における食事療法の現状と課題〜2013.【資料26】
　　http://www.jds.or.jp/modules/important/index.php?page=article&storyid=40

編集後記

　この本の出発点を考えた時，今は亡き妻　香代子の思いに辿り着きます。結婚当時栄養士で後に管理栄養士免許を取得した妻は，「栄養士が栄養士らしい仕事をして収入が得られるようにならないといけない」と日頃話をしていました。栄養士らしい仕事とは，栄養指導を意味しています。妻は平成元年，数件ではありましたが開業医院で栄養指導を始めました。その後仲間が増え，現在はNPO法人西東京臨床糖尿病研究会に登録するCDE（糖尿病療養指導士）の資格を持つ管理栄養士は50名を超え，年間約1万件の栄養指導を実施するまでに成長しました。活動の場も，開業医院での個人指導以外にも，医師会館や病院，調剤薬局での糖尿病教室，一般開業医院の医療職対象のセミナー，介護職対象のセミナーなどに拡大しています。

　この活動の一環で10年前に，調理実習「糖尿病食を作って食べて学ぶ会」が始まりました。「多くの方に糖尿病食の実際をわかりやすく伝えたい」作って，食べて，学んで欲しいという思いが込められた企画です。レシピを作るにあたっては毎回会議を開き，メニューのコンセプト，食材の選定，調理手順，役割分担，配布資料など話し合っていました。試作し味見をし，写真撮影ではお皿の選択，料理の配置など細かな点まで気を配り，実習当日は終了後必ず反省会を開き，担当した管理栄養士が次回に向けて真剣に議論をしていました。

　そこで作られたレシピを編集したのが本書です。参考資料には栄養指導の現場で使いやすいよう工夫がされています。今回執筆した中心メンバーは，この調理実習を担当した管理栄養士達です。休日返上で集まって，調理，写真撮影，執筆を繰り返し，何とか出版まで到達しました。

　糖尿病治療の原則は，食事療法，運動療法を十分に行った後，その効果が不十分な場合に薬物療法を検討するということです。余りに早く薬物療法が開始，追加，変更されてはいないでしょうか。本書が，広く臨床の現場で活用され，食事療法を見直す一助になれば幸いです。

　出版にあたり調整役を担った管理栄養士の飯塚理恵さん，企画段階から助言を頂いた医学書院の佐野順子さんには，この場をお借りして心からお礼を申し上げたいと思います。

2015年3月

高村内科クリニック院長/NPO法人西東京臨床糖尿病研究会理事
髙村　宏

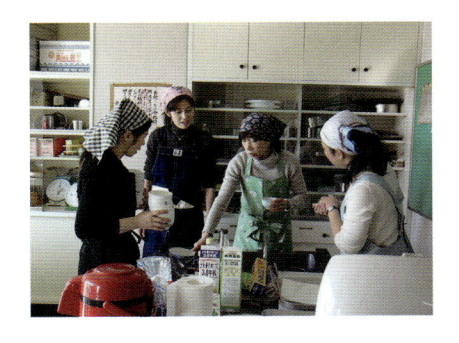

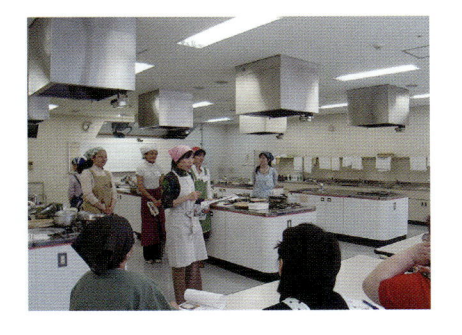

春 メニュー・栄養成分表示一覧

	料理名	エネルギー(kcal)	たんぱく質(g)	脂質(g)	糖質(g)	食物繊維(g)	食塩相当量(g)	野菜量(g)
春1	発芽玄米入りごはん	250	4.0	1.0	53.2	1.3	tr	0
	豚肉のしょうが焼き	208	14.7	11.3	9.0	1.9	0.9	110
	れんこんのサラダ	51	1.1	1.4	8.0	1.0	0.3	50
	せりと筍のスープ	13	1.4	0.1	1.0	1.8	0.7	40
	フルーツと寒天のみつ豆風	23	0.6	0.1	7.4	1.0	0.0	0
	※1食分	545	21.7	13.8	78.6	7.0	1.9	200
春2	もち麦入りごはん	241	4.7	0.7	50.7	2.1	tr	0
	煮魚	162	14.3	5.9	7.7	2.0	1.2	35
	アスパラのからしマヨ和え	37	2.0	2.4	1.9	2.0	0.3	40
	酸辣湯	46	3.4	1.6	3.5	2.6	0.9	61
	いちご入り淡雪かん	12	0.8	0.0	4.7	0.5	0.0	0
	※1食分	497	25.0	10.7	68.5	9.2	2.5	136
春3	春キャベツのスパゲッティ	413	14.6	10.7	58.3	3.4	1.2	62
	もやしときくらげのサラダ	20	1.3	0.8	1.8	1.4	0.3	70
	トマトと卵のスープ	56	4.1	2.7	3.6	1.2	0.7	60
	低カロリーアイス いちごソース添え	54	1.6	2.6	7.5	4.4	0.1	0
	※1食分	544	21.5	16.8	71.2	10.4	2.4	192
春4	発芽玄米入りごはん	217	3.4	0.7	46.7	0.9	0.0	0
	ブイヤベース	189	16.3	8.0	8.6	3.6	1.2	112
	じゃが芋のガレット	49	0.8	1.7	7.2	0.7	0.2	10
	ナッツ入りサラダ	51	5.7	2.0	1.5	2.0	0.5	60
	豆乳ふるふるゼリー	46	2.5	1.3	6.4	0.1	0.0	0
	※1食分	552	28.6	13.6	70.4	7.3	1.9	182
春5	ちらし寿司	402	16.9	7.5	61.9	1.5	1.4	47
	にんじんのナムル風	48	0.6	2.1	5.0	2.1	0.4	46
	豆腐のすまし汁	25	2.4	1.1	1.6	0.7	0.6	3
	白きくらげのシロップ煮 果物添え	30	0.7	0.1	7.1	2.5	0.0	0
	※1食分	506	20.6	10.8	75.7	6.8	2.4	96

tr：微量

栄養価計算の仕方

食品成分表(以下成分表)にある食品は成分表の数値で栄養価計算を行い，成分表に掲載のない市販食品は栄養成分表示より計算しました。食物繊維量は各メーカーに問い合わせ情報を得るようにしましたが，得られない場合は類似の食品の成分表の数値を用いました。エリスリトールを含む甘味料(パルスイート®カロリーゼロ，パルスイート®(カロリー90％カット)，ラカントS®顆粒)については，糖質に含めました。

計算は「栄養価計算HealthyMaker®Pro」を用いました。

夏 メニュー・栄養成分表示一覧

	料理名	エネルギー(kcal)	たんぱく質(g)	脂質(g)	糖質(g)	食物繊維(g)	食塩相当量(g)	野菜量(g)
夏1	ヘルシーチキンカレー	453	20.8	8.6	66.2	10.5	1.9	193
	海藻サラダ	58	1.1	4.2	3.5	2.1	0.3	70
	グレープフルーツかん	11	0.3	0.0	3.6	0.4	tr	0
	※1食分	522	22.2	12.8	73.2	13.1	2.2	263
夏2	発芽玄米入りごはん	167	2.6	0.7	35.6	0.8	tr	0
	鮭のピカタ ピクルス添え	217	15.5	12.9	7.0	0.7	0.8	40
	かんたんポテトサラダ	82	1.9	2.3	12.6	1.7	0.6	70
	ミネストローネ	56	2.8	0.4	8.9	3.3	0.8	115
	オレンジゼリー	11	0.3	0.0	3.3	0.5	tr	0
	※1食分	533	23.2	16.2	67.3	7.0	2.2	225
夏3	冷やしうどん 夏野菜のせ	404	14.1	10.3	56.7	4.3	1.9	140
	にんじんのせん切りサラダ	64	3.6	2.6	5.0	1.5	0.4	65
	ひよこ豆のべっこう煮	58	2.7	0.7	8.0	3.2	0.1	0
	レモンスカッシュゼリー	17	1.5	0.0	5.3	tr	0.0	0
	※1食分	543	21.9	13.6	75.0	9.0	2.4	205
夏4	パン2種	266	8.0	6.9	41.3	2.8	1.0	0
	チキンソテー ラタトゥイユソース	184	14.0	7.6	11.6	3.6	1.3	208
	コーンサラダ	22	0.9	0.4	3.0	1.0	0.3	53
	ビスコッティ	59	1.6	2.6	6.8	1.0	0.0	0
	※1食分	531	24.6	17.6	62.7	8.4	2.6	261
夏5	卵と桜えびのチャーハン	402	13.8	12.2	54.0	4.1	1.2	70
	トマトとなすのサラダ	27	1.1	0.1	4.8	1.7	0.5	116
	オクラのスープ	8	0.5	0.1	0.8	1.7	0.7	10
	レアチーズケーキ	85	6.3	3.5	6.3	0.1	0.4	0
	※1食分	522	21.8	16.0	65.9	7.6	2.7	196
夏6	チヂミ	263	5.3	6.1	43.2	2.1	0.6	45
	参鶏湯風	181	14.6	3.5	20.4	2.7	1.0	45
	大豆もやしのナムル	34	2.0	2.0	0.7	1.9	0.5	71
	豆乳杏仁豆腐	32	2.5	1.4	3.8	0.4	tr	0
	※1食分	510	24.3	12.9	68.0	7.1	2.2	161

秋　メニュー・栄養成分表示一覧

	料理名	エネルギー(kcal)	たんぱく質(g)	脂質(g)	糖質(g)	食物繊維(g)	食塩相当量(g)	野菜量(g)
秋1	もち麦入りごはん	241	4.7	0.7	50.7	2.1	tr	0
	秋刀魚と野菜の炒め物	229	10.1	16.4	5.8	1.2	0.8	63
	蒸しなすの和え物	28	0.9	1.1	2.5	1.8	0.3	83
	きのこたっぷり汁	42	3.6	1.9	2.9	3.0	1.0	10
	洋なしのコンポート	35	0.2	0.1	8.4	1.1	tr	0
	※1食分	575	19.4	20.2	70.3	9.2	2.1	156
秋2	きのこの炊きおこわ	232	4.9	0.6	48.2	1.3	0.8	0
	鶏の照り焼き　山椒風味	67	8.0	2.6	1.2	0.4	0.5	10
	芙蓉蟹（かに玉）	65	4.6	4.6	0.5	0.3	0.4	5
	野菜のレモン酢漬け	17	0.4	0.1	3.3	0.8	0.1	58
	リボンにんじんのレンジ蒸し	39	0.5	2.8	2.1	0.9	0.3	30
	のりまきほうれん草	16	2.1	0.3	0.5	2.2	0.2	60
	スイートパンプキン	64	1.0	2.2	9.4	1.8	0.0	50
	※1食分	499	21.4	13.2	65.3	7.6	2.4	213
秋3	胚芽精米ごはん	217	3.5	0.8	46.3	1.0	tr	0
	ヘルシーえびチリ	165	19.2	2.4	11.4	1.1	1.4	35
	ほうれん草とえのきの海苔和え	21	2.0	0.3	1.7	2.4	0.2	60
	さつま芋と野菜のみそ汁	83	3.5	1.5	12.1	2.3	0.9	39
	かんたんコーヒーゼリー	42	1.2	1.1	12.8	tr	0.0	0
	※1食分	529	29.4	6.1	84.2	6.9	2.5	134
秋4	発芽玄米入りごはん	216	3.4	0.8	46.2	1.1	tr	0
	揚げない　とんかつ	213	17.4	9.0	13.4	1.8	0.9	82
	ほうれん草と黄菊の和え物	19	1.8	0.3	1.3	2.1	0.5	75
	きのこ汁	22	2.6	0.3	2.4	2.7	1.0	3
	さつま芋とプルーンの煮物	74	0.6	1.3	14.3	1.4	0.0	0
	※1食分	545	25.8	11.6	77.6	9.1	2.4	160
秋5	十六穀入りごはん	233	4.5	1.1	49.0	0.3	tr	0
	鮭の紙包みレンジ蒸し	140	15.0	5.1	5.3	1.9	1.0	50
	大根サラダ	41	0.8	2.1	4.0	1.3	0.2	93
	具だくさんみそ汁	79	4.0	4.0	5.4	3.1	0.8	67
	芋ようかん	50	0.5	0.1	12.2	1.1	0.0	0
	※1食分	542	24.8	12.4	76.0	7.6	2.1	210

冬　メニュー・栄養成分表示一覧

	料理名	エネルギー(kcal)	たんぱく質(g)	脂質(g)	糖質(g)	食物繊維(g)	食塩相当量(g)	野菜量(g)
冬1	おせち盛り合わせ(田作り)	25	3.0	0.5	2.5	0.1	0.2	0
	おせち盛り合わせ(黒豆)	25	2.3	1.2	1.1	1.2	0.2	0
	おせち盛り合わせ(真砂和え)	6	0.6	0.1	0.3	0.5	0.2	20
	お雑煮	261	8.1	1.4	50.3	1.5	0.8	30
	豚肉の香味焼き	185	14.5	10.3	4.8	2.9	0.9	70
	五色なます	31	0.4	0.1	6.4	1.3	0.5	65
	寒天寄せ	14	1.0	0.1	1.8	1.4	0.1	0
	※1食分	547	30.0	13.7	67.2	8.9	2.9	185
冬2	黒米入りごはん	256	4.4	0.7	54.9	0.5	tr	0
	鱈の西京焼き	164	17.1	4.6	8.2	3.6	1.0	50
	小松菜とあおさのりの和え物	13	1.5	0.1	0.8	1.7	0.4	60
	沢煮椀	18	1.2	0.1	2.5	1.4	0.7	40
	かぼちゃプリン	79	3.4	2.1	11.5	1.1	0.1	30
	※1食分	529	27.6	7.6	78.0	8.2	2.2	180
冬3	チキンドリア	441	16.9	12.7	60.7	3.3	1.5	40
	温野菜サラダ	50	2.8	0.3	7.3	3.2	0.3	90
	トマトの具だくさんスープ	54	2.6	0.8	7.8	2.1	0.8	110
	りんごのコンポート	33	0.2	0.1	9.8	0.9	0.0	0
	※1食分	578	22.5	13.8	85.5	9.6	2.7	240
冬4	発芽玄米入りごはん	167	2.6	0.7	35.6	0.8	tr	0
	棒餃子	212	13.0	7.0	20.7	2.4	1.0	103
	大根と水菜のサラダ	25	1.4	0.1	3.2	1.4	0.7	84
	けんちん汁	71	2.9	3.1	5.6	2.8	0.9	80
	煮りんご　しょうが風味	22	0.1	0.0	7.1	0.6	tr	1
	※1食分	496	20.1	10.9	71.9	8.1	2.6	268
冬5	おろしあんかけ　にゅうめん	280	13.7	2.5	45.8	4.0	2.1	78
	ゆで鶏のサラダ	141	7.8	10.2	3.7	1.2	0.4	90
	長芋の香味焼き	72	1.9	2.2	10.5	1.2	0.1	0
	ゆずゼリー	11	0.0	0.0	4.6	0.3	tr	0
	※1食分	504	23.5	14.9	64.7	6.7	2.6	168

＊それぞれの料理の栄養成分値は小数点1位か小数点2位で四捨五入しています。
1食分の栄養成分値は，1食分の料理の栄養成分値を合計後に四捨五入しているため，表示の栄養成分値の合計とは数字が合わない場合があります。

副菜　メニュー・栄養成分表示一覧

	料理名	エネルギー (kcal)	たんぱく質 (g)	脂質 (g)	糖質 (g)	食物繊維 (g)	食塩相当量 (g)	野菜量 (g)
1	ほうれん草のお浸し	17	2.0	0.3	0.3	2.0	0.2	70
2	ほうれん草の海苔和え	16	2.0	0.3	0.4	2.2	0.2	70
3	ほうれん草のなめ茸和え	24	1.9	0.3	1.9	2.4	0.3	70
4	ほうれん草のナムル	25	1.6	1.3	0.4	2.0	0.3	71
5	ほうれん草のごま和え	25	1.9	1.1	0.7	2.1	0.2	70
6	ほうれん草のわさび和え	16	1.7	0.3	0.5	2.0	0.2	70
7	キャベツのゆかり和え	18	1.0	0.2	2.7	1.3	0.3	70
8	キャベツのごまポン酢和え	39	1.2	2.1	3.4	1.3	0.4	70
9	キャベツの塩昆布和え	19	1.2	0.1	2.7	1.3	0.2	70
10	キャベツの酢みそ和え	32	1.3	0.3	5.5	1.3	0.3	70
11	キャベツの香味和え	17	1.0	0.1	2.4	1.4	0.3	75
12	キャベツのからしマヨネーズ和え	34	1.1	1.9	2.7	1.3	0.2	70
13	白菜とほたてのクリーム煮	59	6.0	1.3	5.6	2.3	0.5	77
14	白菜のおかか和え	16	1.7	0.1	1.6	1.0	0.2	75
15	白菜サラダ	64	1.6	4.8	3.0	1.5	0.4	83
16	白菜のゆかり和え	12	0.7	0.1	1.7	1.1	0.4	75
17	白菜の芯の甘酢漬け	20	0.6	0.1	3.8	1.0	0.5	75
18	白菜のゆずこしょう和え	12	0.7	0.1	1.6	1.0	0.3	75
19	大根とあさりの煮物	44	3.7	0.4	4.3	1.3	0.8	83
20	大根のきんぴら	35	0.4	2.1	2.7	1.0	0.3	75
21	大根とベーコンのスープ	33	1.0	2.1	2.1	0.7	0.8	53
22	大根のしょうが醤油漬け	20	0.5	0.6	2.7	0.7	0.5	52
23	大根と海苔のサラダ	25	0.7	1.1	2.3	1.3	0.3	80
24	なめこおろし	19	0.8	0.1	3.1	1.7	0.2	75
25	えのきのポン酢和え	22	2.4	0.2	3.9	3.2	0.5	1
26	ズッキーニのからし漬け	19	1.1	0.5	2.3	0.9	0.4	70
27	中華風たたききゅうり	21	0.8	1.1	1.6	0.9	0.4	82
28	小松菜のごまからし和え	44	2.0	2.8	2.1	1.7	0.3	60
29	切り干し大根のごま酢和え	75	2.4	3.3	7.0	2.4	0.6	33
30	ゴーヤとツナのサラダ	53	3.6	3.0	2.0	1.4	0.4	60
31	小松菜とまいたけの煮浸し	50	2.9	2.0	4.0	1.6	0.4	60
32	きのこの当座煮	28	2.4	0.3	3.7	2.9	0.4	0
33	キャベツとあさりのワイン蒸し	50	2.0	2.2	3.0	1.4	0.4	80
34	筑前煮	101	4.1	3.5	11.7	3.3	0.8	60
35	かぼちゃの煮物	50	1.1	0.1	9.3	1.8	0.2	50
36	レンジ肉じゃが	125	5.7	2.8	16.1	2.1	0.9	56

（つづく）

副菜つづき

	料理名	エネルギー(kcal)	たんぱく質(g)	脂質(g)	糖質(g)	食物繊維(g)	食塩相当量(g)	野菜量(g)
37	とろろ昆布汁	11	1.5	0.1	0.8	0.8	0.5	10
38	もずくのみそ汁	19	1.3	0.6	2.0	1.1	0.9	5
39	たぬき汁	58	1.8	2.4	5.2	3.1	0.9	60
40	吉野汁	49	1.8	1.1	6.9	2.0	1.0	44
41	みぞれ汁	44	5.0	1.5	2.6	2.2	1.1	35
42	中華風コーンスープ	68	2.4	1.5	10.1	0.9	1.0	50
43	なすとピーマンのみそ炒め	71	1.7	3.3	6.1	2.6	0.6	110
44	長芋とパプリカの炒め物	52	1.4	1.2	8.2	0.8	0.5	20
45	わかめとしょうがの炒め物	14	0.5	1.0	0.6	0.8	0.5	2

デザート メニュー・栄養成分表示一覧

	料理名	エネルギー (kcal)	たんぱく質 (g)	脂質 (g)	糖質 (g)	食物繊維 (g)	食塩相当量 (g)	野菜量 (g)
1	グレープフルーツかん	11	0.3	0.0	3.6	0.4	0.0	0
2	オレンジゼリー	11	0.3	0.0	3.3	0.5	tr	0
3	いちご入り淡雪かん	12	0.8	0.0	4.7	0.5	0.0	0
4	フルーツと寒天のみつ豆風	23	0.6	0.1	7.4	1.0	0.0	0
5	ゆずゼリー	11	0.0	0.0	4.6	0.3	tr	0
6	豆乳杏仁豆腐	32	2.5	1.4	3.8	0.4	tr	0
7	寒天寄せ	14	1.0	0.1	1.8	1.4	0.1	0
8	芋ようかん	50	0.5	0.1	12.2	1.1	0.0	0
9	ハーブティーゼリー	5	0.8	0.0	1.9	tr	0.0	0
10	レモンスカッシュゼリー	17	1.5	0.0	5.3	tr	0.0	0
11	かんたんコーヒーゼリー	42	1.2	1.1	12.8	tr	0.0	0
12	豆乳ふるふるゼリー	46	2.5	1.3	6.4	0.1	0.0	0
13	かぼちゃプリン	79	3.4	2.1	11.5	1.1	0.1	30
14	レアチーズケーキ	85	6.3	3.5	6.3	0.1	0.4	0
15	洋なしのコンポート	35	0.2	0.1	8.4	1.1	tr	0
16	りんごのコンポート	33	0.2	0.1	9.8	0.9	0.0	0
17	白きくらげのシロップ煮　果物添え	30	0.7	0.1	7.1	2.5	0.0	0
18	さつま芋とプルーンの煮物	74	0.6	1.3	14.3	1.4	0.0	0
19	わらびもち	43	0.7	0.5	17.8	0.3	tr	0
20	あずき白玉	57	1.9	0.2	12.4	0.1	0.1	0
21	低カロリーアイス　いちごソース添え	54	1.6	2.6	7.5	4.4	0.1	0
22	フルーツシャーベット	38	0.4	0.1	9.5	0.4	tr	0
23	フルーツジェラート	30	1.0	0.5	5.5	0.3	0.0	0
24	スイートパンプキン	64	1.0	2.2	9.4	1.8	0.0	50
25	煮りんご　しょうが風味	22	0.1	0.0	7.1	0.6	tr	1
26	さつま芋シナモンスティック	68	0.6	0.1	16.4	1.1	0.0	0
27	ビスコッティ	59	1.6	2.6	6.8	1.0	0.0	0

料理名索引

主食

お雑煮　55
きのこの炊きおこわ　41
黒米入りごはん　58
十六穀入りごはん　51
チヂミ　35
胚芽精米ごはん　45
発芽玄米入りごはん　5, 14, 23, 48, 64
パン2種　29
マンナン入りごはん　20
もち麦入りごはん　8, 38

主食・主菜

おろしあんかけ　にゅうめん　67
卵と桜えびのチャーハン　32
チキンドリア　61
ちらし寿司　17
春キャベツのスパゲッティ　11
冷やしうどん　夏野菜のせ　26
ヘルシーチキンカレー　20

主菜

肉

豚肉
揚げない　とんかつ　48
豚肉の香味焼き　55
豚肉のしょうが焼き　5
棒餃子　64

鶏肉
参鶏湯風　35
チキンソテー　ラタトゥイユソース　29
鶏の照り焼き　山椒風味　41
ヘルシーチキンカレー　20

魚介
鮭の紙包みレンジ蒸し　51
鮭のピカタ　ピクルス添え　23
秋刀魚と野菜の炒め物　38
鱈の西京焼き　58
煮魚　8
ブイヤベース　14
ヘルシーえびチリ　45

卵
卵と桜えびのチャーハン　32
芙蓉蟹（かに玉）　42

牛乳・乳製品
チキンドリア　61

副菜

野菜

あ行
アスパラのからしマヨ和え　9
オクラのスープ　33
温野菜サラダ　62

か行
海藻サラダ　21
かぼちゃの煮物　79
キャベツとあさりのワイン蒸し　78
キャベツのからしマヨネーズ和え　71
キャベツの香味和え　71
キャベツのごまポン酢和え　71
キャベツの塩昆布和え　71
キャベツの酢みそ和え　71
キャベツのゆかり和え　71
切り干し大根のごま酢和え　77
具だくさんみそ汁　52
けんちん汁　65
ゴーヤとツナのサラダ　77
コーンサラダ　30
五色なます　56
小松菜とあおさのりの和え物　59
小松菜とまいたけの煮浸し　78
小松菜のごまからし和え　77

さ行
さつま芋と野菜のみそ汁　46
沢煮椀　59
酸辣湯　9
ズッキーニのからし漬け　76
せりと筍のスープ　6

た行
大根サラダ　52
大根とあさりの煮物　74
大根と海苔のサラダ　75
大根とベーコンのスープ　74
大根と水菜のサラダ　65
大根のきんぴら　74
大根のしょうが醤油漬け　75
大豆もやしのナムル　36
たぬき汁　80
筑前煮　79
中華風コーンスープ　81
中華風たたききゅうり　76
豆腐のすまし汁　18
トマトと卵のスープ　12
トマトとなすのサラダ　33
トマトの具だくさんスープ　62

な行
長芋とパプリカの炒め物　82
なすとピーマンのみそ炒め　82
ナッツ入りサラダ　15
なめこおろし　75
にんじんのせん切りサラダ　27
にんじんのナムル風　18
のりまきほうれん草　43

は行
白菜サラダ　72
白菜とほたてのクリーム煮　72
白菜のおかか和え　72
白菜の芯の甘酢漬け　73
白菜のゆかり和え　73
白菜のゆずこしょう和え　73
ピクルス　23
ほうれん草とえのきの海苔和え　46
ほうれん草と黄菊の和え物　49
ほうれん草のお浸し　70
ほうれん草のごま和え　70
ほうれん草のナムル　70
ほうれん草のなめ茸和え　70

ほうれん草の海苔和え　70
ほうれん草のわさび和え　70

ま行
真砂和え　54
みぞれ汁　81
ミネストローネ　24
蒸しなすの和え物　39
もやしときくらげのサラダ　12

や行
野菜のレモン酢漬け　42
ゆで鶏のサラダ　68
吉野汁　81

ら行
ラタトゥイユ　29
リボンにんじんのレンジ蒸し　43
れんこんのサラダ　6
レンジ肉じゃが　79

海藻・きのこ
えのきのポン酢和え　76
海藻サラダ　21
きのこ汁　49
きのこたっぷり汁　39
きのこの当座煮　78
小松菜とまいたけの煮浸し　78
とろろ昆布汁　80
なめこおろし　75
白菜とほたてのクリーム煮　72
ほうれん草とえのきの海苔和え　46
もずくの味噌汁　80
もやしときくらげのサラダ　12
わかめとしょうがの炒め物　82

いも
かんたんポテトサラダ　24
さつま芋と野菜のみそ汁　46
じゃが芋のガレット　15
筑前煮　79
長芋とパプリカの炒め物　82
長芋の香味焼き　68
レンジ肉じゃが　79

豆

- 黒豆　54
- ひよこ豆のべっこう煮　27

魚介

- 田作り　54

汁物

- オクラのスープ　33
- きのこ汁　49
- きのこたっぷり汁　39
- 具だくさんみそ汁　52
- けんちん汁　65
- さつま芋と野菜のみそ汁　46
- 沢煮椀　59
- 酸辣湯　9
- せりと筍のスープ　6
- 大根とベーコンのスープ　74
- たぬき汁　80
- 中華風コーンスープ　81
- 豆腐のすまし汁　18
- トマトと卵のスープ　12
- トマトの具だくさんスープ　62
- とろろ昆布汁　80
- みぞれ汁　81
- ミネストローネ　24
- もずくのみそ汁　80
- 吉野汁　81

デザート

- あずき白玉　93
- いちご入り淡雪かん　85
- 芋ようかん　87
- オレンジゼリー　84
- かぼちゃプリン　90
- かんたんコーヒーゼリー　89
- 寒天寄せ　87
- グレープフルーツかん　84
- さつま芋シナモンスティック　95
- さつま芋とプルーンの煮物　92
- 白きくらげのシロップ煮 果物添え　92
- スイートパンプキン　95
- 低カロリーアイス いちごソース添え　94
- 豆乳杏仁豆腐　86
- 豆乳ふるふるゼリー　89
- 煮りんご しょうが風味　95
- ハーブティーゼリー　88
- ビスコッティ　96
- フルーツジェラート　94
- フルーツシャーベット　94
- フルーツと寒天のみつ豆風　85
- ゆずゼリー　86
- 洋なしのコンポート　91
- りんごのコンポート　91
- レアチーズケーキ　90
- レモンスカッシュゼリー　88
- わらびもち　93